中國近代中醫藥期刊彙編

第一輯

13

紹興醫藥學報

上海辭書出版社

目録

原七十五六期丁巳八月出版

紹興醫藥學報

神州醫藥學會紹興分會發行

第七卷第七八號

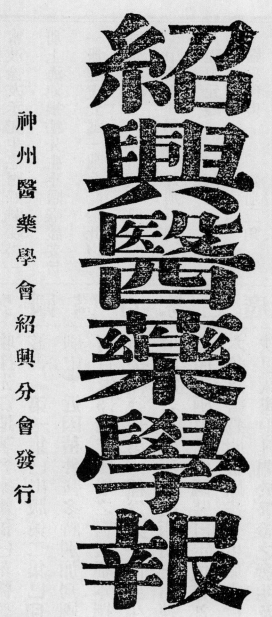

誌謝

甯波徐友丞先生惠贈婦科秘書一册上海陳根儒先生惠贈喉證要旨一册理虛元鑑一册合誌於此以鳴謝悃　本社編輯部啓

中國生理學　每册五角
理虛元鑑　每册二角
婦科秘書　每册三角
喉證要旨　每册一角

右各書本社均有寄售桂林醫報現已續到　本社發行部啓

國醫百家之廣告

本社組織流通醫药書籍有限公司收採先賢遺著名家新稿已刻醫药叢書（第一集已出版第二集已印刷中）近因積件甚多特別加刊國醫百家擇精究國學之醫書孤本撰稿按種發刊第一種爲葉子雨先生增訂傷暑全書現已出版用上白連史印成兩厚册中國裝訂定價每部六角該書爲明張鳳逵先生原本亡佚已久書中凡關於暑證之發明及收集之精密洵不愧全書以故儘先印行惟言明祗印一次售完爲止購者請勿交臂失之

紹興醫藥學報第七卷第七八兩號目次（原七十五六期）

紀事

温故知新

溫故知新說

孔子有言溫故而知新朱考亭演其義以入詩曰舊學商量加邃密新知培養更深沈則孔義益明其在醫學吾國固有者爲之故歐洲輸入者爲之新然歐洲醫學日有進步新者轉瞬而爲故苟取吾國之醫案而以生理病理等學證明之取吾國之方劑而以藥物學分晰之則故者轉瞬而爲新無故無新以學理爲標準斯可矣吾讀紹興醫藥學報而有感於是故節孔語題之而且爲之說如右

蔡子民

社友楊燧熙君玉照

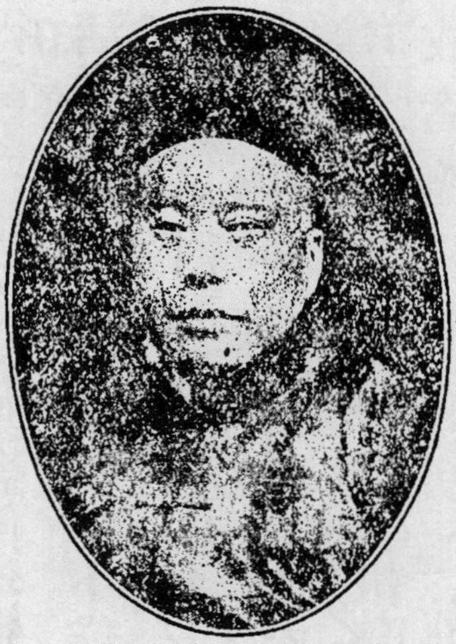

楊君燧熙名德懋字書培江蘇鎮江丹徒縣人年四十六歲先生幼業儒深自刻勵於學奈天不曲宥未遂其意乃翻然改計立志學醫心存濟世遂就學於本城東門外諫壁壚王佩南先生五易寒暑深得師傳更於古今著作刻意研究別有心得嘗即懸壺本邑垂念餘年無分貧富悉平心靜氣審慎周詳爲人診視活者無數先生之功不爲不偉先生之學不爲不深而猶不敢自信於學問則精心討論於公益則多方贊助既畢業公立西醫傳習所附設臨時實驗社復畢業西醫傳習速成科皆得最優等證書先生又創辦鎮江自治研究所襄理上海醫學報醫學公報中西醫學報醫學扶輪報創辦鎮江京江醫院清心醫院清心醫局先生宅心仁厚平時遇貧苦者既施診施藥於夏日又備丹丸膏散藥水等以防瘟疫先生之嘉惠本邑者良非淺鮮也吾述斯言用誌先生之德云爾淮陰陳元爵文洲甫述

流通醫藥書籍有限公司進行事畧　（十一）

（公司章程及第一至第十次佈告均載各期報首）

因木刻叢書工程迂緩各地寄稿歷積過多前議自第四集起改爲鉛印似於形式既不一律而第二第三相隔延擱又不相續遂將寄到之各書採專發明國醫者刋行國醫百家無論卷數多少必按種付印出版一種續印一種現已將葉子雨先生增訂傷暑全書刋印出版每部兩册定價六角〇刋行國醫百家凡例錄下〇一本書專採未刋先輩遺稿及已刋亡版孤本之發明國醫學者次第排印以期流傳一各地同志之將前項書稿寄贈或價讓者卽當隨時付印其先後無分軒輊一同人本有醫藥叢書之刻（第一集已經發行）所收亦係前項書稿奈因寄件積多刻工迂緩故加是刋但叢書不限收國醫學　本書所採各書准各省書肆翻印

發行如願附印者亦祇收紙印本價不取他利　一同人限於棉力刊行本書每種僅以初印售完爲止　一每種定價均按印時紙料工價核算比較或有差次購者諒之　一凡各省圖書館閱報社暨醫會會員同時并購兩部者加贈一部零購概不折扣　一凡同時購百部以上者得隨時議價　一購書者將書價照定碼另加郵力一成一併用郵匯最爲妥便不通郵滙之處以郵票代銀亦可但須固封掛號直寄紹興醫藥學報社收當班奉書不悞○揚州吳傑三君函囑代抄無錫高鼎汾上池醫學課兒錄王旭高先生治肝秘訣張聿書先生醫案及論說○徐石生君函囑代抄王孟英先生歸硯錄○徐石生君寄到顧曉瀾先生評訂王肯堂先生靈蘭要覽顧曉瀾增訂雲間黃養莊先生加評幼科金鑑付刊○張汝偉君寄到加按曹仁伯先生琉球百問付刊

社論

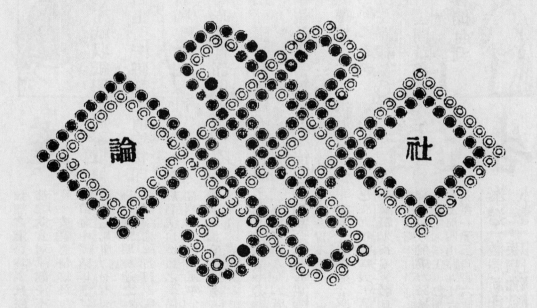

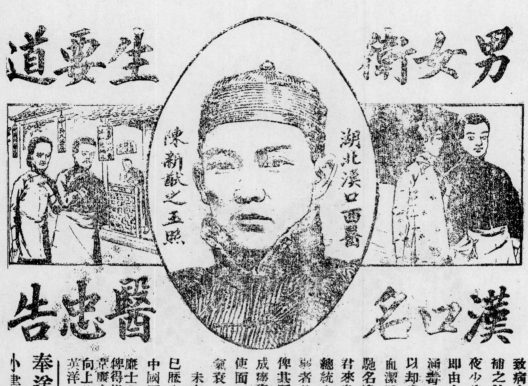

男女衛生要道

漢口名醫忠告

致病之道路甚多且崎嶇不一即如吸不潔之空氣無滋補之飲食居屋潮溼不潔工作太久絕少運動操勞過度夜少安睡恣情縱慾等類是也惟有一道乃是衛生正道即由血中經過耳空氣不潔或衛生不慎皆足以致血中涵毒也凡血軟弱不潔皆足以致病惟使血潔淨有力足以却病精明練達之醫士必將忠告曰欲獲强健必先使血潔淨也故名醫多稱韋廉士大醫生紅色補丸爲天下馳名清血造血之聖品即如漢口新民醫院名醫陳新猷君來書云民國元年余於武昌當紅十字會醫官即黎大總統之醫官時見有受傷軍官因流血過多而致身體瘦弱者給以韋廉士大醫生紅色補丸服之使其血濃身健俾其所失之血復原余後至上海行醫曾以此丸療治將成癆傷之病人亦大有功效又此丸對於婦女功能調經使面無血色之人成爲容顏紅潤且此丸能治男女血薄氣衰　胃不消化　少年斵傷　精神不寧　腦筋衰弱　未老先衰等症余開方施用韋廉士大醫生紅色補丸已歷九年稱爲天下第一補品也

中國四方各處著名西醫如陳新猷君者皆竭力稱頌韋廉士大醫生紅色補丸爲天下馳名男女老幼衛生良藥俾得竭力推廣銷路拯救同胞也

韋廉士大醫生紅色補丸凡經售西藥者均有出售或直向上海四川路九十六號韋廉士醫生藥局函購每一瓶英洋一元五角每六瓶英洋八元郵力在內

奉送小書

敝局新印小書甚爲精美名曰血之疾病如欲索取卽須書一明信片至以上所列地址函索郵送

改訂部定醫學科目私議

（課卷選錄）

周伯崋

凡受成形者。不能無殊致也。凡稟血氣者。不能無異同也。世會邅屯。國學日衰。教部徇人嘗議。耑制偏西。醫學科目。不審震旦之氣體。遑貴國粹之宜。保挼之事。理寧可謂不。顧欲保國粹。當知人之制於天。權於人者不可必。惟在聯羣力保爲足恃。部旣張偏廢之幟。由其自行改訂。勢將息望。與狐謀皮。決定見賣。夫平則致和。激則召爭。琴弛弦改。理之當然。總會諸公。具英明奮發之志。銳意猛進。而取得教部之批。抑若不知其爲中醫爲主者。而曰究竟將來教員學生。資格程度。及教科內容。悉與部定規程符合。此時實難懸斷。意者疑其非用德語日文。純然西法耶。夫中醫教科科目。不能不自改訂。俾符保存國粹之旨。在總會諸公。躊躇經營。必有創立規制。化裁通變之科目出現。以開拓天下之迷矇。新舊兼法者。所以通變也。不必盡同。今以中西並貫爲職志。則天下之公言。而非一人之私言。矧改訂科目。一層舉足左右。便有輕重。如偏一西學。則多一西醫學校耳。噫。後人之欲求眞正國粹。其孰從就之。設偏於

改訂部定醫學課目私議

學古而不求新理。自隘其例。亦非鄙人之贊同。無論何方面側重。一有不當。足以壞國粹賊人材爲可痛。此不能於創建中西醫學校者。加之望焉。禹陰難延。因循足誠。士徇安常守殘闕無獨闢之念無論矣。則深佩杭校竟單獨請部立案。教部則訑訑拒人。竟予不准。足令辦學者灰心。復次壁壘無以自堅。抑日就靡伏乎。夫怖影莫若息影。後之設校。不能不鑒前車。儻俟總會鑒定規程。分會步調一致。堅守常度。事緩則圓距公布成立。懸揣何日。今紹興神州分會。有徵文之舉。羣策羣力。審同析異。以期規模宏遠。計慮周盡。方欲執兩用中。占三從二。愚不能不罄其意指曰。審其有利也。從其所長。知其有害也。避其所短。凡定科目。甄陶古今。胥一鑪而冶之。法其通而去其蔽。存其是而戒其違。必須考諸室而市可行。驗諸獨而衆可信。國粹興亡。在茲難題。則吾欲疑問中校。當採精神兼物質之學。抑盡趨機械之學耶。今默揣同道之心理。欲保國粹而不得其道者。比比以謂教科定大綱。不復上及內經。正所以尊經謂病。其沿謬僞說。而學說非無眞也。顧可悤然舍之乎。去其方柄圜鑿。格而不入之端。可仿曾湘陰纂經史百家簡編之例。於微言奧旨。取其眞確。附於各學理之中。養其根而俟其實。萬無盡棄不道之理。或曰。金匱傷寒。與新學說。尚少抵牾。當可採取。此不能無望。中西醫理。各有所長。好盈惡闕。殊非輕率可定去取也。審是則中學爲主。西說輔之。閎意邃旨。鈎深致遠。吾校必有進乎道者。倘體例偶乖。則眵目伏腦。日從事學者。輾轉習傳。雜而不貫。視以多歧。而習久成積慣。弊何可祛。此科目不能不愼重者。故科目而善。國粹賴之以保。四海之內。醫校如林。此業一定。世世相安矣。聊申芻蕘。改訂科目如後。發之簡端。以備 採擇。

中醫大學之科目

一解剖學 二組織學（以中文爲主用日語則須註釋） 三生理學（採西說爲主中說純粹者加入） 四醫化學 五胎生學 六病理學（採內經精義輔以西說） 七藥物學 八診斷學（望色聞聲問證切脈察舌診胸腹等） 九內科學（四時溫病中說爲主如雜病採金匱以下要旨） 十外科學 十一針

灸科學（注射學附）十二眼科學　十三婦科學　十四產科學　十五兒科學　十六痘科學（牛痘爲主并中法天痘療治清託妥法）十七花柳病學（皮膚病學附）十八咽喉科學　十九傳染病學　二十正骨傷科學　二十一口齒科學　二十二按摩科學（物原按摩針砭始於黃帝按摩博士見舊唐書按摩要術一書理法湛深西洋摩撒基亦別樹一幟宜復）二十三肺病學　二十四細菌學（傳尸鬼疰中說極精可採）二十五精神病學　二十六衞生學

1解剖學實習　2組織學實習　3生理學實習　4醫化學實習　5病理學實習　6藥物學實習　7診斷學實習　8內科學臨牀講義　9外科學臨牀講義　10針灸學臨牀講義　11眼科學臨牀講義　12婦科學臨牀講義　13產科模型實習　14產科學臨牀講義　15兒科學臨牀講義　16痘科學實習　17花柳病及皮膚病臨牀講義　18咽喉科學臨牀講義　19傳染病學臨

牀講義　20正骨科學臨牀講義　21口齒科學臨牀講義　22按摩科學臨牀講義　23肺病學臨牀講義　24細菌學標本實習　25精神病學臨牀講義　26衛生學實習

對於上海醫會審定醫學名詞意見書（課卷選錄）

周伯崋

審定醫會名詞。歐西醫士。發起於乙卯之冬。當時之眞意。並望中國別有確當之名詞。爲之商兌公定。意至善也。華籍西醫。應如何不存絲毫客氣。幾微感情。招致中醫共同審定。爲良心之評判。豈不甚善。詎意別具肺肝。耽耽欲逞。同業相妒。一手經理。教育界及外人。不察其衷。亦不求眞正中醫同定。任其壟斷。抑亦奇矣。世界各亡國歷史。必先限制其學術。阻止其文字進步。此輩心理。寧亡中國四千餘年之國學。而不肯舍分毫權利之私。故每開一會。遏抑秘偃。中醫未預。其設心貪忌。藐視舊學。可爲增唏。逆料癥結不能了了。於中國原有確當之名詞。不加辨別。且僅宣名之複寫。

則爲論定。可斷然也。我獨怪上海總會。遇事退縮。視若無覩。別有深意耶。抑非屬死活問題。不足研究耶。不請加入。純由此輩處分。暗叱而亭之。且號於外人。吾國固有名詞如是。即可售欺。或曰非其人告之勿聽。猶會聾而鼓之。於狐謀皮。決定見寶固矣。然孤立退嬰。亦爲大誡。此種惰性。不能自拔。必歸劣敗。今宜如何起廢勵存。常懷警惕。於未公布之先。爲桑榆之收。公啓於博醫會西醫曰。中醫於審定醫學名詞。未曾預聞。其別有確當名稱。蓄欵未呈。將來不能作爲定論。對於吾會同人編書。深望以中國固有名詞爲主。則中校他日編定講義。於正科實習時。審名定方。較爲翔實。韓非子曰。雜反之學不兩立而聽。爲後學計。爲保存國粹計。願諸君共留意焉。

丙辰二月拙作。（審查醫學名詞感言）於中國確當之正名。希冀公定。芻言既出。寂然無聞。今讀此題。彌覺悵然。續述意見。以告總分會熱心國粹之君子。（一舊作已載五十四期本報茲不複錄）

改訂部定醫學科目私議（課卷選錄）

徐石生

竊以中華之弱弱於醫學之庸而劣。不能强種。以戰勝天壤也。今日者民國而欲圖强也。惟有注重醫術民國而欲速謀醫學之發達而穩健也。要在中西合參古法未可盡棄理想與科學雙方並進研究衛生亦可以雄峙地球也。方今民國初成百端待理。如部定醫學科目變理想而重科學化空談以爲實驗學術超軼前古政府亦旣信仰之。崇拜之。取彼之長而補我之短是焉奈何國民識淺。故步自封盡棄他人之長。猶昏昏然默守其舊。而不知改良知蹈常而不知達變。丁此爭權競利之日優勝劣敗之時。有腐氣而無銳氣。有滿心而無謙心。有退化而無進化。吾中醫試爲之撫心自問。能歷久存在。與西醫並立於地球之上。而不爲天演淘汰者乎。而況近世醫道陵夷。外貌頗壯瞻。觀內容實屬淺陋。入學之始。讀湯頭歌一册。藥性賦四篇。繼誦必讀條辨數卷。遂得懸壺問世。父子相傳。師弟相授。道在是也。黃岐仲景之論畏其難。金元四家之著嫌其繁。所以今醫不及古醫。人自爲之。在前淸末葉部定考試錄取者給予文憑。准其開業。否則處以五百元之罰金。醫風爲之一振也。若較之西國學堂。置蠟人型。統全體內外諸部經絡病原纖毫無爽。不以中醫空談聚訟。譜銅人圖以爲據。而不知錯誤也。西醫視病則有驗溫計。聽症筒。量氣尺。檢尿器。以察病情病機。非徒恃望聞問切。而多模糊影響之談也。其用藥取精棄滓。少能勝多。悉本化學煆煉而成也。況其新法日出不窮。如電療化光學。血清注射等。皆能治病。中醫何及也。雖然。新學固可取。而古學萬不可廢也。四千餘年歷聖相傳心法。經數十百萬人之試驗。其間五行生尅之至理。七情六淫之原因。脈理淵蘊。以及寒熱虛實溫涼補瀉之妙用。抉陰陽之和。探造化之機。更非西醫剖割所能測量也。總之西醫有所長。亦有所短。中醫有所優。亦有所絀。不得揚中抑西。亦不得崇西而詆中。查前清部定大學堂章程云。中國人民飲食起居衣服與外國不同。若內科兒科婦科。宜參考中國至精之本。其餘各科。擇譯外國善本講授。斯眞因地制宜。平議良法。而今部定醫學科目。自應援案頒行。而期增進人類幸福。私議若此。未識吾醫界與當軸者然歟。

學說

四月份月課揭曉

第一名　羅煒彤君
第二名　張毅民君
第三名　周小農君
第四名　張汝偉君

右取諸公應得贈件本擬照登報原約寄上奈因畫幅大小或願更改題欵雙單或有不同爲此請先　示沓紹興醫藥學報社即當限日奉上決不致誤

值課者劉瑞恒啓

五六兩月值課者啟事

謹啓者五六兩月課題投卷者祇四五名除解題有誤數卷外一一請紹興醫藥學報社揭載報中鄙人概不妄評甲乙惟每卷贈紹興醫報大增刊一册已函致社中分寄毋誤鄙人自慚學淺致嚶求無應對於投卷諸君負疚良深惟希格外曲諒是幸

彭壽萱拜手

水晶花

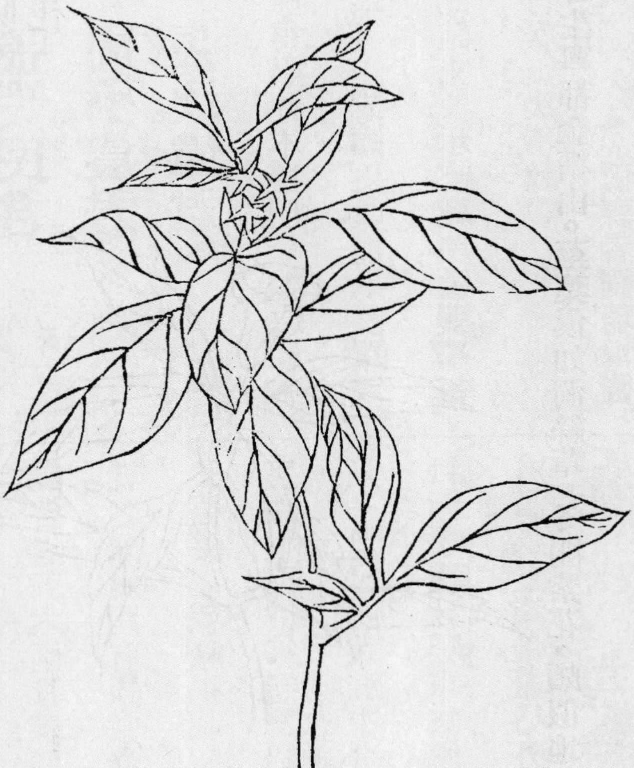

水晶花。廣西衡州山中有之。小科葉。如女貞葉。亦光潤。梢端。夏開五出小白花。細如銀絲。朶朶如穗。俚醫用之。

草藥圖考

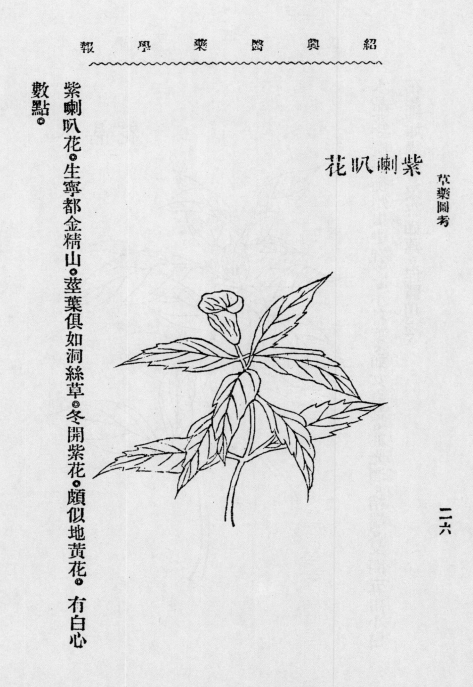

草藥圖考

紫喇叭花

紫喇叭花。生寧都金精山。莖葉俱如洞絲草。冬開紫花。頗似地黃花。有白心數點。

洞絲草

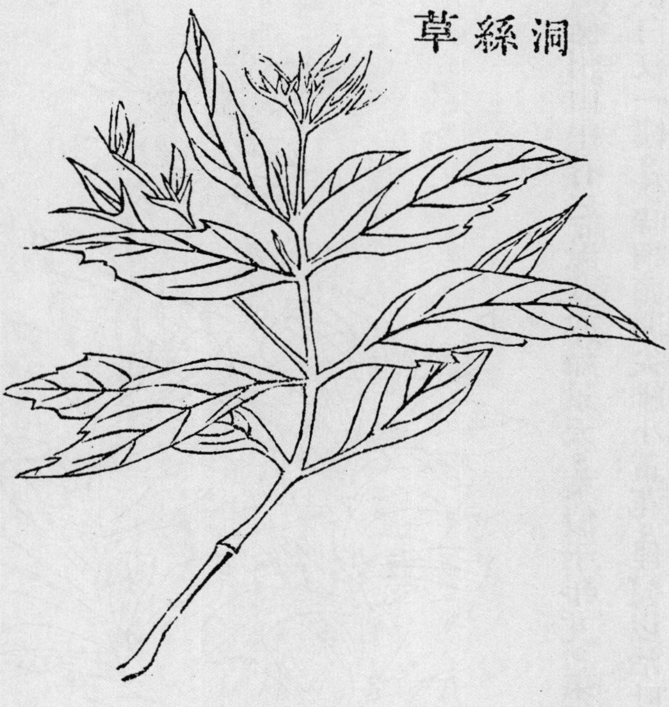

洞絲草。生寧都金精山。高六七寸。綠莖紫節。葉如鳳仙花。葉兩兩相對生。冬開紫花。如絲。復有細茸。土醫詫爲奇藥。而恡其方。

草藥圖考

土三七

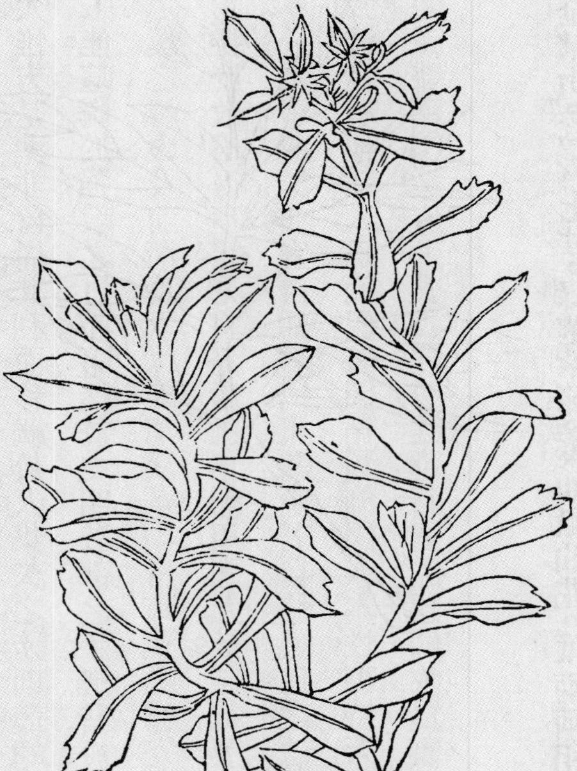

土三七。廣信衡州山中有之。嫩莖亦如景天。葉似千年艾。葉無歧有齒。深綠柔脆。惟有淡白紋一縷。秋時梢頭開尖細小黃花。俚醫以治吐血。

注：此面以下缺，未搜及。

中華藥學改良說（課卷選錄）

周伯華

吳敏樹謂藥生於山。而求藥者於市。市者常以僞亂眞。市之求售。以得利爲歸。其出之詐欺。固有其人。惟方是藥非自耑其利。而移禍於人。集矢之謗。則叢的於醫。醫術不良。半由藥品未佳。喧騰於强敵之口。而阻格於文明教部之手。機發於微。害成至鉅。粤稽周之扁鵲。漢之韓康。及前清葉天士陳清溪輩。均自市藥。顧醫安得多資。且兼務於此耶。然蘄勝於敵。不得不然。先將經驗難集需用之丸散。自行製備。以禦非常之病。此醫家本分之事。藥業亦宜自知覺悟。止謗莫若自脩。競良之法。道非一端。彼東西藥日見發達。豈有他哉。人爲而已。若因循粉飾。國人本性。專恃天然。在劣敗之列。可斷然也。蒙意醫藥二業。宜共負責任。分途進行。言論起端。改良實行。約舉其要。計有五則。

一藥業自禁爲貨也。 藥業無論董事。輕理。宜共舉慈悲之性質。具抉擇之能力。凡藥之進也。先公同評察。嚴定罰則。如見僞貨。照例燬而罰之。以免下次嘗試。（考

中華藥學改良說

毛對山醫話。有人以犀角一箱至吳會。某君識之曰。天馬角也。獲利十倍。殺人亦如之。當衆說破。賞其金而當市焚燬之。今試問藥業中有此仁智兼全之藥商否。友謂前向滬南某藥行購犀黃。因素識也。廉甚。屢服無應。轉向大藥舖購。雖鮮而驗。人云前售者廣黃也。且滬南另有製僞之所。如坎炁以獸腸所製（一云豬小腸）人言鑿鑿。聞之增唏。謬妄流傳。造孽何極。抑又聞之。申江凡藥料到埠。例由某某數大藥業選擇上駟。其次者必歸之小店。其必眞知灼見。窮究眞僞。不有所選。豈能存眞。所望各業。於僞貨一例不進。懸爲禁例。至藥業丸散。每不用飲片。至友爲予言。皆藥之剪賸頭尾。凡麥冬之心。橘皮之邊。舉無棄材。苟若信然。心肝何在。前愚自用更衣丸。味之而甘。兩舖皆同。率直言之。小藥業無暇及此耳。然而誤矣。藥業大小。總以道德心爲歸。有之則應。無則明言。則愼重之也。而不肯示無。寧冒充。有爲自顧面子。不顧人性命耶。茲議僞貨而及之。實事求是。人民幸福不淺。二創中華白話報也。　滬紹醫藥學報。欲勸藥業執事者購閱。不但市人無此餘力。

且蘊義奧旨。非人人均可領悟。宜仿滬上中華藥報之例。發行白話藥報。（中華藥報）一月三期。文理尚非淺顯。而代表東西藥目應有盡有。顧吾中藥之報。則闕如也。旬報如嫌尙少。資料則旬半出之。蒙者發之。落者振之。凡藥業之秘密作僞。泡製不精。均可載入。餘如薰硫之弊。錯誤確鬧。均可紀實。總望實心改良。觸目驚心。共趨其道德之域。

三藥業股設製藥公司也。　例如阿膠。出於阿井。眞者甚鮮。牛莊等處有來者。或眞或假。殊難抉擇。滬上某號。用無錫慧泉自資驢皮膠。曰二泉膠。可恃與否。識者稱之。各膠均須自製。以免自欺欺人。至購機製粉。製油。或製金雞納霜。製牛痘苗。均可免利權外溢。有心有力者。宜急起直追。通力合作。錮私心。求公益。必可久遠。

四創立中藥學校也。　泰西醫藥分門。中國雖有古本醫自市藥。然今世物力艱難。其精於醫學。已屬難能。且必兼藥業。詎能人人能之。然驗藥自備應急可也。而不能不望於藥業自造藥劑師之學校。但觀杭校。純由藥業熱心。已可爲先河。曷不於通都大邑。自設中藥學校。今賤如梨園。且有學校。何況藥業非無力者。私立而請本地官廳立案。諒不爲難。惟科目照教部藥學門。則嫌不切。不揣冒昧。改訂如後。

中藥學校課目（附化學者因見漢藥實驗事冀多化藥物以明眞相）

一藥用植物學　二生藥學講義　三細菌學講義　四辨藥學講義　五製藥學講義　六製劑學講義　七化藥學講義　八衛生化學講義　九裁判化學講義　十植物學實習及顯微鏡法　十一生藥學顯微實習　十二細菌學實習　十三鑒定藥學實習　十四製錬藥學實習　十五製劑學實習　十六定性分析化學實習　十七定量分析化學實習　十八衛生化學實習　十九裁判化學實習

五宜纂訂新藥本草也。藥品之雜。於今爲烈。陳立寰。云本草石斛。甘淡微鹹。今霍山及川產尙眞。外如金石斛。苦鐵皮者更苦。與本草原味不符。此宜新增者。他如厚樸花。代代花。仙鶴草。西藏青果。猴棗。哈士蟇等。未見本草者。不可勝計。宜博訪周諮。質疑求是。踵趙恕軒拾遺而續訂之。此則不能不敬求裘曹二君及保存國粹諸君子。以上五則應損益實行。諸祈 公決。

中華藥學改良說 （課卷選錄）

徐石生

粵稽神農嘗草。黃帝傳經。已垂五千餘載。開世界醫藥之先聲。拯國家人民之疾苦。迄今四百兆同胞。得以生齒日繁。咸登壽域者。皆由代出名醫。地多良藥。足以交相為用耳。近世肆儈貪利。贋物亂眞。醫不備藥。眞僞誰辨。每憾方是而藥非。遂使投劑而罔效。嗚呼。中華藥學。有退化而無進化。值此爭權競利之日。優勝劣敗之時。醫不知藥。殆如將不知兵。兵不知器。按名點籍。百無一是。今欲保存國粹。挽回利權。惟在中華藥學。亟宜改良。力求進步。擴充營業。此醫藥學校不能不亟宜設立者也。夫學校設。教育興。人才崛起。趨勢為之一振。揀選各省道地藥材。置機器。聘技師。監製常用藥品。精益求精。衛生療疾。社會愈加信用。名馳中外。銷市由斯蒸蒸日上矣。然後研究藥品原理。根葉莖實。草石骨肉之異。有毒無毒。陰乾晒乾。採取時節。出產地土。儲備炮製等法。切實討論。性質功用。一望眞僞呈露。庶不致用非其用也。嘗稽日本自明治維新。效法歐西科學。徧設西藥學校。悉心研究。改良古法。所以藥品日漸發展。醫學日見昌明。而況中華地大物博。天產良材。爲商業之大宗。苟能竭力改良擴充。營業可操左券。非惟可以保存中藥。且能富國强種。其藥品之煆煉。效法化學。取精去滓。少可勝多。呈請政府保護。其利溥矣。且吾國出產豐富。一經提倡得人。則銷市必暢。輸運便捷。大可駕乎東西各國之上矣。今日之改良。徵西醫之理論。而用中醫之方藥。以華藥治華人。習慣使然。必能融和。毫無窒礙。非惟利源不致外溢。中華藥品名譽。亦必重於疇昔。名譽既重。則銷市必增倍徙。及此而圖。猶爲未晚。深望關心改良者。急起而共謀之。切勿放棄自有之利益。而仰他人之鼻息。否則因循自悞。不堪設想。綜觀改良各節。愼思而篤行之。是所厚望焉。

中華藥學改良說（課卷選錄）

張汝偉

今之談改良藥學者尙矣。然改之不得其法。滋弊良多。蓋習慣之心。既牢固而不可拔。而盡美之圖。又終難於無間然。剏古方用藥。其於炮製、剉七、煎沸刀圭咬咀、各有深意。各有法度。今人疎忽。用古方。既以改頭換面矣。而各種煎法。又棄而不講。稍研求者。反譏爲無謂。而又羨西藥之魔力大。恨中藥之效力遲。徒咎藥學之不善。不亦誣乎。雖然古法果盡善歟。可不改良歟。則亦非是。愚見論藥學。必須及方。論方精者。方能知藥之妙用。徒言藥則是嚼字之學。徒言方未免有疎累之疵。世有能文而不成何者乎。是已吾中華而不言改良藥學則已。欲言改良藥學者。則必準古酌今。刪繁就簡。實事求是十二字。爲唯一之要旨也。蓋歷代名人治案。溫補寒涼。雖各互異然總不能脫出古方範圍。而今之人。既不能用完全之古法。守完全之咬咀。不論病之輕重。必敷湊至十二三味。始成方式。效與不效。委之命運。不亦重可慨乎。觀千金外臺。肘後備急等方。恒能出奇制勝以取效。而醫者反視爲禁方。不敢常用。選藥既擇玩弊。藥學自見日陋也。而諸家本草。搜羅至富。盈千累萬。用者已不勝其煩。而一

中華藥學改良說

藥之註。幾能療治百病。究其實。盡屬無稽。醫者用藥。亦不過以誤傳誤而已。此吾中華根本上之藥學所亟宜改良者也。而藥物一入藥肆。不問其氣味之厚薄。新陳之各別。而村里藥肆中。昧其天良。以牛代馬者有之。以陳易新者有之。而皇皇大肆。亦不究其本性。日浸夜灑。名曰飲片。但取表面可觀。不知氣味已失。而藥性之稍有能力者。醫生猶視爲猛虎。不肯輕用。卽有用者。不是衆口鑠金。卽是害多效少。此皆由藥物學之不能深求。營業上亦亟宜改良者也。改良之法維何。曰求根本上之改良。須訂定藥物學專書。俾全國醫士。取同一之態度而已。（中間不妨參於西醫化學理發明之。）而營業上之改良。須删繁就簡。勿事耀炫。取實事求是而已。雖然言之非艱。行之維艱。蘇郡張養濟堂創製藥水丸散提煉所已歷有年。信之者鮮。而營業竟不發達。是可見習慣之難革也。然西藥何以信之者反多。蓋西藥黑幕。尚未揭穿。吾人但知化質。未見原素。但知效用。未見禍原。且就診西醫者。藥必購自醫手。而西醫每以藥物爲取財之利藪。若吾中藥。一時改良。廉價則互相嗤鼻。高價則無人問津。故愚又謂非漸從習慣上改良。又非易事也。習慣之改良。斷視乎醫生提倡之。如巴豆大黄之屬。去其渣滓。而取其油。應用一錢者。改爲三分四分。應入煎藥者。改爲冲入。如枳壳鬱金之屬。存其厚式。毋使浸曬。以失眞味。如白芷姜蠶之屬。合末而易霽者。提其精而蒸爲汽水。如橘絡核竹茹之屬。有名而無實效者。可删而不用。每立一方入煎者。至多不過五六味。餘或冲入藥水。調入藥末。譬如欲通大便。可用大黄油若干滴。朴硝油各若干滴。以一味原料枳壳煎之冲入。各油相和服。豈非卽古方之大承氣湯乎。蓋藥味既少。水不必多。而煎之時刻亦少。配藥時刻亦簡。而效力比之煎方爲雄厚。以此類推。豈不較積習相沿之法爲善乎。而瘍科之圍藥膏藥。又當改良。取一筆鈎一筆消之意推廣之。豈不較爲便捷。但總之改良。必須提倡醫藥聯合。藥物須歸醫者置備。病家至醫士處診。醫士卽付與藥。非特省却病家一番手續且可易於改良也。而藥資仍取償於病家。特不可如西醫之視爲利藪也。然此事須在改訂醫學科目。編成完善藥物學專書後。方可實行。而藥劑師必使醫生爲之。或

設中醫學校後須在高等以上畢業者方可充任然此言又須在三十年後矣海內外同志之士未知別有高見可速進行否謂姑拭目以俟之

說鯊魚黃姑魚發現燐光之疑問

張汝偉

本草石首魚即今俗之所謂鯊魚也本草黃鰡魚即今俗南人之所謂黃姑魚北人之所謂黃骨魚也集解註石首魚出水能鳴夜視有光時診註鯊魚生東南海中弱骨細鱗黃色如金至秋化爲有冠之野鴨據此則鯊魚之有光本其常無足怪也時診註黃鰡魚腸腹多脂漁人煉取黃油可以燃燈未言有光據此則黃鰡魚之有光在或然或不然之列要亦無足怪也而愚者不察相傳一種謠言謂德人因放潛雷艇故置毒藥於海洋中魚食之而骨中遂有燐火之狀人食之亦中其毒一人唱之千百人和之醫生以衛生救人爲己任故不可不辨以釋衆疑夫爵入水爲蛤雉入水爲蜃冬蟲至夏而爲草皆物之隨節候而變者也鯊魚之入秋而化爲野鴨由潛類變爲飛升其來也千百成羣綿亘數里聲如雷鳴其性爲陰中陽靜中動化冠而

為赤。宜其入水而有光矣。卽人身中人所謂龍火相火。水中之火是也。惟其有光。故秘要方取其治淋。集簡方用以摻耳。皆有至意存焉。若黃姑魚之光。本草雖未發明。不過以來時同於鯊魚之四月初也。其千百成羣亦同也。其有聲亦同也。特不化耳。其油之多者卽有光。油之鮮者卽無光耳。安在其有毒耶。且謂此言者。當歐戰未發生時。曾一試驗其果有光歟。抑無光歟。且魚果中毒。魚獨不死。而仍如期而至。乃至留於毒人耶。謂此言者。或亦引起中國人心。痛恨德國之違背人道。而促人於宣戰之心歟。豈北京公民之故智歟。吾人實事求是。切勿以區區謠言而遂惑也。不惟醫界之幸。抑亦吾中國之幸也夫。

自註歐戰日久。各國皆乏糧草。於是德國有封禁海洋出入之條。放潛雷艇以攻他國之兵艦。是年吾國亦加入協約國而對德宣戰之說。尚未成立。而二魚之有光說適亦發現。愚人惑焉。余作此篇為國家大局計。非為區區鯊黃魚作小題大做也。讀者未知有悟否。

丁巳四月初常熟張汝偉附誌

藥物之特性說

裘吉生

凡百學術。無不循序而進。未可獵等。藥物學亦猶是。中人之講藥物。苦浮泛。西人之講藥物。未造極。此社會之公言非有左袒之說也。例如東西洋以鑛物之有化學作用者。選入爲藥居多。而於天性作用。未能深諳。近來東醫始知利用水蛭之吸血性。治療上得一大助力。蓋水蛭俗名螞蝗。生長田水間農人之股。往往爲其嚙吸傷血甚多因其具有吸人體血之特性。我國用以爲破血之藥。即因其天生之性而利用之。然此種天性。異於普通之物者。所謂特性也。中藥之類於此者甚多。如蜘蛛放於人身之患疔毒者。必尋至患疔處。而盡力吸住。收其膿毒。不盡不去。又有斷板龜之吸收爛喉毒。亦如是。此皆物之具有特性使然也。至磁石之引針。琥珀之拾芥。西人謂二物含有電氣。吾亦曰具有特性。所謂電氣卽其特性也。蓋東西醫研究藥物。專從形質上着力。中醫考訂藥物。本在氣化上着想。惜乎中醫於此數十年來。無人研究藥物學。致皆抄襲浮泛之言。爲依據也。

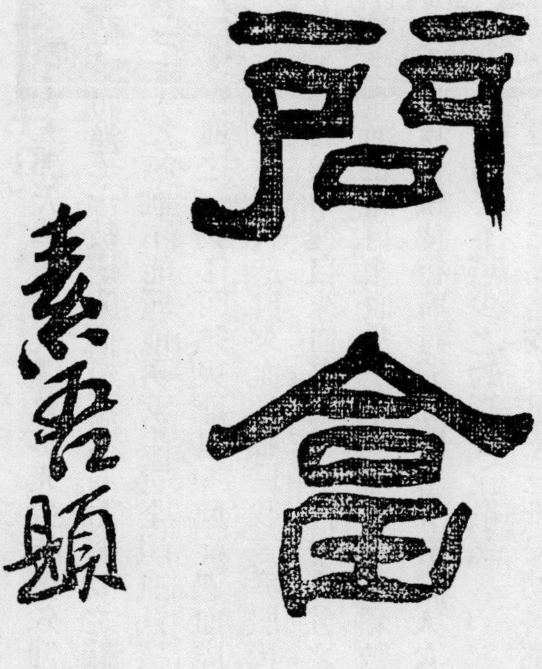
問會

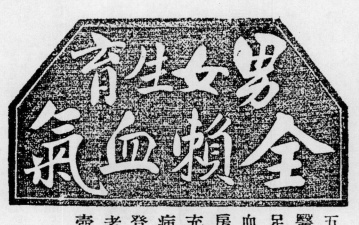

問答

問七十二　南京嚴紹徐

敬陳者。舍姪現年九齡。面薄無華。陽氣甚虛。素患咳嗽。遇寒卽發。投以小靑龍輒效。曾於六年前。喉外左右。(卽啻丁之下兩旁)忽生二瘤。不知痛癢。與好肉等。民國二年。就醫於喉科專家。據云係痰氣凝結。用丹皮牡蠣海帶海藻大貝赤芍等爲膏。孰知甫服二日。咳嗽益劇。且代血絲。乃止後服。從此亦未敢亂醫。目下瘤已大如龍眼。痰頗多。食不甘。每飯必和以湯。且喜食稀軟之食品。大便溏。時出寸白蟲。且解後脫肛。夜臥鼾聲絕大。呼吸甚艱。且間有一呼吸似氣阻閉。需一分鐘之久始得者。想卽此瘤之障礙也。僕恐遷延日久。瘤隨身體而加長。有杜塞喉關之虞。又恐外治烙割之術。及內服鹹寒之品。對此不足之先天。虧損之脾陽。有不能勝任者。輾轉思維。束手無策。特此函懇海內名家。賜以安全療法。無任感激之至。

問七十三　蘇州金千里

僕於去年八月。讀內經有不解之句。錄之上問。卽承劉陳二君。賜我詳解。余閱之恍然大明。今讀至三部九候論中。又有不解之句（以左手足上去踝五寸按之庶右手足當踝而彈之）按註中言。甲乙經作以左手足上去踝五寸而按之。右手當踝而彈之。爲原文中多一庶字及足字。少一而字。余習醫年餘。自知學識淺薄。不敢妄減經文。豈內經文法古奧。而別有講解乎。故特錄之。而與劉丙生君陳心田君。互相商榷。且質諸海內　博學君子。以爲何如。如能有以教我。開我茅塞。則不勝榮幸。

答六十五　殷惟賢

考之仙桃草。卽接骨仙桃。載在趙恕軒綱目拾遺草部中。一名奪命丹。活血丹。蟠桃草。八卦仙桃。近水處田塍多有之。穀雨後生苗。葉光長。類旱蓮。形亦類石榴葉。高尺許。莖空。摘斷不黑。亦不香。立夏後開細白花。亦類旱蓮。而成穗。結實如蓁荳大。酷似桃子。中空。內有小蟲。生翅後。越孔而出。採時須在芒種後。俟實將紅。蟲未出時收用。隨卽曬焙。令內蟲死。藥力方全。若掛懸風乾。或遲過夏至始採。則內蟲生翅而出。化爲小蚊。苞空無用矣。 蓋此藥之用。全在蟲也。性溫。味甘淡。消癰腫跌打。或搗汁。或屑服。俱效。治肝氣胃氣小腸疝症。用仙桃草。金橘核。福橘核。蓽澄茄。各等分。爲末。砂糖調丸。菉荳大。每晚服一錢許。至重者。二服斷根。治勞損虛怯。取仙桃草。童便製透。入補藥內。治吐血。用新鮮仙桃草搗汁。加人乳和服。按吐血諸方。皆用凉血之劑。惟此藥性熱。加人乳能引血歸經。故妙。跌撲損傷者。 用地蘇木五錢。八角金盤根一錢。仙桃草五錢。臭梧桐花三錢。煎酒服。余（答者自稱）曾於麥畦採取一握。視其莖有白毛。 實纍纍然。剖其靑者。 則中實。一無所有。 微紅者。 則中空。有蟲。但其蟲有色靑而小。 如夏夜燈下之戲火靑蟲者。 有生黑色硬殼翅者。蓋隨時之幼老而然。而其頭則皆向根。 其實之最老者。 桃尖有一孔。如出蛾之繭。其內已空。而蟲飛去矣。 甚有老而空苞皺癟者。 吁。亦奇矣。

答六十六　　前人

以古稀之年。發間作熱病。經年半之久。如屬虛症。必有虛象。乃興居飲食如恒。面色全無病容。可見仍屬實症。況服過百數十劑方藥。皆係滋陰清熱。辛涼鹹寒平淡等劑。非獨不能退熱。今春反見熱時腹足微腫。其不投機可知。且症果屬虛。則腫亦卽屬虛。何以服通利藥而能腫消。飲食喜清潤。惡辛燥。鼻息惡聞烟氣。五心煩熱。喉舌乾燥。四肢煩寃。其屬實熱無疑。經曰。熱勝則腫。三甲復脈青蒿鼈甲補陰丸等。徒足阻其氣機。助其熱勢。竹葉石膏清燥救肺。亦只能清熱。不能瀉熱。熱之當瀉者。清之不去。古有明訓。素體康健。現在尚能飲食。勿以高年而慮其虛也。但症既經久。且係熱症。無取大承氣之枳樸。愚見用調胃承氣頗合。再加微宣氣機藥。配合成方如下。未卜有當　明眼否。

生大黃（搗酒浸一晝夜）三錢　芒硝（後入）二錢　炙甘草一錢　光杏仁三錢　赤茯苓三錢　水兩碗。煎成一碗。納硝。更上火一沸。候熱退後。或熱作前四點鐘。微溫服。每日一次。連服三次。觀其如何。

另查西藥金雞納霜丸。亦頗對症。先熱作期。每次用溫開水送服四粒。每日一次。亦可連服三次。以觀動靜。但不可與前中藥同時幷服。或中或西。悉聽酌用。如得效。不必拘拘連服三次也。

答六十七　　前人

因驚恐而經閉。固由驚則氣亂。恐則精卻。氣亂精卻。血脈壅滯。然遂致十餘年不孕。似不盡由驚恐。亦因體胖使然。生一女子。迨經閉時。已逾十載。何以一未妊娠。度其氣血。已早違和。特未之覺耳。每晚臨前兩句鐘。用淡鹽開水。（不可吃出鹹味）送服枳朮丸三錢。一月後。漸加至五六錢。可效。但男子體質。亦極有關係。種玉不生。不可專責諸藍田也。一笑。

醫葯問答初集終

專件

本社啟事

(一)此次因社中職員多爲診務所累致出版愆期對於閱報曁投稿諸君良深歉罪特將兩期合刊以補不足

(二)月課一項本爲閱報與投稿之社友所發起柰因應卷者既不多値課者亦乏人本社收轉之勞亦告停止

(三)去年社中以編輯餘興出游戲之猜題紀雙十之佳節原限以收信至百通開彩詎醫界諸君對之漠然一年以來投函者不及二十不得已將收到投函之郵票請投函者改購他件仍當以對折奉書

其生言念及此殊堪憫惻昔有清林文忠刊布禁烟方劑而流傳未廣收效未宏本道尹家世習醫粗知藥物曾以痛心煙毒立方濟世受其益者頗不乏人現特將從前所著戒烟方一篇隨文印發爲此令仰該知事設法傳布並督同自治紳董於各鄉隨時勸諭依方試辦用廣仁民之術庶成起廢之功有厚望焉此令等因計附戒烟方一紙到縣奉此相應照抄原方函達執事查照希即廣爲勸導依方試辦並望分致城鄉士紳一體傳布至紉公誼云共戒烟方附錄於下（上略）凡嗜雅片者謂之上癮其實即中烟毒而已蓋人臟腑無病則邪毒所不能侵故有終身周旋烟榻之側而從不沾染者無他其內强固毒無由而入也苟一臟腑之營養不良則受其激刺精神爲之驟振由此日日試吸恃爲興奮之良劑不知其毒已乘虛而入積久成癮毒亦愈深按古無癮字其從疒從隱者或後人以烟毒成疾隱而難治故特製此字歟但既知癮爲中毒則解毒之方取携即是夫鴉片爲鶯粟膏乃草木類之有毒者查本草載黃土甘草二物皆能解諸藥毒擬即本此立方治法取黃土十斤以水調化澄去粗滓漂取清汁待用然後以甘草配合諸藥其藥品輔佐視人體質而定如氣血兩虧者用補氣補血之藥肺虛者補肺肝鬱者平肝脾弱者健脾腎虧者補腎由此類推神於變化而均以甘艸爲引計諸藥配合共以二斤爲度即用黃土清汁熬煉成膏每日早晚兩服盡此一劑雖久癮可斷也（下略）

創辦瀘州中醫教員養成所緣起

中國醫學導源於神農闡發於軒岐降至戰國秦越人作難經八十一章議者目爲僞託之書而究其文義精奧足補內經未備之旨洎漢之季南陽長沙著傷寒雜病論諸書尤萬世醫學之津梁自漢而唐而宋以迄元明醫之一道雖列於方技而其間專門名家卓卓可傳者如孫思邈王燾劉河間張子和李東垣朱丹溪薛立齋張景岳等不勝縷述近溯前清其

始有喻嘉言張路玉其繼有葉天士徐靈胎代產名賢後先輝映吾國垂五千餘年爲醫學最古之國所慮者中醫學校設者寥寥勢必至人自爲師家自爲學分門別戶聚訟紛紛同人等有鑒於斯欲振興醫學必須從設立中醫教員養成所爲入手問題編輯講義分科解釋以爲將來推廣醫學之地位幷可爲吾國考驗中醫之根據現廣東中醫教員養成所業已開辦吾甌允宜急起直追除禀請　道尹備案外擬照廣東養成所辦法開列簡章於後

簡章

一宗旨　以精研中國歷代醫學注重教育保存國粹爲宗旨

二定名　溫州中醫教員養成所

三所址　本城府前街藥王廟

四學科　生理學　病理學　診斷學　治療學　藥物學　兒科學　外科學　婦科學

五資格　以醫理明晰素有經驗須有中醫畢業證書及神州醫藥會證書者爲合格[illegible]

六畢業　限一年畢業

七學額　暫定三十名

八時間　每日下午七點鐘起至十點鐘止

九學費　每月收學費二元講義費在內入所時先繳三個月

十年齡　二十五歲以上四十歲以下

十一報名　陰歷六月十五日起至七月十五日止

十二報名處　溫州醫藥分會

溫州中醫教員養成所道批

禀及簡章均悉吾國醫學沿流最古教會繁區大都設有醫學研究各會東甌地方爲商埠對於中醫學術尚屬闕如該員等留心醫學創設中醫教員養成所具見濟世宏深良足嘉慰所稱應准備案簡章存此批

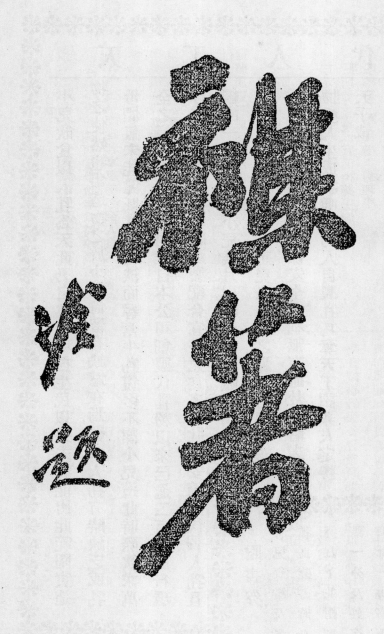

天工人代

小兒飲食以人乳爲天此乃自然之理自生民以來未有能出此範圍實造物之使然也但造物之於小兒尚留有缺憾在焉譬若人乳有時缺乏或乳母體氣未能健旺乳汁稀淡而尋常牛乳復多不潔小兒遭此時際欲求萬全之道其問題至爲困難自本公司創製代乳粉以來已逾二百載風行環球無不歡迎蓋質料純潔製配合宜小兒食之體壯身安確能代替人乳且編配一二三號按小兒歲月以哺之雖使呱呱墮地永不需及乳母亦無不可并可免去乳母之羸弱關係情慾關係一切吸入不潔之關係安全便利無有過於斯者夫造物生人生成乳哺茲乃人自製乳巧奪天工謂非人定勝天乎哉

上海廣東路四十號　愛蘭漢百利有限公司啟

贈書券

育兒寶鑑及各種良藥書將此券裁下並附郵票一分及姓名地址一併寄下當即郵呈空函無效

雜著

中西剖解帶脈攷（課卷選錄）

黃巖羅端毅煒彤

人身十二經。十五絡外。尙有奇經八脈。帶脈者。奇經八脈之一。起於季脇。足厥陰之章門穴。後在十四椎。當腎之中。前在臍。繞腰一周。總束諸脈。使不妄行。如束帶之狀。究帶脈之所從出。則貫腎系。女子繫胞。全賴此脈主之。以其根結於命門也。據西醫剖解。謂子宮紉帶之外。尙有扁靭帶。成以堅膜二枚。緊繫子宮韌帶。喇叭管。卵巢靭帶。堅固異常。不致變易其位置。子宮之前。又有二韌帶。聯結膀胱。是曰前韌帶。子宮之後。亦有二韌帶。接合直腸。是曰後韌帶。總之諸韌帶。皆扶翼子宮。保其位置。此論與中醫所謂女子繫胞。全賴帶脈主之之說相通。蓋西醫所謂子宮外之扁韌帶。卽中醫之帶脈是也。蓋子宮有病。必波及於靭帶。而韌帶有刺戟變動。亦必應於子宮。故子宮發炎症。則有腰痛帶下。小腹脹痛。尿意頻數等證。卽內經所謂少腹寃熱。溲出白液。其病名爲赤白帶下是也　蓋腰痛者。子宮發炎。波及帶脈。而帶脈貫於腎系。

故腰痛也。如子宮脫出。或妊娠腰痛。或胎氣下墜。皆因中氣虧敗。帶脈無力。不能提繫胞胎。故帶弱則胎易墜。帶傷則胎不牢。治宜理脾升補。脾氣健。則帶脈堅固。自無子宮脫出。胎氣下墜之患矣。

中西剖解血室考

黃巖羅端毅煒彤

血室爲榮血停留之所。經血集會之處。卽衝脈。所謂血海是也。其脈與任脈。皆起於胞中。上循脊裡。其浮而外者。循腹上行。會於咽喉。別而絡唇口。並足陽明少陰二經之間。按內經痿論。逆順肥瘦篇。動輸篇。海論。諸篇之義。衝脈之下行。雖會於陽明之氣街。而實並於足少陰之經。且其上自頭。下自足。後自背。前自腹。內自谿谷。外自肌肉。陰陽表裡。無所不涉。十二經之氣血。皆貫注於此。故名爲血室也。上古天眞論。謂女子二七天癸至。任脈通。太衝脈盛。月事以時下。故有子。七七任脈虛。大衝脈衰。天癸竭。地道不通。故形壞而無子也。蓋中醫之所謂衝脈血室者。卽西醫剖解生殖器之卵巢也。太衝脈盛。月事以時下者。卽卵巢充血。巢內之顧拉甫氏胞破裂。而排出其中之卵子。血液緩緩流出。此名月經。故月經之根源。在卵巢之生卵珠也。此時與男子交接。倘有精虫與卵珠混合。則妊子也。年至七七。氣血消耗。心藏之血液。不能貫注於衝任。則血室空虛。不得充血。巢內之卵子。亦無排出之能力。故衝任虛弱。而天癸竭矣。雖有精虫入宮。亦不能與卵珠相合。故無子也。血室之剖解生理。既如前述。而血室之病理療法。則詳於張仲景之傷寒金匱。鄙見如斯。未知以爲然否。

中西剖解三焦考

（課卷選錄）

黃巖羅端毅煒彤

古今論三焦。僅言其名。未明其形。或云有形。或云無形。自難經創三焦無形之說。後人論之者。悉皆宗之。然按靈樞本臟篇曰。密理厚皮者三焦厚。粗理薄皮者三焦薄。論勇篇曰。勇士三焦理橫。怯士三焦理縱。夫既有厚薄縱橫。是豈無形者乎。蔡西山引禮運記曰。上焦若竅。中焦若編。下焦若瀆。孫景思因推其義而解之曰。上焦若竅。竅者竅漏之義。可以通達之物。必是胃之上脘。經曰。上焦在胃之上口。主納而不出是也。中焦若編。編者編絡之義。如有物編包之象。胃之外有脂如網。包羅在胃之上。以其能磨化飲食。是必脾之大絡。此爲中焦。經曰。主腐熟水穀是也。下焦若瀆。瀆者溝瀆之義。可以決瀆。可以傳導。乃是小腸之下口曰蘭門。泌別水穀。自此而分清濁之所。此爲下焦。經曰。在膀胱上口。主瀉而不藏。主出而不納。又曰下焦爲傳化之府。又曰三焦爲水穀之道路。氣之所始終也。蓋水穀之所入。自上而中。自中而下。至於糟粕轉輸。傳導而下。一無底滯如此。尤可表其爲有形明矣。徐洄溪難經經釋。亦謂包括臟腑。道其有形。然觀二說。雖知無也之說之非。究不能指定爲何物。陳無擇以臍下之脂膜爲三焦。袁淳甫以人身內一層爲三焦。李瀕湖謂核桃之形。有似三焦。數說雖未眞知灼見。却就有形着想。確能指實。至虞天民。以包涵臟腑之脂膜爲三焦。祛除翳障。一語破的。實能卓絕千古。張景岳著三焦論。始宗其說。繼復疑不敢從。難經脈訣之說。謂其無形。又不敢想象之說。信爲有形。於是三焦再起一疑竇。衆說紛紜。莫衷一是。任意想象。實不足據。王淸任曾親見臟腑。當知三焦之所在。無如見其形。而不知其名。惟唐容川先生解三焦。卽是連網。乃西醫剖解腔內之網膜膜油是也。人身臟腑之間。充塞網膜。網膜內連網油。網油下接腎系。卽輸溺管也。水因得從網油中滲入溺管。而至於膀胱。卽經所謂三焦者。決瀆之官。水道出焉。是也。蓋連網布護臟腑。以上中下三部分之。故名三焦。此說與內經之旨符合。與西醫之說相同。千古疑案。一朝始定。實發明內經未發之理蘊。以爲永遠之定論也。

中西剖解血室攷（課卷選錄）

毅民

嗚呼。欲謀醫學昌明。必匯通乎中外。欲溶冶歸一。必研究乎解剖。蓋解剖不明。則理論不齊。理論不齊。則診治分途。雖極謀匯通。豈可得乎。如中醫之所謂血室者。西醫缺如。然非血室之缺如。實名辭之各異也。欲謀匯通者。可不注意於此乎。

我國血室之發明。始於仲景。(傷寒有熱入血室之條)相傳千年。後人亦未研究其究盡。是故血室之所在。尙未明也。西人雖解剖精詳。然亦不知其功用若何。吾故不得不考正之。夫內經有四海之說。血室實居其一。胞爲血海。故知血室卽胞中也。胞居大腸之前。膀胱之後。乃油膜中之一夾室耳。此胞之膜。上連網油。又上則歸於背脊。中間是爲腎中之系。(卽命門也)血生於胃中之水穀。化液上肺。奉心化血。循衝任脈下入胞中。旣聚於胞中。化精化血。達於周身。皆在於此。男子則名精囊。女子則名子宮血海。故男子以藏精。女子以藏血。爲人身生化之大源。故胞中者。呼吸之根。藏精藏血之所。先後天交會之處也。夫陽明飲食。旣由心化血。則由衝任兩脈。導血下行。而入胞中。男子以氣爲主。則血從水化而爲精。女子以血爲主。則水從血化而爲經。精滿則溢。血滿則行。天癸之說。男女有之。故男子血常有餘。女子血常不足。此血證之病。獨多於女子。而熱入血室。獨主於女子之道也。男子血室富於經。女子胞中富於血。彼金匱一書。以熱入血室。而列於婦人經水適來雜病之內。觀此。則其理可迎刃而解矣。

或者曰。膀胱者。胞之室。內經言之矣。舉此以解血室。殆非膀胱乎。吁。誤矣。胞卽油膜一大夾室。能伸能縮。實大過於膀胱。胞與膀胱。祗隔一間。又有微絲血管。與膀胱相連。得人吸入之天陽。合心火下至胞中。則蒸動膀胱之水。化而爲氣。其化氣之功。與膀胱有脣齒之勢。膀胱化氣。豈可以血室而歸於膀胱乎。或者曰。血生於心。心爲血舍。則血室之所在。非心而何。吁。亦誤矣。蓋心主生血。而不能藏血。心主循環。而不善留守。苟以血室歸之。謂心主藏血。則失神明之常度。循環之功能。血滯氣停。不能君主週身。則日夕死矣。又有以左右心房爲血室者。亦誤矣。夫左右心房者。發血之機。循環之樞。流通與藏守。其性質二途。又豈可以以血室目之乎。吾故謂胞中卽血室也。管見如斯。望海內志士。羣起而斧削也。

中西剖解帶脈考（課卷選錄）

毅民

奇經之說。我國醫學家之不講也。久矣。靈素遺傳。垂數千年。而淺嘗者皆以爲子虛。卽有一二學者。研究此道。亦未能得其眞理。是故帶脈之行經。及帶脈之所在。雖辨論等於蛙鳴。而其確實之理。尙未得其道也。如靈樞謂足少陰脈。別走太陽至十四椎。屬帶脈。後人遂以帶脈爲腎之別脈者。有因其穴。居少陽之界。而以爲少陽脈者。有謂繞腰一周。而有三匝者。難經則謂帶脈起於季脇。迴身一周。並未有三匝之說。論解若斯。學者果何從耶。嗚呼。我國固有之學粹如斯。亦何怪乎西人奇經之不知耶。欲滙通中西。保存國粹。則先舉帶脈而考正之。得其定論。再以西人之解剖學。而搜求其帶脈之所在。則中西可如出一轍矣。

夫帶脈者。爲奇經八脈之一。總束諸脈。使不妄行。振束氣血。使不懈墮。而週身氣血。借以橫通。爲人身筋脈之關鎖。生化之大源。其勢如帶。故以帶名。貫腎系。環腰際。前束任。而經心小腸之臍中。後束督。而經腎系之內。腎脈實爲帶脈所管束。而帶脈實非腎之脈也。繞身一周。而下垂於胞。故女子繫胞。全賴帶脈。蓋以其根結於命門也。其穴雖居於少陽之位。（其穴名靈素註之甚詳）故肝胆能爲帶脈病。而其脈終非肝胆之脈也。人身惟脾居中州。交合水火。帶脈適當腰臍之中。理應屬脾。且腹中膜油。皆脾之物。著腎陽。治帶脈。以脾爲主。而帶下之病。皆歸於脾。謂帶脈屬脾。良有以也。至於西人解剖學上。帶脉之所在。則帶脉非西人之所謂動脉管也。靜脉管也。乃化機之道路。眞元之流派也。卽女子子宮經管經核穗端寬筋帶。闊筋帶之際。男子膕脥外斜肌健膜。揩窩大筋帶。及內斜提睪丸兩肌之處。按其功用。卽西人所謂約束經之類。內而繫於臟腑。外實連於經絡。雖有穴名。祇論化機。其職司約束。其位繞腰。肝胆脾腎。及女子之子宮。與帶脉有密切之關係。故男子之七疝。女子之帶下崩淋。及氣血下注之病。皆帶脉失職之故也。觀此。則帶脉之所在。可不解自明矣。

中西剖解血室考（課卷選錄）

周伯皋

經云。胞者。藏於陰。而象於地。名曰奇恒之府。難經集註云。丹田者。人之根本也。在臍下三寸。彷圓四寸。附著兩腎之根。道家以先眞一之炁。藏於此。故名。男子以藏精。女子主月水。衝任之脈盛於此。則月事以時下。故名之曰血室。名雖不一。實子宮耳。女子陰類。以血爲主。其血上應太陰。下應海潮。此古聖解剖血室之大要也。

西說云。女子尻骨盤內。前爲膀胱。中爲子宮。後爲直腸。子宮狀如番茄。倒掛骨盤之內。長貳寸。底闊一寸三分。厚七分。內空爲三角房。一角在口。兩角在底。底角有小孔。可逦豬毛。子宮之底。左右各出支管一支。與底角之孔通連。

血貳寸五分。月水者。乃子宮內。黏膜之充血。以備胎孕之需。此以西法剖解血室之更確切者。審同析異。聊述其指如右。

中西剖解三焦考（課卷選錄）

周伯崋

經云。三焦者。決瀆之官。水道出焉。又云上焦如霧。中焦如漚。下焦如瀆。且有厚薄緩急。直結之分。是明明有形也。越人華陀輩疑之。以爲有名無形。數千年聚訟紛紜。迄無定論。經言宗氣積於胸中。營出於中焦。衛出於下焦。並云上焦本於胃上口。并咽上貫膈。而布胸中。出腋。從太陰之分而行。還至陽明。上至舌下。足陽明常與營俱。中焦亦并胃中。出上焦之後。此所受氣者。泌糟粕。蒸津液。化其精微。上注於肺脈。乃化而爲血。以奉生身。莫貴乎此。故獨行於經隧。名曰營氣。下焦者。別迴腸。注於膀胱而滲入焉。故水穀者。常并居於胃中。成糟粕。俱下於大腸。而成下焦。滲而俱下。濟泌別汁。循下焦。而滲入膀胱焉。此四千年前古聖剖解三焦之大要也。

後人不明內景。終屬狐疑。近賢唐氏郭氏。得西說。探求秘鑰。乃悟內經所謂三焦。卽西人所謂連綱油膜。與內經厚薄緩急之說相符。亦卽人身之脂膜。所以行水者也。西說謂胃之四面。皆有微絲血管。將水吸出。散走膜膈。達於連綱油膜之中。而下入膀胱。連綱俗呼雞冠油。今分析三焦言之。從板油連胸前。至膈上。循胸中。入心包絡。連肺系。上咽。其外出爲手背胸前之腠理。是爲上焦。從板油連及雞冠油。著於小腸。其外出爲腰腹之腠理。是爲中焦。從板油。及綱油。後連大腸。前連膀胱。中爲胞室。其外出爲臀脛少腹之腠理。是爲下焦。三焦之根源。出之於兩腎之間。中有油膜一條。貫於脊骨。名曰命門。西說名精液總管之處。是爲三焦之鎖鑰。命門之眞火。從胞宮蒸動膀胱之水。而氣於是化出。此眞火隨氣上下。其路道卽在膲膜之中。遇水所過。火卽蒸之。皆化爲氣。以充周身。年少氣盛者。其小便少。水皆化爲氣故也。此眞火不寒不烈。故稱少火。與雲笈所釋。膲者。熱也之義。又合。此以西法剖解三焦之可據者也。三焦油膜。名雖異而實同。試再言其病理。人飲之水。由三焦而下膀胱。則決瀆通快。三焦不利。則水道閉。而病腫脹。內經云。上焦不治。水溢高源。中焦不治。水停中脘。下焦不治。水蓄膀胱。美醫柯爲良云。水入連網。則成水腫。氣入連網。卽成氣鼓。中西之病理。相符若茲。庸可疑乎。

中西剖解三焦攷（課卷選錄）

張汝偉

中醫之論三焦者。自靈素以迄近代。不下百家。而或言有形。或言無形。各是其說。終不能決。泰西學識輸入。譏吾華醫不識三焦。而別有脺臟。攷脺臟。卽指連網油也。唐容川中西匯通之論三焦。謂西醫知連網之形甚悉。然不名三焦。又不知連網源頭。幷其氣化若何。皆不知也。一節。洵可謂中西剖解三焦之定論。然更有說焉以中之。謂嘗讀周省吾之三焦說。顧祖庚之三焦論。贅言矣。大意俱謂三焦有形無質。據靈樞上焦如霧。中焦如漚。下焦如瀆爲言。遂以蜜理厚皮者。三焦厚。粗理薄皮者。三焦薄。勇士者。三焦理橫。怯士者。三焦理縱。爲不足據。顧君竟以胸膈腹內三空處爲三焦。而不識卽連網油。由於當時無剖解之實驗故也。然王淸任自命剖解家矣。而曰余不論三焦者。無其事也。抑又何說。葢淸任之所驗。皆死後遺骸。三焦旣屬連網油。得氣則膨脹。人死則乾癟耳。況連網油。係最薄之油。或未之見。卽見之。且不知連網卽三焦也。彼旣有雞冠油。通氣府之說。則與唐容川論三焦爲孤之府。水道出焉。而歸於氣府。相吻合。特淸任知其狀。而未知其名耳。後人疑脂膜是脂膜。三焦是三焦。而未知脂膜卽三焦之府。三焦卽脂膜之名。矧脂膜之在上者曰膈膜之油。在中者曰板油。及雞冠油。在下者爲網油。網油滲入膀胱。而主氣化。上連肺而下係腎。同司相火。揆之以三油。分三焦。以三焦分如霧如漚如瀆。豈不愈見明切乎。由是言之。西醫之所謂膵臟。更不如中醫之名三焦爲當。吳鞠通溫病條辨。分三焦立論。誠有見於人身軀殼。分作五層。毫毛其最外者也。皮居次。肌肉又次之。脂膜在肌肉之內。臟腑在脂膜之中。孫絡經脈纖悉細微。貫穿於臟腑肌肉脂膜之間。故營衛兩感之症。劉河間有分泄三焦立法。疫邪直中。吳又可有直達膜原之方。蓋皆深知連綱之即三焦也。以其居表裡之間。而又上中下俱及。故凡百病。三焦未有不先受者。少陽爲三陽之樞一語。素靈已透其微矣。由是以論三焦。又安得謂之無形哉。若能以此理曉西醫。西醫其必無言。而平日之譏我輕我。亦庶幾乎息。美哉劉君之出斯題也。謂爲此考而樂無極也。

讀古今醫案類中質疑

松江曹伯衡

近今學術昌明。專尚實際。一切虛渺迷信之談。盡歸淘汰。夫人而知之矣。而吾往昔中醫。於脈象之忽忽無定。莫可名狀者。時亦涉以迷信。假名祟脈。以誑惑病家。實則陰陽兩界。風馬無關。人鬼殊途。各不相涉。近世更盛倡無鬼之說。則祟脈之名。誰其能信。卽以有鬼而論。人既不能禍鬼。鬼其祟人乎。

余讀古今醫案而有疑矣。其類中中有云。章仲輿令愛在閣時。昏暈不知人。蘇合香丸灌醒後。狂言妄語。喃喃不休。士材診之。左脈七至。大而無倫。右脈三至。微而難見。正所謂兩手脈如出兩人。此祟憑之脈也。線帶繫定二大拇指。以艾炷灸兩介甲。至七壯。鬼即哀詞求去。 服調氣平胃散加桃奴。 數日而祟絕。此即惡中也。嗚呼。是何言歟。眞令人索解不得也。 夫病之人之脈病脈已耳。祟脈云何哉。所謂祟者。迷信者之造謠。神道設教者之設詞耳。 果可附會於病脈耶。是故人生氣稟於天。形立於地。居處有動靜之不同。脈亦現躁靜之異。稟賦或勇怯之相異。診或現强弱之辨。所謂人之居處動靜勇怯。脈亦爲之變也。況病脈乎。蓋虛邪賊風之中於外也。無定處。則左右脈象之應乎中也。或岐異。彼兩手脈如出兩人者。正病脈之或然者也。況士材之診章女。正狂言妄語。喃喃不休。在蘇合香丸灌醒之後。邪正正或激戰猶盛。脈象容猶擾亂未定。其烏可巧謂祟憑之脈耶。且即以祟脈論之。則章女昏暈之際。當亦祟憑。

豈蘇合香丸有關祟之功用耶。且所謂鬼卽哀詞求去者。不知鬼形若何。哀詞若何。安得起士材而請其口講指畫。以形其容而盡其致。使世界皆眞知有所謂鬼能祟人也。惟鬼既哀詞求去焉。何猶再服調氣平胃散加桃奴。抑調氣平胃散加桃奴。亦足以治鬼者耶。猶曰數日而祟絕。此之所謂祟者。固與彼之所之鬼者不同耶。一耶二耶。不然。鬼既求去焉。何忽逗留數日耶。嗚呼。立言迷信。事同荒誕。自欺乎。欺人乎。此亦吾中醫之見鄙於今世之一因也乎。雖然。古人賢者。或具高見。不佞何人。敢生妄議。惟事實苟涉於不經荒誕。分理恐難逃天演淘汰。質之高人達士。以爲如何。

醫學扶微題詞

若霞張拯滋未是草

不爲良相作良醫。丹竈青囊從可師。鐵鏡靈光呈百病。金針神妙濟千危。君臣配合方宜變。虛實分明術自奇。勝讀龍宮三十首。新書傳與世人知。

病形色候更分明。靈素金匱辨解清。乞取刀圭傳後世。風行撰述救蒼生。理窮血脈循環輿。學究陰陽變化精。活國活人功獨著。俚詞聊以表心傾。

藥用草木栽培法緒言

張若霞

昔炎帝神農氏。始倡醫藥。味諸草木。察究寒溫平熱之性。辨明君臣佐使之義。神而化之。遂作方書。以療民疾。而傳於後世。洎乎今日。海門洞闢。西藥東漸。炫異呈奇。優新劣敗。就表面觀之。若我國習用之草根木皮。似乎立於危險之地位。其實不然。余嘗歷查東西諸藥。亦不外提取草根木皮。與夫鑛物之元素。無非縮小其容量而已。故其效方雖較猛。用之不慎。害卽隨之。誠未有若吾國草根木皮之平和而兼穩固者。可見草根木皮。萬無消滅之理。至於鄉間僻壤。醫藥爲難。尤宜廣栽藥物。猝遇疾病。可有備而無虞。且售於藥肆。得莫大之利益。此本書之所以編述者也。爰摭數語。以誌緣起。

驗方別錄序

何廉臣撰

諺云。千方易得。一效難求。然則驗方誠足尙已。然而驗方豈易言哉。或略而不詳。或繁而不紀。或藥物甚少。不易取求。或藥品罕眞。難期效果。甚至猛方峻藥。無益有損。是以方雖多而善本實少。惟驗方新編一書。世俗最爲通行。是書經丁中丞刪訂於前。梅中丞修補於後。二君皆職任封疆。關心民瘼。奚啻登高而呼。故其書遂風行海內焉。然其中效者固有之。不效者亦不少。窮鄉僻壤。以助醫藥之不及。則可。而謂可恃此以全生。則亦未敢遽信。蓋方隨證爲增減。藥隨病爲轉移。因物付物。何容心焉。設每立一方以治一病。印定後人眼目。天下豈有呆板之病證。待呆板之方藥耶。昔者吾友趙晴初老名醫曰。經驗良方。刊刻印送。救人疾苦。此誠仁人之用心。第所集者雖皆試驗之方。而用方者未能確辨其證。往往檢方試病。不效則更方再試。輕證輕方。當無大礙。若病涉深重。藥屬猛烈。其堪屢試乎。如近今驗方新編。不脛而走。幾至家置一編。其中不無龐雜。間有峻厲之方。意編書者似於醫事未嘗有精詣也。然善化鮑氏。費二十年心力。彙集諸方。校讎不倦。其活人濟世之心。正足令人欽仰。原在用方之人。自己斟酌去取耳。昔李明之先生。嘗言蘇沈良方。猶唐宋類詩。蓋言不能詩者之集詩。猶不知方者之集方也。一詩之不善。誠不過廢紙而已。一方之不善。其禍有不可勝言者。夫試驗方豈有不善。不對證。或適與證相反。乃爲不善耳。願集方者。遇峻厲方可删則删之。萬不可删。則於方下詳細註明病情現證。如何者可用。如何者不可用。庶用者可以對證檢方。不致輕試浪投。是亦古人愼疾之意歟。今鄭君肖巖。以所著別錄四卷。郵寄前來。命余作序。披閱之下。喜其簡而不失之略。詳而不失之繁。且急救解毒二門。尤能切於實用。爲他書所未及。竊謂驗方之作。其方宜簡。其法則宜詳。其價宜廉。其效則宜速。其病之緩而可以徐圖者。不必多列其方。其病之急而易於傷生者。必當多備其法。要使編戶窮民。求之易得。用之不費。而屢試輒靈。是眞所謂驗方矣。今觀是編。先得我心。擬與按期登報。以廣流傳。庶幾旦夕之間。危亡立拯。陬澨之遠。仁壽同登。則是編之有益蒼生。

豈淺鮮哉。爰樂爲序。

中國生理學補正序

張汝偉

自歐化東漸。物質文明。器械之巧。槍砲之精。吾中人咸步其後塵。而不能爭勝。至於醫藥學。亦擴充其勢力。彼以解剖之實驗。視察之周詳。遂譏吾華人不知生理。徒託空言者。嗚呼。形上之哲學。反不敵形下之科學。吾言之心滋痛矣。吾中國之生理。經古昔聖言。闡發奧義。後之人。不能融會一貫。求吾固有之眞理。以駕出夫西醫之科學。而反嗟之慕之。忘本絕源。罪莫大焉。謬恒欲輯中國固有生理。自毫毛肌肉。以及臟腑經絡。纖微悉貫。會古今聖賢之精華。勒爲一書。以質好學之士。而才疎學淺。不敢自信。浮沉數載。所志未償。既而讀紹興醫報。見社友徐君相宸。著有中國生理學補正一書。因修函向索。徐君不以葑菲見棄。惠然示我。謬讀之餘。有如醍醐灌頂。數年來切思之志。而不克償者。徐君獨能搜輯補正以成之。讀其自序。謂西人解剖。不及百年。中華經驗。已逾千載。而謂生前推得之生理。反不及死後剖解之陳跡。吾不信也。下又曰。若利用我之所長。而更求精詳。發固有之特色。備彼此之比較。倘亦有識君子所樂聞者乎等議。是非志慮專。學問博。蘊蓄深者。斷不能造乎此境。矧徐君之書。純從哲理推想。形上着筆。不落近人之所謂血管血球養氣炭氣等窠臼。而於造化生理。獨得眞髓。取法靈素。折衷內難。參易孟之眞諦。通修養之奧旨。不如西醫之生理。僅拘拘於形迹者也。餘如訂正八脈。詳釋精神。又謂發前人所未發。他日由生理而推之病理診斷藥學諸門。闢榛蕪而開異境。爲吾道集大成。既可以挽狂瀾而塞藉口。又可以勗後學而勵末俗。則徐君之功。雖與四大家媲美而爭光。不謂過也。余於徐君。仰望有素。邂逅緣慳。因聊撮數語。以誌愛我之誼云爾。丁巳歲八月十二日常熟汝偉氏張謂拜序

醫學抉微序

徐友丞

雜著

後漢書郭玉對帝曰。醫之爲言意也。腠理至微。隨氣用巧。針石之間。毫芒即乖。神存於心手之際。可得解不可得言也。又唐書許允宗善醫。或勸其著書。答曰。醫者意也。思慮精。則得之。吾意所解。口不能言也。稽古賢聖。以醫理之深奧。不足爲愚言道。其才智敏慧。思想高深者。固不待言傳。而意已會矣。豈眞不克言其微而發其奧哉。夫醫學之境。原無窮盡。昔人之所不能言者。或今人能言之。昔人之所不能明者。或今人能明之。是乃見乎思想之悠遠。研窮之精確者也。昔葉法善有鐵鏡。鑑物如水。人有疾。即以此鏡照之。列子文摯命龍叔背明而立。乃向明覷之曰。嘻吾見子心矣。及西醫之顯微鏡。與夫德人耶根所發明之愛克斯光。皆同一以不能言語形容之病菌。一一呈露。靡有孑遺。此借機械。以顯其可意測不可言傳之病原也。故予聞之。苟能悉心探討。無論何種學理。皆可旁證曲喻。反覆引申。未有不能明其微妙。抉其精深者。其與鐵鏡等借箸以明。理固一也。常熟張君汝偉。學有淵源。心存濟世。近著有醫學抉微一書。參古酌今。闡明微奥。言古人之未嘗言。發古人之所未發。誠醫林之鐵鑑。卽擬曰顯微鏡。爰克司光。亦無不可也。書成。問序於予。予以張君是書。有功醫學。不敢以不文辭。爰書數語。於其簡端。幷敢介紹於醫林諸君子。民國六年八月餘姚徐友丞謹序

儒醫黃眉谷先生傳

眉孫敬錄

先生諱鎣暉。字眉谷。廣西監察御史。大史仲容公之胞侄也。先世於康熙年間。避台灣鄭氏亂。由潮州澄海。遷居梅縣。遂家焉。祖琮璧公。以舉人任高州府教授。父仲阜公。以商業起家。致富巨萬。爲吾梅望族。先生年少。卽以文名。衆咸以遠大期之。無如累困於童試。年逾弱冠。始以縣案第一。補弟子員。其後累試不第。又值洪楊變亂。梅縣遭兩次破城。廬舍俱燼。先生奉母辟大孺人。避居澄海故鄉。其間流離轉徙。辛苦備嘗。先世存蓄之貲。散蕩殆盡。唯田園店舖。及諸不動產。在潮在梅者。均各完好。尚足以稱溫飽。無如胞

兄奏雲。性情放蕩。並不知稼穡艱難。所有潮梅祖業。由賣殆盡。而先生不知也。其最可惜者。仲皐公手置有蜃蛤廠一所。在澄海海唇。橫亘十餘里。前八九十年。地底甚低。不過千餘金。潮水漲落無定。海濱之人。在該處地址。拾取蜃蛤。由廠內買回。不得別賣。前時將廠租賃與人。年中不過百金。嗣後數十年之久。滄海變爲桑田。該廠地址。沙湧愈闊。更廣數倍。今則該地已成市鎮。開街道。設當日奏雲公。不將此業私賣於人。以供揮霍。則富將不貲。他人皆爲嘆惜。先生處之泰然。毫無嗟怨。其友愛如此。且撫養其侄。由少至長。以至成家立業。今奏雲名下。子孫衆多。皆先生之賜也。先生年三十。以時遭喪亂。遂無意進取。研究醫學。與近鄰廩生王中山。交稱莫逆。時聚首於一燈一榻間。相與辨論病源。斟酌治法。每至三鼓不倦。洎而中山先生。學成以後。懸壺於市。名噪一時。而先生則以家本素封。足以溫飽。凡有診看。不受紅儀。族戚親鄰。普受其賜。其中治愈危急病症。起死回生者不能悉數。自著有半榻

儒醫黃眉谷先生傳

醫錄四卷。爲子侄竊去。至今失傳。殊爲可惜。先生止一子。字梓琴。晚年家道中微。即往外洋吒哩時。復以商業起家。故先生一生。未嘗有困阨之處。梓琴公事父以孝聞。生男二人。長爲眉孫。次爲谷孫。由少而長。先生教之誦讀。暇則兼教醫書。故眉孫兄以醫道名家。得力於祖訓者居多。其時正當滿清時代。最重科舉。凡眉孫兄考列前茅。先生必爲之欣然色喜。當眉孫入泮之年。先生夫婦皆健。自喜得繼書香。最爲快意。先生爲人。內仁慈而外嚴肅。親鄰及子侄。愛敬之如神明。遇貧困之人。不受診金。兼施藥餌。或解囊以濟病者。凡値年終。貧苦親鄰。時有資助。故一鄉皆稱善人焉。不幸梓琴公。於吒埠得病身故。年止四十有四。先生夫婦。老年喪子。悲痛難言。接訃以後。先生預知夫婦二人。壽皆不永。乃營壽域於敎子崗。仙水塘而上。自題謚曰端惠。此二字在先生可以無愧。果次年爲光緒二十六年二月。德配李孺人去世。年七十歲。彌留之頃。戀戀不捨子孫。情狀悲慘。先生囑之曰。人老必死。事理之常。

汝今先死。余不過三月之久。百日之間。亦當相隨地下。何悲苦爲哉。果至六月。先生以無疾去世。年六十有八。前數日。預告家中人等。不可遠離。吸食阿片。亦如平日。曾孫二人。長者七八歲。次者三四歲。時令在榻間嬉戲。談笑自若。但面無人色。不能起床而已。處置家事。極爲詳細。見家中人等。有悲泣者。則慰之曰。生如寄。死如歸。今者吾之歸也。何泣爲。且人之生也。同於傀儡。當出場之日。暗中有牽線者。富貴貧賤。有一場做作。及其死也。即傀儡收場。放回原處。寂然不動已耳。死生作如是觀焉可也。爾等懇吾服藥。望吾全愈。固屬孝心。不知吾今氣血兩竭。爲油盡燈滅時期。非參茸可以永壽。藥餌可以延年。即盧扁復生。亦無方法可治耳。時有外甥。吳君效如。視先生疾。問曰。舅何以前數月。即能前知。且預期時日。豈舅自己診脈。脈象中可證明爲某日將死乎。先生曰非也。又問抑有鬼神。冥冥中預報死期。故能前知乎。先生又曰非也。然則何以知之。先生曰。吾亦不知其所以然也。但自己心中揣度。氣血已盡耳。一連數日。自早至晚。談論不絕。若人將遠行。與親屬訣別者。及期已逼。早起八點。謂家屬爲吾先穿長衫。穿好。尙自携溺壺。小便亦順而暢。囑易簀之頃。需由房間。抬出廳上。不可過早。省得挨久時刻。宜用羊氈包身。方爲穩便。切不可用交椅。較費手脚。至十一點。見其面色改變。問之已不能言。用洋氈覆身。擬卽抬出。先生用手一撒。將氈擲去。衆皆知其爲時尙早也。延至下午三點。兩目直視。若示意可卽抬出者。卽用洋氈包身。抬至廳上。約兩分鐘久。瞑目長逝。嗚呼奇哉。先生已歿。所有親鄰。皆痛惜不置。蓋先生在日。凡有疾病。不費分文。皆來診看。全活之數。實繁有徒。功德極爲無量。今眉孫昆仲。皆各能自樹立。天之報施善人。正未有艾耳。是爲傳。出使比國參贊姻晚生梁居實拜撰

皮膚受邪說

黃眉孫

邪由外而來。人感之而成病者。其來路不外二者而已。一曰皮膚。一曰口鼻。

二者之中。唯皮膚受邪。占最多數。人始或毛骨悚然。不寒而慄。或毛孔聳動。作雞皮之縐。皆邪氣侵入時期。形體間自己先有感覺。其輕者從毛孔入。仍從毛孔出。故不爲病。其重者。入於肌膚。入於經絡。而病生焉。故邪曰邪氣。無論爲風寒。爲暑濕。爲燥火。其氣中人。首襲於皮膚。而肌肉在皮膚之內。經絡環之。所以正經之有十二也。在肌肉部位中。其勢直。孫絡之有三百六十有五也。大絡之有十五也。在肌肉部位中。其勢橫。一縱一橫。交互於肌肉中。謂之經脈。謂之絡脈。榮衛二氣。隨經絡而行。榮行脈中。衛行脈外。晝行陽二十五度。夜行陰二十五度。以運行其氣血。所以邪侵十二經脈中。而有在血分氣分之殊。故其始也。皮膚受之。皮膚不能容。而舍於孫絡。孫絡滿。而舍於大絡。大絡滿。而入於十二經。無論三陽三陰。何經受之。卽何經得病也。大凡壯盛之人。肌肉充實。皮膚堅固。毛孔之罅隙小。則邪不易受。已受則不易出。虛弱之人。肌肉衰疲。皮膚軟鬆。毛孔之罅隙大。故邪雖易入。而亦易出。

其身體强弱之分。大抵如是。至若邪入毛孔以後。卽與榮衛交爭。有時榮衛氣盛。則邪氣之侵入者。反被沖出。故小病可强捱而愈。不必服藥。有時榮衛氣衰。則邪氣之侵入者。不能抵拒。入經入絡。行動自由。毫無抗禦之力。所以氣分受之。病在氣分。血分受之。病在血分也。獨是同此皮膚。同此受邪。傷寒之邪。在十二經脈中。唯太陽一經。最易感受。其故何哉。吾謂太陽經脈最長。在人身中。所占部位亦最闊。其經起目內眥。直上於額。交互腦顚。復由顚而至身角。後行下項。循肩髆而下。分爲二道。一道夾脊抵腰中。下貫臀。入膕中。一道從髆內。左右分下。貫胛夾脊。下過髀樞。循後廉。入膕中。至外踝。抵京骨。至足小指至陰穴而終。經脈之長。實爲十二經之冠。故得病以後。爲頭痛。爲發熱。爲强項。爲腰脊軟痛。爲手足疲乏。皆太陽經所經過之處。較之諸經。爲病獨繁也。然其受邪之緣起。無不由於毛孔。但卽頭上之毛孔。與身上之毛孔較。則屬在頭上者。更爲緊要。因腦主神經。最易感覺。而太陽經。從目內皆。直上額角。環繞腦際。此間所受之邪。與身上所受之邪。兩相會合。而病成矣。故身上受邪。猶有衣服。稍爲抵禦。則受之也輕。頭上受邪。則聽其自然。雖有煖帽。不能常用。則受之也重。此可懸想而得者也。顧或謂頭髮所以護腦。外至之邪。有髮護之。未易穿逗而入。發生疾病。而不知非也。髮粗則管大。與無髮處罅縫相同。觀出汗之時。其有髮處。未嘗稍減。便足爲受邪同等之徵。參考足少陽足陽明二經。皆由額角。上至於腦。故容易受病。所以太陽傳經。少陽陽明。首先受之。而爲太陽與少陽合病。太陽與陽明合病。占居多數。實由於此。至若手三陽之經。由手至頭。僅至面部。未及上額。不得腦筋之發動力。與身受之邪。會合成病。所由得病較少。更如三陰之經。至頸而至。皮毛受邪。不及頭部。爲初起之邪。不易侵入之原因。唯直中症有之。傷寒已久。六經分傳者有之。此皮毛受邪。與十二經之關繫也。更論治法。則邪入皮膚。須從汗解。汗管居皮膜之下。用辛散藥物。鼓動榮衛二氣。將汗逼出。然後邪從汗解。吾嘗研究受邪所出之汗。質凝而濁。味羶而臭。與虛人盜汗之質清味淡者。判若天淵。但體認汗汁。而寒熱虛實之分。有可了然於心目者。故凡病邪之起。初襲於皮毛。次入於經絡。繼入於血脈。終入於臟腑。循序而進。則治之較易。若邪氣雖由皮膚經過。而直中三陰。直入臟腑。勢急而重。則治之較難。皮膚受邪。大概如是。其間有受病同。而發病異。則老弱强壯之懸殊。身體寒熱之各異。故診治雖有不同。而受病之原因則一也。苟能審其輕重。權其緩急。洞悉邪之來路。然後能明辨邪之去路。則二豎無膏盲之逃。萬病回黍谷之春矣。豈不快哉。

陽明症則宗筋縱帶脈不引故足痿不用論

黃眉孫

痿者何。廢而不用也。足何以廢。以帶脈之不引也。帶脈之不引者何。以宗筋縱故也。宗筋之縱。何以專屬陽明。以陽明主運宗筋也。故素問痿論。詳哉其言之。時至今日。痿痺之症更多。吾輩當引申其義。使先聖之道大明。足痿不用者。得以隨手奏功。未始非救人濟世之一大關鍵也。故首在察其病原。繼在辨其症候。終在明其治法。然後能病無遁情。藥到回春。壽世壽人。端賴乎此矣。曷言夫當察其病原也。夫足不能行。責在經脈。而經脈不調。責在陽明。考陽明一經。起於目下鼻旁。夾口繞腮。上行由耳至額。下行由頸至喉。復由喉至乳。由乳至臍。由臍至腿之合縫。由合縫至前廉臁骨。復轉注而下。抵足中指端而止。由是觀之。陽明本經。下達腿足。自爲健行之要着。今陽明已病。本經已乏能力。則宗筋之依附於陽明者。亦隨而困憊。不能伸縮。所謂陽明症則宗筋縱者此也。帶脈起於季脇下一寸八分。迴環於腰際。腹際。故主腰痛腹痛。及婦人赤白帶下。其經由臍腹之間。與陽明會合。能收縮經脈。爲兩足運動之資。所以帶脈不引。卽足痿不用也。獨是足痿一症。十二經中。唯陽明獨關緊要者。因陽明爲多氣多血之區。主運宗筋。無論爲足三陽。爲足三陰。

其經脈由足部下行者。皆得而主持之。及至陽明受病。則榮衛二氣。運行氣血。已失其入經入絡之常。凡榮行脈中。衛行脈外。以灌注於宗筋者。復被牽動。故至宗筋疲軟。緩縱不隨。而痿症作焉。帶脈所以輔助陽明者也。今宗筋已失健舉之功用。帶脈亦獨力難支。牽連下陷。不引之故。實由於此。經曰寒主舒引。熱主舒伸。寒熱失常。則行止弗獲自由。步履不能如意矣。蓋常深究其原因。而知足之運行在乎筋。而所以主筋之屈伸者。由於胃。胃病則宗筋弛緩。而失其健壯之原動力。其原因一。帶脈圍繞腰部。經脈衰疲。不能引舉。以助行步之作用。其原因二。故宗筋無權。卽帶脈無力。氣血陰陽。兩俱失陷。筋脈弛而不張。腿脚疲而難舉。其原因三。所當體察者此也。曷言乎當別其症候也。邪入陽明。足痿不舉。病分初中末三層。所當分別。病之初層。陽明胃熱。陷入下焦。宗筋受病。蹇而不舉。帶脈應之。不得收引。兩足軟痛。舉動艱難。此病之第一時期也。病之中層。陽明足痿。服藥無效。宗筋能伸而不能縮。帶脈能發而不能收。氣血兩虧。不得上升。唯有下壅。此病之第二時期也。病之末層。足痿已久。宗筋已成頑痺。毫無奮動之勢。帶脈亦軟鬆無力。而呈癱瘓之形。久而久之。大小經絡。大小血管。幾欲完全失敗。而氣血壅閉。不得下行。則痿症危矣。此病之第三時期也。陽明足痿。其症大概如是。及痿痺已成。古人多以風濕主治。專用風藥。亦不盡然。故有效有不效。而至經年屢月。弗良於行。其狀可悲。其情尤可憫也。參考金元諸書。河間謂腎氣衰憊。故腿膝軟痛。以補腎爲要。用起痿丹主治。東垣謂痿症多屬血虛。血虛卽陰虛。陰虛生內熱。熱則筋絡弛縱。當用健步丸。加黃柏黃芩牛膝蒼朮之類。以燥濕降火。爲不二法門。丹溪治痿。又分五種。謂血熱。濕痰。氣虛。血虛。瘀血。皆能令人痿痺。不得自由行動。其治法較爲詳備。至今學者宗之。更若脚氣一症。則由濕熱分爭。濕盛令人憎寒。熱盛令人壯熱。其狀頗類傷寒。唯受病之初。由於脚氣。故不宜以傷寒治之也。所當辨者此也。曷言夫當明其治法也。陽明足痿。病之根源。首在宗筋。繼在帶脈。古人治之。獨用刺法。所謂邪在經絡。非針刺不能達者此也。故有刺三里者。有刺至陰者。有刺大沖湧泉者。有刺少谷少澤者。所以文伯用之。蹇者立行。秋夫用之。跛者立起。其術之神。有如影響。今卽針法失傳。當用藥餌。惟察其寒熱虛實。表裡陰陽。何藥入經。何藥入絡。何藥可以聳動宗筋。使不疲困。何藥可以補助帶脈。使能收束。病萬變。藥亦萬變。使宗筋與帶脈。有相爲維繫之功。榮衞二氣之行於足部者。還復原狀。則宗筋之縱者復隨。帶脈之弛者復引。陽明足痿之症。於是乎告厥成功。非治法之獨神。孰能於以斯。所當辨者此也。嗟乎和緩不生。岐黃已邈。而足痿一症。能察病原。辨症候。明治法者。邈然難覯。能本素問之言。而取法之。因病處方。神其運用。然後汗之吐之。攻之下之。清之補之。溫之利之。無往而不宜矣。豈不快哉。

王赤南先生治咳嗽詳求論

徐蓮塘錄

夫至理不厭詳求。而醫學尤爲明辨。愈辨則理愈明也。世之惜於滋補者久矣。轉相效尤。遺恨匪淺。予心憫焉。客有持新刻時方問難者。閱至咳嗽一症。大率專用滋陰。不禁廢書三嘆。予非謂滋陰之必不可用。特謂專滋陰而不辨證情者。初未嘗詳求至理也。爰臚舉各證而詳辨之。

夫風寒之咳嗽。緣風傷衛氣。閉其皮毛。見象鼻聲重。因鼻爲肺竅。肺主一身之氣化。皮毛閉鬱。氣壅於竅。是以鼻流清涕。噴嚏時作。肺竅之窄。不若皮毛之廣佈也。 主發散以開皮毛。佐溫經以助營血。一汗卽解。强則衛泄營溫。則汗達也。

若夫內傷之咳。由於脾胃之虧。人傷色慾。腎虛則寒水上泛而侮土。此腎先病。而脾後病也。又有勞倦傷中。脾陽漸損。脾爲陰土而含陽氣。陽氣有虧。水穀不能盡化津液而生痰涎。此症較傷腎者稍輕。然痰濕鬱於脾土。 而必見嗽咳者何也。 足太陰脾以濕土主令。手太陰肺從令化濕。肺金受其氣化。痰濕必傳於肺。肺爲天氣爲辛金。金主燥。其性收斂。其體淸虛。以收斂淸虛之體。 而受脾土濕濁之痰涎也。性不容。是以咳嗆不休也。久咳而痰生火者何也。脾土濕邪阻遏中宮。脾爲化木之原。脾陽不運。不能遂肝木生發之性。木鬱已極。而肝木爲將軍之官。爲心火之母。其應春。其志怒。其性疎泄。且愈鬱而愈疎泄。內貽君火而生風。鬱極而泄。則風火鼓盪於脾土之中。而痰中生火矣。痰火傳於肺位。肺金畏其火。又惡其濕。火能尅金。濕又傷燥。久咳而成肺癰肺痿者。實由於此。而要皆誤治初病也。至若春溫誤治成咳嗽者。則又不然。溫病由冬時傷其寒水蟄藏之令氣。水不涵木。木失其養。至春而外感風寒之邪。閉遏營血。而營血久已內焚。若不用滋陰泄衛之藥。徒知清肺。因循誤治。木火不息而傷脾金。致成咳症。若未咳而用滋陰之品。避其重濁膠膩之類。加以泄衛之藥。使營血和而風邪解。訣無病後之咳也。病後咳。由肺傷脾。痰涎新生。滋陰無效。燥脾不受。實爲易治之症。再有秋燥之咳。又與春病不同。因新涼外束。燥氣內侵。傷其衛氣。初起肺氣窒塞。喉痺而痰不易出。久則脾濕漸生。治以潤肺降胃。略兼開泄。若初起而痰多易出者。此因暑濕內伏。至秋凉外逼而發。治以化濕爲先。潤肺泄衛佐之。此與春溫後所得之咳症。證狀相似。實則判然兩途。春溫治營。秋燥治衛。明乎二者之理。亦得之矣。又脾陽素虧。久咳而成痰飲者。形體日削。面色鮮明。重則背寒。是證當治飲。不當治咳。金匱有桂苓朮甘湯。朮燥其脾。苓滲其濕。土燥則陽旺。脾濕則木鬱。有桂枝通經以疎之。木氣亦得上達。然土木已上升。胃氣必令順降。用炙甘和胃生津。胃降則肺氣自然而行。如此則土燥木達。胃降肺寧。不治咳而自愈矣。重証而用眞武湯。取附溫癸水。無非水溫土燥之義也。論者疑此方升多降少。豈甘草一味。卽有降胃之理。不知病原土濕木鬱。若脾陽已升。木氣上達。中宮清陽得以不陷。而胃土化氣於燥金。肺胃無濕邪混淆。得以全其清虛之質。有甘草一味以和之。不求其降。而自降矣。若加杏夏等利肺降濁。惟在臨證者之自裁。不必執一以求也。總之腎水宜溫。脾土宜燥。脾土濕。腎水必寒。其故因

王亦南先生治咳嗽詳求論　

相火不得降納於腎水之中。夫胆寄位於肝。亦自東而升於南。肝木內胎君火。其升也迅速。經以足厥陰肝以風木主令。手厥陰心從令而化風。故肝木之氣盛而生火。火氣已旺。而胆木之氣自弱。是以手少陽三焦以相火主令。足少陽胆從令而化相火。肝木。火從木化。胆木。木從火化也。手少陽之經。自手走頭。足少陽之經。自頭走足。胆木受三焦之氣化。其經脈至頭而手足。兩相火合行並行。然後下降於足。降則相火入於腎水而精溫。經云。陰平陽秘。卽此火之秘藏於腎也。夫腎水溫而膀胱寒。溫則發育。寒則閉藏。小便黃赤。熱入膀胱者。因足少陽胆木所化。相火逆於上。不與手少陽三焦相火相合。而使三焦相火獨行。而下陷於膀胱。則膀胱熱。而腎水寒矣。足少陽相火不降。君火同氣。二火升炎。是以有上熱下寒之證。究其根源。機權在土。肝木由脾土而升。胆木由胃土而降。脾土濕。則淸氣不升。胃土逆。則濁陰不降。勞傷中氣。升降失司。相火不降。則腎寒。腎寒則淸陽下陷。水火分離。悉由中氣。中氣之弱。卽是脾濕之不升。胃逆之不降也。吾故謂脾土濕鬱。腎水必寒者此也。人身一小天地。天之雲雨。地之所輸佈也。地氣上升。非卽陰中之陽氣乎。是以腎爲先天。春生夏長秋收之氣。皆賴水之藏。脾爲後天。運水穀而化營衛。以培臟腑。四象賴以主持也。予謂治土濕水寒之體。用茯苓以滲濕。附子溫腎。白芍歛胆火。桂枝以疎肝。欲其歛降。可用龍牡。取其體重而性主收藏。參草可以養胃。半夏最能降濁。胃氣下降。肺氣順行。脾陽不足。乾薑溫之。土氣壅滯。砂仁疎之。肺胃浮火不降。暫加元參淡芩清之。或用柴胡旋轉少陽之樞紐。水溫矣。土燥矣。木榮矣。木榮生火成魂而化神。是以君火以明。所以明於上者。實賴水木之淸陽也。陽氣於上。陽升極而生陰。肺金收歛。火中之陰西降而成魂。至腎而成精。水從火化。自然秘密。而溫固矣。世之理脾但知剛燥。補腎每用滋塡。此關未曾打破。適若用蒼朮白朮以燥脾。難免不傷肺胃之液。用熟地枸杞以補腎陰。鹿膠兎絲以補腎陽。獨不思藥入

紹興醫藥學報　第七卷第七、八號

胃中。亦賴脾陽之運化。若脾濕陽衰之體。水穀尚難輸化。豈進膠滯有形之藥。不用脾陽之運化。可以直達腎中。而以爲補腎乎。無是理也。予見咳嗽。不辨證情根原。卽投沙參玉竹天麥冬等。喜其咳嗽暫止。以爲神效。再發以爲肺虛。用方峻補其陰。病深加白芨阿膠。氣喘磁石石英。用沉香以爲納氣歸腎。豈知膠地之滋塡。石性之沉降。肝胆之火偶伏而似效。再加二冬白芨以補肺。肺金已受濕濁之邪。滋藥性與濕合。暫時閉塞於上。肝木上達無路。鬱極生風。風從下泄。每見腸鳴泄瀉之症。投以燥劑。則相火而上。口碎咽痛。寓以滋藥。則濕邪在下。而食減瀉甚。皆以爲上損過中。本屬不治。人視之。每云日虛一日。予視之。以爲日實一日矣。未服去病之方。早投種根之藥。愈鬱愈弱。而不救者。比比然也。不亦深可慨哉。客曰。咳嗽誤於滋陰。既聞命矣。漸成勞損。目擊實多。而世俗皆信此法。且有諳練老醫。新刻之書。似主滋陰以訓後學。凡醫均有割股之心。豈願故執無用之方。以施此傷人之技乎。予曰。

此說近是。誠不可不辨也。夫人當初病之時。陽氣偶傷。濕邪初犯。得滋陰潤下之藥。而性相合。病卽伏臟。醫者以爲效如響應。而不知病漸入深。再發猶進前方。仍能有效。三發不效。而再求醫。病者猶述前方之神。於是病者信醫。醫者信方。再加峻補。愈補愈鬱。食飲不多。肝胆肆逆。痰飮成勞。世人習見如斯。均信初方之效。反謂病人不知顧忌。以爲此證卽可立方。不必求其何經。藥因何用。而一時偶中。未嘗不效。以此應世。似乎有餘。且有飽學之士。以爲變易其法。卽此時尙之方。難以術世。亦得窮理之書置之高擱。余也力學三十餘年。讀書滋陰誤病痛切而詳辨之。觀書多篇。加以閱歷証情。似有心得。爰將諸書之說。參合證情。見諸治驗。不憚煩瑣。反覆詳辨。質之高明。脫有同志者。見是此論。相與共挽頹風。豈獨余之幸也夫。

蚘蟲論

闕名

古人以蚘蟲爲人身固有之物。爲消化食物之蟲。吐蚘者。爲胃不安。故烏梅丸

蚘蟲論

一曰安胃丸。按嘔吐之證。都由胃之不安。不得以胃不安屬吐蚘之一症。更不得以安胃而謂卽所以安蚘也。至消化之功。則在乎命火之薰蒸。肝胆之淸氣。脾胃之輸運。臟腑之傳道而已。於蚘蟲何尤。卽凡動物。莫不俱有消化之器。而消化器中。非必俱有此蟲。則此非爲消化固有之物可知。至有謂蚘蟲爲厥陰肝木之病。以木爲水火之中氣。濕熱蘊蒸。木氣鬱塞。腐蠹朽爛。而蚘蟲生焉。但腐化生蟲。萬物皆然。不獨木氣鬱塞而始然也。况蚘蟲則在乎消化系中。烏梅丸之治吐蚘者。以厥陰乘犯陽明。不得以蚘蟲謂卽肝木之病。竊謂蟲之寄生於消化系者。普通之人。常都有之。良由飲食之中。不無有機物之黴菌至胃中。得食濕而發其生氣者。在强壯之人。運輸靈捷。排泄力旺。新陳代謝。不使久停。雖有黴菌。而不能化生。故不爲病也。其次者運輸較遲。排泄尙易。雖有化生。不能竊據。故亦不爲病也。若羸怯之人。則運輸鈍滯。排泄力弱。陳莝鬱積。黴物之物。得以厠生繁殖其間。馴至水穀之精華。不能盡爲人身之營養。而反多爲寄生之滋料。蟲愈强則人愈弱。抵抗之力。益不能勝。至病危而蚘蟲自出者。以胃少穀氣。蟲不能安其位也。蓋蚘蟲賴食濕以爲養。蟲失其養則自出。其蟲之自出。而知胃之衰也甚矣。故烏梅丸中用參附輔正之品。而即用連柏椒姜殺蟲之味。顯以人與蟲迭爲消長。不能並立。安得以蚘蟲爲人身固有之物者乎。

按微生物之寄生與人身者。形狀不一。名目繁多。鄙人既缺經驗。又乏見解。未敢俱衆聽說。即蚘虫一端。雖意想如此。亦未敢自以爲是。况膚淺之見。何敢妄爲論列。貽譏於大雅。惟思學問無窮。愈研究則愈精。古人云。切磋琢磨。端賴師友。又謂欲探其源。而窮其奧。一人之智識有限。舍此徵問奚從。鄙人竊取斯意。乃以一孔之見。欲藉　貴報發表。與同道　諸公。交換智識。藉資研究。倘不我遐棄。頒賜　宏論。辯正糾確。則於吾道不無小補。豈特鄙人之私幸哉。

人之神靈在腦論

無爲子投稿

內經曰。心者。君主之官。神明出焉。西醫云。人之神靈在腦。愚嘗細加體驗。知兩說各有知理。竊爲心腦合用。方能思想。如斷首及縊死者。必一無所知。以心腦相離故也。至心腦亦有專用之處。如思想已往事。必張目仰首。乃能得之。而思想未來事。又必閉目垂首。乃能見之。蓋張目仰首者。運心神以入腦。閉目垂首者。運腦神以入心也。邵子云。天之神棲於日。人之神棲於目也。且耳目口鼻。均有空竅。上通於腦。腦爲元神之府。耳目口鼻。皆元神之戶牖。爲元神之所游行出入。蓋耳目口鼻。俱在胸上。而心在胸中。心之主宰乎口鼻者。必棲於神於腦。始便於外應。故昏迷不醒者。頭腦有故。神之出路不通。如人閉幽室。一物不見也。然則心者神之宅。腦者神之門。經謂心者。神明所出。出即出於頭腦。故神明在心。而曰在腦亦可也。然則神之神在腦。而腦之靈以氣。氣之所至。乃神之所至。故六書經蘊曰。神以心爲宅。以囟爲門。而素問亦云。頭者精明之府。頭傾視深。精神將奪。古文思字。從囟從心。說文爲囟。頂門骨空。自腦至心。如絲相貫不絕。故曰兩說皆是也。

治瘧不用柴胡論

前人

治瘧不用柴胡。見於葉天士醫案中。柴胡神農推爲上品。服之有明目益精之效。可知柴胡性味和平。無病之人。皆可服之。吳鞠通云。脾瘧心瘧胃瘧肺瘧。此種瘧邪之至淺者。與少陽半表半裡之界尚遠。忌用印板俗例之小柴胡湯。有引邪入深之咎。據云邪之至淺者。謂似瘧非瘧可也。果爾。何以仲景瘧疾篇。有柴胡桂姜等湯。豈仲景當時不知有引邪入深之咎耶。或云似瘧非瘧。不得用柴胡。何以仲景傷寒論中。有小柴胡湯。抑傷寒論中之似瘧非瘧。與今之似瘧非瘧不同乎。不治瘧。不用柴胡可。治瘧。而不用柴胡則不可。陳氏念祖曰。瘧之爲病。屬於少陽。少陽爲半表半裡。居陰陽交界處。偏陰則寒多。偏陽則熱多。陰陽俱病。則寒熱等。單寒單熱。爲陰陽偏造其極。卽祟瘧瘴瘧。亦陽氣之虛。正虛不能勝邪。內虛不能禦外。脾胃之陽虛。不能熟腐水穀。總不離乎少陽一經。少陽病而不用少陽藥。必不能從陰出陽。透邪外出。噫。醫爲人之司命。熟讀仲景書。而兼臨症多。自有定識。切不可隨波逐流。爲時醫所誤。能讀仲景之書者。始知予言不謬也。

人之思想中醫爲主於心西醫爲主於腦二說以何者爲是試申言之

黃巖羅端毅煒彤

人之思想。中醫爲主於心者。尙理想。西醫爲主於腦者重實驗。二說皆有一偏之見。不足以定論也。而不知硏此問題。理想固不可廢實驗。而實驗尤不可舍理想。若西醫專以實驗從事。則謂心者。乃塊然一物。但主發血。別無功用。而人之所以能思想者。皆主於腦。蓋未明氣化之理奧也。然腦雖有前後知覺運動之分。而心亦有左右發血迴血之別。腦之神經。雖能分布全體。而心之血管。亦能分布全體。故生人之心腦。俱不能剖解而知。一經剖解。立時殆命。

所可剖解者。僅尸身耳。就尸身論。心不能循環。肺不能呼吸。全身汽機。一概停閉。雖經剖視。亦僅見有形之肉體。不能知無形之氣化。彼謂思想專主於腦。不足據也。而中醫不過以內經謂心者君主之官。神明出焉一語。後人則謂一切思想之事。無一不主於心。任意想像。亦不足據也。須以心腦合論。匯通中西之學說。則可證其主心主腦之說。皆有一偏之見也。唐容川曰。古文思字從囟從心。凡事物之來。先觸於心。而隨印於腦。故運思者。凝神上視。由囟注腦。而卽得其事物矣。蓋腦筋如電線。心血如電油。線無電則不達。電無線則不通。故英醫合信氏謂腦爲百體之長。尤賴心血以培養之。若無心血滋潤其腦筋。其腦實塊然之物則不靈。譬之攝影。心者照相之鏡。腦者留影之片。心爲腦之體。腦爲心之用。二者有密切相關。須相輔不可偏缺者也。就鄙人研究思想問題。非主於心。亦非主於腦。而其人之所以能思想者。實神主之也。神是何物。渾言之。則兩精相搏謂之神。空言之。則變化不測謂之神。神者。由精氣氤氳而成。夫精生於腎。藏於心。心氣散布。散精上升於腦。腦氣游溢。復還於心。故經曰。心藏神。又曰心者。君主之官。神明出焉。李時珍曰。腦爲元神之府。喻嘉言曰。腦爲萬神集會之所。與東西醫腦爲神經之說相合。總之心與腦。同爲神明之宅舍也。吾所謂思想主於心者。非血肉有形之心。乃心理靈覺之心。卽內經所謂神明。大學所謂心不在焉。視而不見。聽而不聞。食而不知其味。孟子所謂心之官則思。可見此心非血肉之心。乃靈覺之心無疑矣。朱子云。虛靈不昧。以具衆理而應萬事者。皆神之所主也。孫思邈曰。多思則神殆。呂洞賓曰。寡言語以養氣。寡思慮以養神。寡嗜欲以養精。精生氣。氣生神。神自靈也。考泰東西醫學中。則有精神病學。催眠術療法。心理療法等。此皆由於精神感應之作用。可見中西之學說。一以貫之。吾更試以病理論之。例如心血不足則神煩。痰火入心則神昏。卽東西醫所謂溫熱入腦。則神識昏憒。其他關於精神之學說者甚多。此不過舉一而反三。統按諸家言論。

無一不本於神。吾故曰人之思想。非主於心。亦非主於腦。要皆本主於神。蓋神者。不過假心腦二處往來運用之地也。鄙見如斯。然否。還請同志之研究。

校刊葉氏重訂傷暑全書序

裘吉生

素問有熱病者。皆傷寒之類。及凡病傷寒者。先夏至日爲病溫。後夏至日爲病暑之言。後人妄解經旨。多以熱病卽是傷寒。溫病暑病。亦卽傷寒之所伏。但因發時不同。而名各別也。惟難經曰。傷寒有五。有中風。有傷寒。有濕溫。有熱病。有溫病。已明示傷寒爲一般感證之總稱」故世俗有濕溫傷寒。暑濕傷寒。熱證傷寒等之名目。蓋此傷寒二字。無異一病字之代名詞。猶之曰濕溫病暑濕病熱證病是也。夫辨名不清。設治亦混。竟有以治傷寒之麻黃湯方。施於溫暑諸病者。草菅人名。言之痛心。考張氏仲景傷寒論。本亦溫暑並及之書。不過亦以傷寒名各感證耳。反之。且有疑張氏爲傷寒專家。張氏書專治傷寒。凡溫暑證。未可以張氏方治也。吳氏又可著溫疫論。以比擬傷寒論。薛氏天士著溫熱論。亦比擬傷寒論。至吳氏鞠通。於葉氏書脫胎而著溫病條辨。凡例第一條曰。一是書仿仲景傷寒論作法。其亦以溫病條辨爲傷寒論對待之文章也。蓋不知傷寒論原亦包括溫病。如太陽病發熱而渴不惡寒者曰溫病等言是。吾謂諸氏。實推廣傷寒論一部份之言。溫疫論焉。溫熱論焉。皆屬於傷寒論統系的病理學及治療法。非與傷寒論並行的病理學及治療法也。至溫病條辨。既非傷寒論並行的書。尤非傷寒論統系的書。實爲溫熱論之注解書也。則與傷寒論有前條辨後條辨同。雖然。病變無窮。病理至微。吾儕學者。認傷寒論爲六氣感證之綱要。能於六氣。各有專書。條分縷晰。如諸氏之論溫熱一氣者。未始非後學之導師。先賢之功臣也。不佞於二十年來。讀書臨證。凡見夫患溫病者固多。患暑病者尤多。獨怪後學不知暑爲六氣之一證。先賢亦無暑之專書以相示。吳氏鞠通。且謂暑亦溫之類。是猶古之溫爲寒之類。同一混稱。夫傷寒與病溫果相逕庭。而病溫與病暑。豈無差池。顧暑以日者二字。合

雜著

之而成。明是夏月烈日之氣而爲病。故內經曰後夏至日爲病暑。以病之在夏至後得者。多屬於暑。傷寒論特立中暍之篇。日本醫稱之曰日射病。古今新舊無不以暑屬專病。當火傘高撐。酷日臨空之際。或天時以陣雨相霖。或人事以冷水相潑。則地面上驟起令人不耐觸鼻之氣。是氣焉。卽暑氣也。較之日本醫以爲日光所照射以成病者爲尤甚。蓋日光所照射而成之病爲冒暑。衛生家猶可避之。地氣所蒸騰而受之病爲中暑。衛生家不易避之。張氏潔古老人。謂避暑納涼於深堂大廈。大扇風車得之者。屬靜而得之之陰暑證。足徵暑邪防避之難也。業醫者。苟於一年間。診治之證。按日記之。自必以暑證居多數。故專治感證之醫生。夏秋之間。其門如市。一過其時。遂無問津者。此尤足徵六氣感證中最多者爲暑病。是以暑溫暑濕暑毒中暑冒暑伏暑等之病名。幾乎家喻戶曉。奈何論暑專書。惟張氏鳳逵傷暑全書而已。且張氏原刻。在明天啓年。相距不過數百年。其書已湮沒不可覔。讀醫書者。於傷寒論後。但知有溫熱論。一若傷寒病外。祇有溫熱病。口頭日日念暑溫暑濕暑毒中暑冒暑伏暑等病名。心上習焉不深求論治暑溫暑濕暑毒中暑冒暑伏暑之書。嗚呼。暑病之之重關人生既如彼。暑書之輕於人世又如此。不佞常引爲醫界一憾事也。今秋揚州葉君仲景。自南京郵寄尊甫子雨先生遺著若干種。間有增訂傷暑全書未刊稿二卷。不禁喜出望外。開卷讀之。則張氏原書。於暑之爲證。固屬兼收並蓄。已不愧爲全書。經葉氏增訂。於暑之爲證。尤見發凡糾正。更足稱爲全書。葉氏原序有曰。素問六氣之理。惟張長沙能造其微。又曰增訂傷暑全書。冀始學者有以見暑證之要焉。又曰張氏其素問之功臣乎數語。見先輩著書之本旨。無不以羽翼先賢啓導後學爲心。不佞所主張以傷寒論爲六氣病之綱要。溫熱論爲推廣傷寒論六氣中一氣之書。今是書亦可謂爲推廣傷寒論六氣中一氣之書。張氏其亦爲傷寒論之功臣乎。學者能本葉氏增訂之心。有以見暑證之要者。當必知是書與溫熱論諸書並重焉。今有刋行國醫百家之舉。

爰亟亟以是稿付諸手民。俾廣流傳。吾知溫熱論出而溫病與傷寒鑑別明。是書出而溫病與暑病鑑別亦明矣。從此醫者多一方法。病者少一夭札。則葉氏保存與增訂是書之功。微特羽翼先賢啓導後學已哉。民國六年冬月謹序

瘟痧證治要略序

黃壽袞

說文無瘟痧二字。內經脹論。係專指衛氣逆行。發爲脈脹膚脹。非今之所謂痧脹。惟抱樸子言經瘟役則不畏。役近役使。有似傳染。然集韻詁瘟爲心悶。又詁爲小痛。則與今之所謂瘟。所謂痧。亦究不同。可知漢以前並無此病名。不然。張機就六經六淫以治外感。何不專立瘟痧一門。爲特別救濟之道耶。大抵瘟痧立名。由於元會遞變。氣候迭更。病隨時增。後人屢晰條分。因地窮究。特設爲簡單急標之治。瘟痧二字。乃新以發明耳。曹氏炳章。習醫有素。蒐羅前說。旁徵近聞。著述幾等身矣。以瘟痧爲生人急證。死活俄頃。惄焉憂之。因特輯爲瘟痧證治要略一編。凡七章。先病源。溯因也。次診斷。則病所與種類

之區別。瞭如指掌也。夫然後瘟疫與痧脹之證治。翻揀與雜疫之證治。種種瘟痧之因方言而異名者。皆若網在綱。元珠獨握。而外治與內服之療救法。可應手而奏績矣。至既病後之看護。與未病先之預防。則尤曹氏之仁術慧心。補苴周浹。所以衛羣物而生死人者也。雖然。曹氏以作述濟世。可云勤矣。余尤希曹氏之心解力行。以瘟痧為例。每遇一證。懃慇諦診。密切用藥。立一方以治一病。必確知其何病。而後立方以治之。針芥纖合。無稍顢頇。庶所著不託空言。不為弋獵。起病者衆。名實以孚。善乎曹氏之言曰。疫痧病情。皆有寒熱虛實挾內傷外感之別。曹氏能就此旨。坐言而起行之。懇懇施治。此書方不作河漢。而人之讀是書者。亦當知曹氏之苦心。竟委窮端。實實體認。為臨時救濟之地。張子之著書也。以誤治傷寒而立論。知其所以誤。而嘔心出之。故方無不慎。治無不驗。曹氏其深長思哉。讀曹氏之書者。其亦深長思哉。中華民國

六年歲在丁巳秋九月

記事

一寒署

和濟藥局時令要藥八種

巖製川貝

專治燥火頑老鬱結諸痰而成咳嗽哮喘癲狂痴厥等症幷治中風痰迷及小兒急驚痰閉蝦蟆瘟咳或喉中作水雞聲或咳嗆而聲不出者或乾咳見血者不拘日久年遠均效如神 每塊洋一角

巖製半夏

善治風寒濕水烟酒臭濁諸痰及痰飲痰喘痰痞痰涎並痰迷痴癲痰厥頭暈老人中風痰潮小兒驚風痰閉服無不效凡屬痰飲者服之痰從大便如魚鰾即愈 每塊洋一角

節齋化痰丸

大凡濕痰寒痰燥痰飲日久不治名曰老痰根深蒂固致肺胃二脉伏結名曰結痰膠黏堅固消吐不盡名曰頑痰隨火上升爲狂爲癲名曰火痰急服此丸以消之奏效甚捷 每兩洋一角二分

星香導痰丸

此丹溪先生秘方治無火寒濕痰嗽屢效凡寒痰濕痰頑痰宿痰糊痰水痰老痰濁痰及一切氣滯生痰痰壅喘息等症急用此丸三四錢開水送下屢試屢驗 每兩洋一角二分

小兒保赤丹

小兒急驚風十與熱二端居多尤以痰迷清竅爲最多此丹開竅降痰鎮驚熄風專治小兒痰熱積聚胸膈脹滿不思飲食甚則氣喘痰壅目瞪口噤並治大人痰迷中風等症屢試屢驗 每瓶洋四分

立止吐血膏

是膏平氣和胃止血去瘀專治鬱火傷肝口吐狂血或痰中帶血及絡血嘔血唾血大便閉結脘腸串痛等症每用五錢或一兩開水調下日服二次以血除便通而止 每兩洋九分

噙喉王霜梅 每枚洋二分

咽喉之症最爲危急其原皆由風火挾頑痰痺而爲災呼吸之氣因之阻塞甚則腫痛難忍或小舌下垂大舌浮腫痰涎壅塞此喉風喉痺喉癬白喉單雙蛾等必有之症也即噙含此梅能立去惡痰毒涎

喉症（保命）藥庫 每具洋一元正

本局精選古今名醫治喉痧白喉喉痺喉蛾等症自初起至收功特效藥八種一一用瓶貯藏納諸一箱巧小玲瓏易於居家常備旅行佩帶幷附喉痧諸治要略一册皆發明病狀及用法以便對書用之

（開設紹城縣西橋南首）

紹興縣警察所來函一

逕啓者案准　紹興縣公署咨文內開案奉　會稽道尹公署訓令內開案奉　省長公署訓令內開案准　內務部咨開案查本部前因調查全國醫院醫藥學校暨醫藥畢業人數以爲改良衛生行政根本計畫當經製就各項調查表式於五年十月間通行查照辦理在案時閱數月迄未准貴省長將前項表式塡齊彙送以致全國衛生現狀尙無册籍可考値茲庶政刷新之際自應將此項行政竭力整頓俾臻完善除原表不再分送外相應咨請貴省長轉飭所屬迅卽塡齊具報以備考核而資整頓可也等因准此查此案前准　內務部咨送調查表過署當經　呂前省長通令各屬遵照并將調查表式刋載五年十月十八日浙江公報在案茲准前因合再令行該道尹仰卽遵照查明依式塡報切毋延誤切切此令等因到署奉此查此案前奉　省長公署訓令業經照劃表式咨請貴所查塡在案茲奉前因相應咨請貴所希卽按前項表式派警從速調查塡送過署以便轉呈望切施行此咨等由准

此除紹興醫院現在僅惟神州醫院越振醫院紅十字市醫院及南街美教士耶蘇教醫院等處業已派員另行往查外至紹屬現在行醫之各醫生從前係在何處醫校畢業其姓名年齡住所俶處無案可稽相應附送前項表式函請　貴會希將現在行醫諸生曾經專門醫學畢業者查填表內以便專復實紉公誼之至此致

神州醫藥紹興分會　　紹興縣警察所啓

計附乙種表二紙

醫士藥劑士現在調

浙江省紹興縣	
(一)姓名	
(二)住所	
(三)籍貫	
(四)年齡	
(五)種別	

查表	
(六)學歷	
(七)現況	

說明

一西醫及藥劑師一項不問男女均應調查塡報

二住所項下係塡明開業地點及現在住所至籍貫則指原籍而言

三種別項下係塡明醫士或藥劑師並所有之專科（如內科專門或外科專門）

四學歷項下係塡明所經過之學校並所得學位

五現況項下係塡明西醫藥劑師等已未開業或另就他職

六紙張格式均照原樣以昭劃一

紹興縣警察所來函二

逕啓者案准　紹興縣公署咨文內開案據柯橋高前警佐轉呈樞里村理化學士王雲程發明常備丹藥一種請予備案給示保護等情卽經敝公署將前項常備丹送由貴所核飭紹興醫藥分會化驗並令行柯橋警所轉知王雲程呈送原方審驗

各在案茲據醫士邵蘭生將原方開送到署並據王雲程稟催施行各前來除分別批示外相應抄錄原方咨請查照希即轉行紹興醫藥分會迅將該醫士前次送到之常備丹是否係按照方藥悉心製配效用如何逐加審驗見復過縣以便核明飭遵是爲至盼計抄送原方一紙等由准此查此常備丹究竟是否純粹國貨其性質效用如何內中有無他種西藥攙和因本所向未設有衛生專科而化驗器具又未完備曾於本年一月間函請　貴會依法化驗嗣准復函以該項丹藥既無藥方說明所稱包括又廣徙以來丹化驗祇能知其有毒無毒其效用性質無從查驗等情卽經分別轉知令行遵照在案茲准前由並據王雲程迭次函催前來相應抄錄原方函請　貴會請煩依法化驗尅日見復實紉公誼此致

紹興醫藥分會　　紹興縣警察所啓

計函送原方一紙

常備丹藥方　　硃砂爲衣

藿香　枳殼　廣木香
眞川樸　仙半夏　丁香
蘇葉　貫衆　香附
細辛　薄荷　白芷
防風　陳皮　枯礬

新會員題名

莊虞卿君　年　歲　松陽縣人　通訊處　處州松邑何氏醫廬

評議會常會數月不開會緣由

本分會例於每陰歷月朔開評議會常會一次由評議員到會者過半數出席者行之前數月因評議員多爲診務無暇到者每不及半數故無從開議而一切進行事務皆擱置不理現已由正副會長設法救濟云

十月初一日評議會紀事

本分會紀事

本月十五號（即陰歷十月初一日）本醫藥分會開評議常會到會者十餘人評議員出席者如周越銘君陳心田君曹炳章君史愼之君嚴紹岐君高德僧君（裘吉生君代表）鈕養安君（胡瀛嶠君代表）張若霞君（葉堯臣君代表）朱俊臣君（趙仲友君代表）評議長何廉臣君不到照章公推裘吉生君爲臨時議長先由臨時議長提議本會議案三件一本會會計因孫康候君公務冗繁本報社收支帳目無暇結算必須加舉一人以俾帮同孫君清結後由各評議員公推嚴紹岐君表決醫報編輯向由裘吉生君一人主理近因裘吉生君診務匆忙兼之發稿校對事繁以致月報愆期出版亦宜推舉帮助編輯二人當由評議員公推陳心田君曹炳章君二人表決三警察局公文調查醫生塡注表格議用登報及通信二法以徵集之除前醫藥研究社社員同現會員資格爲範圍鄉鎭醫生表格以發信限期請各醫生自行塡注寄本會事務所俟到齊再行審查詳覆警局爲表決議畢時已鐘鳴五下遂散會

報價表

新報	全年	半年	一月
册數	十二册	六册	一册
定價	一元	五角半	一角
代派或一人獨定十份者八折五十份七折郵票抵洋九扣寄空函恕復			
舊報	一至十三期	十四至十七期	十八至四十四期	四十五至六十八期
定價	五角	三角	八角	二元
郵費	中國	日本台灣	南洋各埠
	加一成	加二成	加三成

廣告價表

等第	地位	一期	六期	十二期
特等	底面全頁	八元	四十四元	八十元
上等	社論前全頁	六元	三十三元	六十元
普通	各襯紙全頁	四元	二十二元	四十元

注意　所稱全頁即中國式之一單面外國式之一配奇如登半頁照表減半算

注意

各處如有函件寄交本社務祈書明「紹城北海橋紹興醫藥學報社收」倘寫個人姓字郵局投遞不轉本社而無論銀洋書籍出入交涉均與本社無涉特此布告

本社啓

外埠代派處

南洋〇新加坡　黃眉孫君
奉天〇開原縣　濟生藥房
江蘇〇常熟　張汝偉君
江西〇省中　神州分會
福建〇連江縣　林又愚君
江蘇〇松江　查貢甫君
浙江〇處州　何九齡君
安徽〇歙縣　胡天中君
江蘇〇因果巷　張叔鵬君
廣西〇桂林　黎肅軍君
北京〇城內　王文璞君
安徽〇蕪湖　穆春甫君
廣東〇廣寧　蔡星山君
江蘇〇無錫　周小農君
浙江〇台州　羅燎彤君
廣東〇潮州　曾師仲君
福建〇福州　陳秋孫君

湖南〇彰德　沅湘日報社
浙江〇甯波　徐友丞君
福建〇福州　黃良安君
浙江〇餘姚　壽明齋
江蘇〇上海　神州醫藥總會
廣東〇廣州　余翰垣君
浙江〇嘉興　春和堂
江蘇〇松口　聶欲方君
浙江〇杭州　李雲年君
浙江〇百官　壽明齋
浙江〇杭州　大原施醫局
四川〇江津縣　李國珍君
河南〇前營門　閩報社
江蘇〇鎮江　袁桂笙君
吉林〇葉赫鎮　傅偉武君
黑龍江〇南城　閩報社
陝西〇西安　秦中公報社

本邑代派處

漓渚〇張若霞君
馬山〇高德僧君
安昌〇嚴繼春君
五市〇壽明齋
昌安〇嚴紹岐君
城中〇和濟藥局
城中〇教育館
城中〇育新書局
城中〇墨潤堂
城中〇裘氏醫寓
平水〇施滙康君
陽嘉隆王彬之君

原七十七八期丁巳十月出版

紹興醫藥學報

神州醫藥學會紹興分會發行

第七卷第九十號

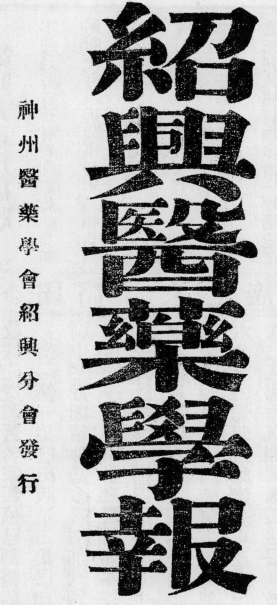

紹興醫藥學報第七卷第九十兩號目次（原七十七八期）

問答二集

雜著

近聞

紀事

社友朱阜山君玉照

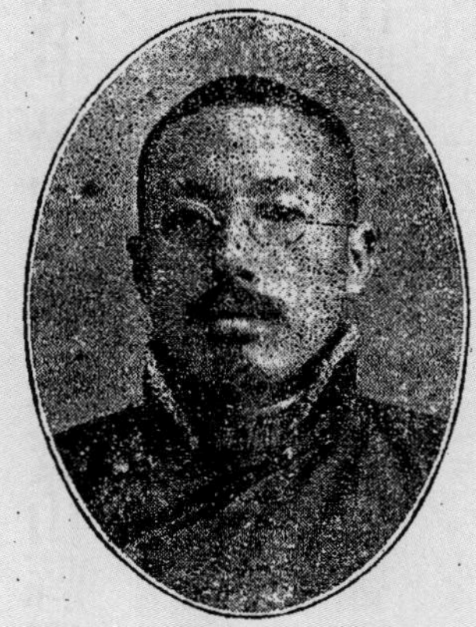

朱君鴻壽字皁山別字大空江蘇寶山縣人本縣師範校太倉中斌公學上海新醫學講習社上海民國法律學校選科等畢業歷任上海中國體操學校愛國女學校浦東中學校等教員寶山縣署警務課長寶山縣視學寶山巡警教練所長寶山縣劉行鄉議會議長寶山縣議員現任上海倉聖明智大學教員寶山縣劉行鄉中西普通醫院院長著有縣視學報告書拳藝學初步拳藝學進階女子拳法等書業已出版尚有中西會通內科學簡要中西生理學待梓其他醫學論文散見於各醫報教育論文散見於各教育雜誌

本社啓

社論

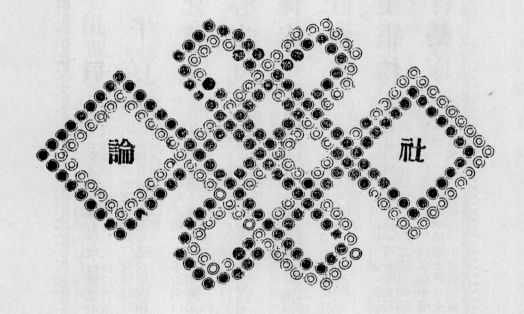

對於神州醫藥總會及分會之宣言

泰興馬績熙

凡集合全國同業爲一團體而有總會者。不猶一國政府耶。有分會者。不猶一省機關耶。其職員與會員。不猶官員與人民耶。其報紙。不猶行政官署之公報耶。總會也。分會也。報紙也。所負之責。要皆爲全國同業分子成敗之所繫。猶政治機關之於人民。以彼例此。所任顧不重且大歟。

曠觀環球交通。五族共和。凡百事業。競工爭巧。向之恥云睡獅者。今已漸見驚醒矣。向之詬爲病夫者。今已一躍健兒矣。且亦學有學會。農有農會。商有商會。以及工藝有會。宗教有會。我醫界亦立醫藥學會。總總林林耳目一新。光明燦爛足壯觀瞻。而四千餘年之貴種。殆亦不甘落人後也哉。

然而自矜者終必敗。自滿者終必溢。其他各會之進行遲速。予不能妄譽是非。我乃醫會一份子。僅就我醫藥界而論之。總會諸君組織中醫學校也。發行函授講義也。延聘教員也。擴張日報也。熱心毅力。勇往直前。何嘗不濟濟多士。蒸蒸日上者耶。而

對於神州醫藥總會及分會之宣言　

孰料願之宏者多不滿。鞭之長者不及腹。安得不引起旁觀者之物議。私地嘖嘖也哉。

嗟嗟。我國人之通病。何多有頭無尾者。初則熱度甚高。轉瞬卽形消影沒矣。雖然以局外人之口。而論局中人之事則易。處局中人之時。而爲局中人之事則難。況乎各會員中。繞道進行之不齊。會員多以千計。苟應納之會費。湧躍輸將。何致有經濟支絀之虞。投稿約以百計。若皆發以讜言。爭先遥寄。更不憂材料缺乏之難。無如投稿者一時之興。會作輟無期。鑽營者入會爲護符。藉免取締。此種分子。對於一團體之權利義務。多不明瞭。欲不受政府之淘汰。不惹外人之攻擊。不亦戛戛乎其難哉。無怪千鈞一髮之總會。縱具偉大之魄力。亦難炫其神手者矣。

不觀於紹興分會乎。編輯叢書。搜羅善本。在在實事求是。種種寶貴信用。勇猛精進。幾有一日千里之勢。偉貌雄觀。足壯物色。究其何因而得如斯之美且盛耶。亦不過全局人勉爲其難。事事從根本上進行。令外人聞風興感。在在向德化而歸心。由是聚沙成塔。衆志成城。安得不蓬蓬勃勃生機翕翕也哉。故僕對於貴分會之宣言。深望執中而終其行焉。

而僕對於總會。觸起討論之處。發刊醫藥新聞。博外界之歡迎。誠有木鐸宣揚。度盡衆生之願。孰料外界視我此種醫藥新聞。幾如孔子之麟經。游夏之徒。不能贊一辭。閱過報紙。非用糊壁。卽作包裹。卽醫門之生徒。亦視同過眼之雲煙。既不能積成卷帙。又不便什襲而藏。且排印猶多亥豕魚魯。而投稿更抱消極冷觀。卽使稍耗心血腦力。亦覺自褻斯文之慨。反耑注於月報。令人望斷秋水。竟如泥牛入海。音踪杳然。雖總會得有停刊之請命。亦祇得少數人員之意見。影響所及。實基於此。今特假紹興醫藥學報。略呈一得之見。寄語總會。賡續月報。力圖進行。亟事改良。則千餘名之會員。數十地之分會。有不奮起精神。推戴擁護。僕當受妄言剮舌之罪。雲樹江天。舉日遠矚。一縷光線。共凝眸於我神州醫藥總會者也。諸君諸君。盍不速起而急圖之耶。

紹興醫藥學報　第七卷第九、十號

希望流通醫藥書籍之孟晉

周小農

李光垣曰。人雖儇慧。非積學則不成。醫學之道。微眇幽邃。窮年矻矻。並無止境。矧國粹尙難延。博邊論新理。餖飣末學。欲求其通。必在於書。顧以書賈壟斷。不爲流通。惟事居奇。則藏書者。且難其備一家之遺籍。不幾欲絕乎。嗟夫。尊富卑貧。五洲通例。一物不知。儒者之恥。吾獨爲寒素之士。假其途以有求焉。不佞自讀四庫提要醫家類先醒齋廣筆記四卷。爲繆仲醇先生手著。曩見名醫類案所選繆案。嘆其精識。然以未窺全豹。意爲蓄窾未竟。或有漏落不載。日者閱申江食舊塵書目載此。乃發書親友。就近爲之問價。則索大洋八元。噫、滬市竟缺此書矣。彼市儈惟知圖利。固不足責。我獨望流通醫藥學書公司。於社會所缺之書。徵之別省。自行付刊。利己利人。厥功甚偉。自來心易昏難明。學易疏難繼。欲斲勝於人。而取於人耶。必非恃家傳師習百餘種普通之書。所能貫串大道。獨當艱鉅。海內醫學家。當不河漢斯言。

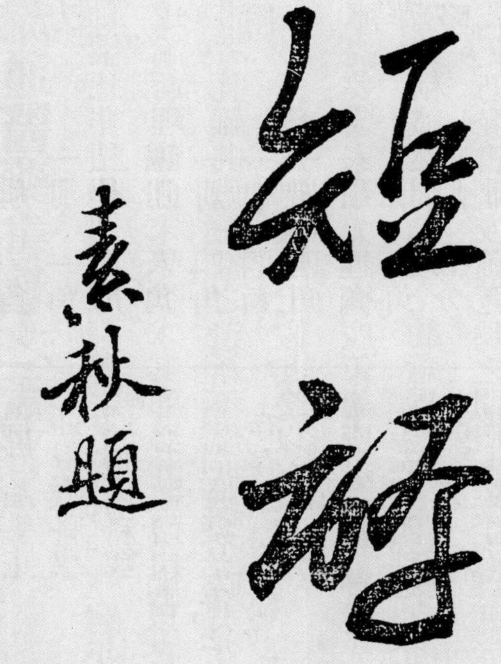
素秋題

紹興醫藥學報社代售及印行書目

退廬醫案	一册	一角
傷科捷徑	一册	一角
胡氏應驗良方	一册	一角
通俗傷寒論	二册	八角
疫症集說	四册	八角
鼠疫抉微	一册	四角
傷寒表圖序附	一册	四角
傷寒論章節	一册	四角
傷寒方歌	一册	四角
叢桂草堂醫草	二册	三角
喉痧症治要略	一册	五分
雅片煙戒除法	二册	三角
痰症膏丸說明書	一册	一角
醫學會會員課藝	二册	四角
看護學問答初集	一册	一角
吳鞠通醫醫病書	一册	二角
通俗婦科學	一册	二角

醫藥叢書第一集	六册	一元六角
溫熱論箋正	一册	三角
通俗喉科學	一册	一角
通俗內科學	一册	一角
重訂醫醫病書	二册	五角
濕溫時疫治療法	一册	二角
存存齋醫話稿初二集	二册	三角
傷寒第一書	六册	六角
醫方簡義	四册	三角
王孟英四科簡效方	四册	八角
潛齋第一種	二册	二角
重訂廣溫熱論	六册	八角
感証寶筏	八册	一元二角
馬培之醫論	一册	二角
一至四十四期醫藥學報		一元六角
四十五至六十八期醫報		二元
大增刊一至三册		三元

讀研究醫術藥學之方針

周小農

軍鼓鼕鼕。旗幟高舉。沿路贈藥。往慧麓去。路人指而目之曰。此東亞發行之仁丹。由交通綫而入內地也。觸目驚心。識者憂之。昔東瀛藻洲子作論議華醫墨守陳舊。中藥。樹根草皮湯劑。每年殺人者踵相接。而叙其國初資泰西文明自醫術始。（同文報第六號載周雪樵醫學報六十期）其所陰謀。益欲進東醫也。上年彼國第五項要求醫院一項。亦寓入室高踞之念。崇東醫之丁福保氏衛生學問答亦云。華醫墨守五行舊說。治病毫無能力。竊藏府自有愈病之功用而已。一犬吠影。百犬吠聲。仇嗾之至。軋轢隨之。於是西醫崛起。而中學國産。得被影響。當斯時也。能有人於此下一正確之判語耶。有之自歐洲西醫化驗中藥始。大意謂阿膠有蛋白汁。熟地有鐵質。用以補血。皆有所本。其眞誠化驗。因繙譯本草綱目。始隨和之。璧屢剖。始徵倭醫盲然不知。見此能無汗顏否。或曰。東醫所得。本奴隸之學。久已研究漢藥。改頭換面漁我重利。其所以抑我國粹者。亦東亞孟羅主義也。茲讀上海中華醫學會許世芳君研究醫術藥學之方針。(六年十月四日新聞報)演說謂我國立國數千年。遺傳之醫學。必有治病之能。故能遺傳不滅。如吾國遺傳之單方或秘方。用之均有效驗。西國來華之醫。俱研究吾國之舊醫學。法國有一大繙譯所。專門繙譯中國醫書。可見吾國舊醫學。極有研究之價值。其方針維何。用西法研究舊醫學。改良其方藥云。以此演說。未之前聞。雖臨事侯光迪氏。以大茴有毒。相訾要知毒如嗎啡。彼且需爲要藥。以彼例此。不足病也。(原文入本報近聞門)蒙意中國醫籍。無雜說歷驗不爽者。正當彙送泰西。(丙辰揣作廢止五行生尅問題有此一說)將來舊學昌明。外可杜東醫嘵嘵之口。內可弭漢奸媒孽之短。俾中西學術情狀。相劑於平。而新舊並進。不平之鳴。可以少免。當此國粹有一綫光明之機。欲保國學及國產者。應如何競良以求進步。聯合團體。以禦喧奪乎。觀彼族之日偪處此。可以警矣。

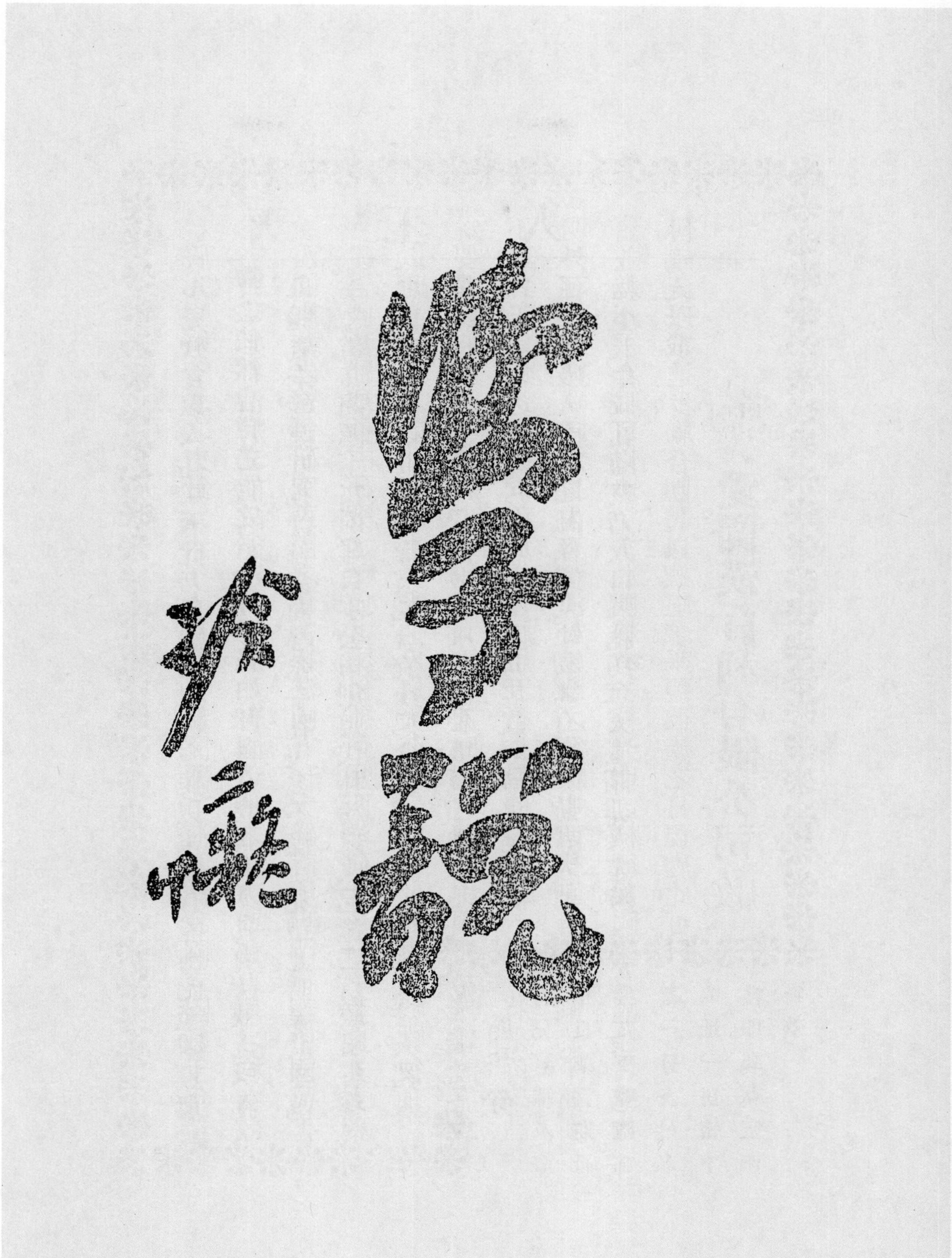
醫學說

土　三　七

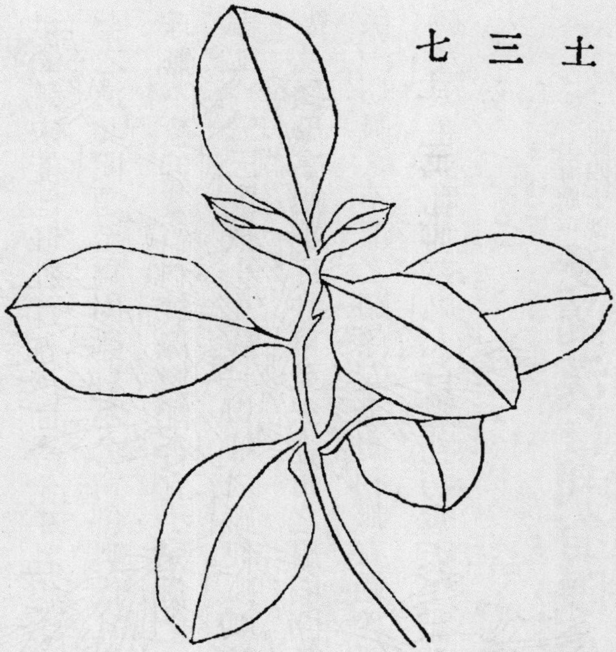

土三七。生廣西。莖葉俱似景天。而不甚高厚。葉有汁。無紋。周圍有圓齒。伏日拔置赫曦中。經月不槁。無花實。摘葉種之。卽生。亦名葉生。根畏寒。經霜卽腐。主治凉血。止吐血。

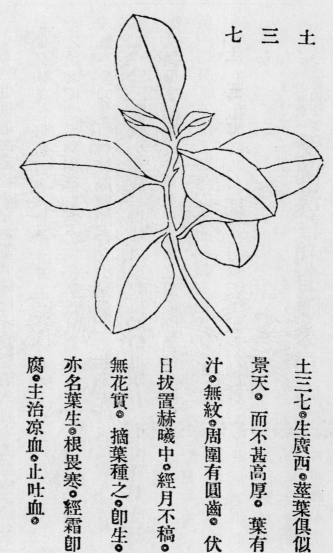

土三七

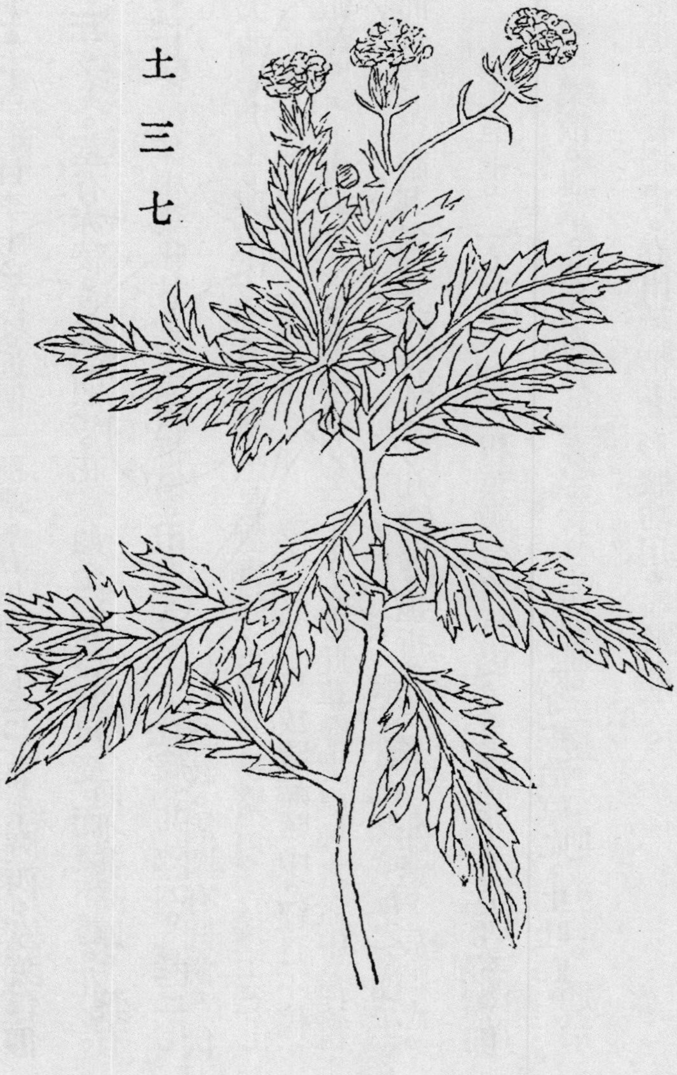

土三七。本草綱目李士珍曰。近傳一種草。春生苗。夏高三四尺。葉似菊艾。而勁厚。有歧尖。莖有赤稜。夏秋開花。花蕊如金絲。盤紐可愛。而氣不香。花乾。則吐絮如苦蕒絮。根葉味甘。治金瘡折傷。出血。及上下血病。甚效云。 是三七而根大如牛旁根。與南中來者不類。恐是劉寄奴之屬。甚易繁衍。 按土三七亦有數種。治血衂跌撲有速效者。皆以三七名之。此草今處處種之盆中。俚醫以葉而青背紫。隱其名曰。天青地紅。凡微傷。但折其葉裹之。卽愈。 辰縣志。澤蘭。一名土三七。 一名葉下紅。 根葉敷金瘡折傷之要藥。非本草所云澤蘭也。簡易草藥散。血草。卽和血丹。土名三七。能破血。去瘀。散血。消腫。 通治五勞七傷。跌打損傷。春出秋枯。其形狀功用。盡於此矣。

鐵骨散

草藥圖考

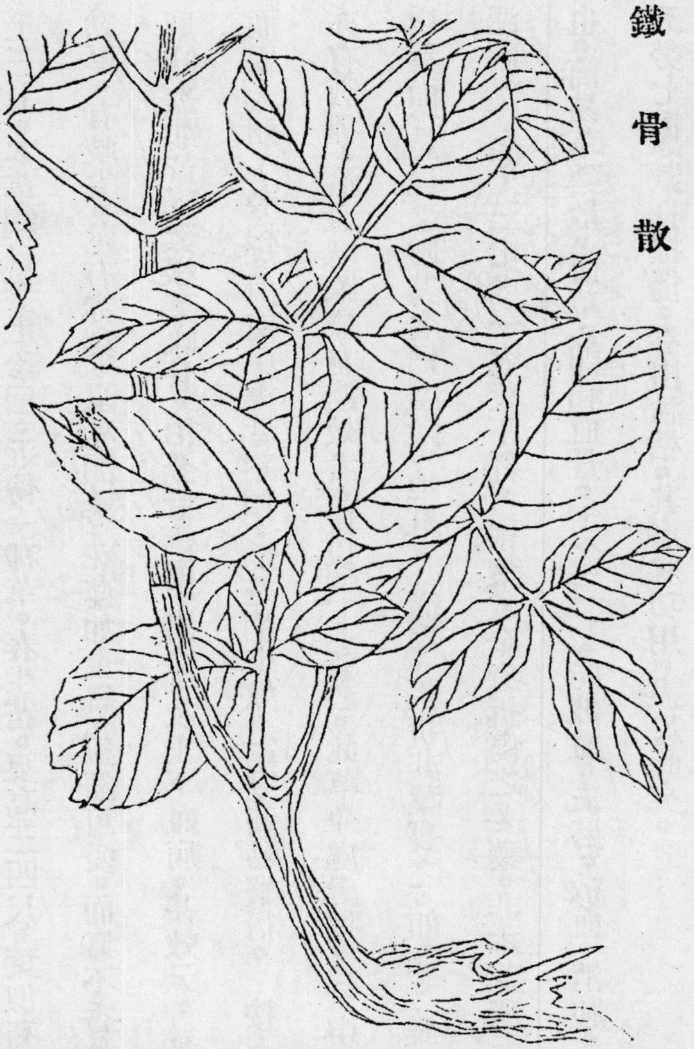

鐵骨散◎生建昌◎叢生◎粗根似蘆◎赭莖有節◎對排比似接骨草◎而微短◎亦寬面綠背微黃◎俚醫以根洗脚腫◎同甘草煎水◎

一連條

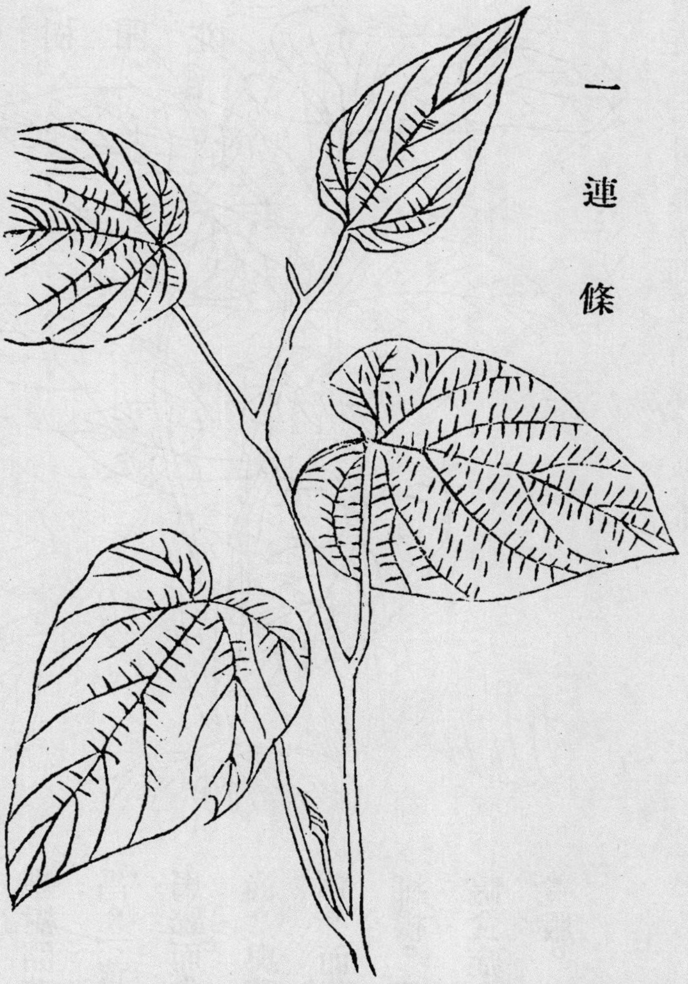

葉搗敷腫毒。

草藥圖考

一連條。生建昌。赤莖長枝。獨葉。葉如苧麻。面青而長尖。背白。細紋微齒。土醫取榦

鐵樹開花

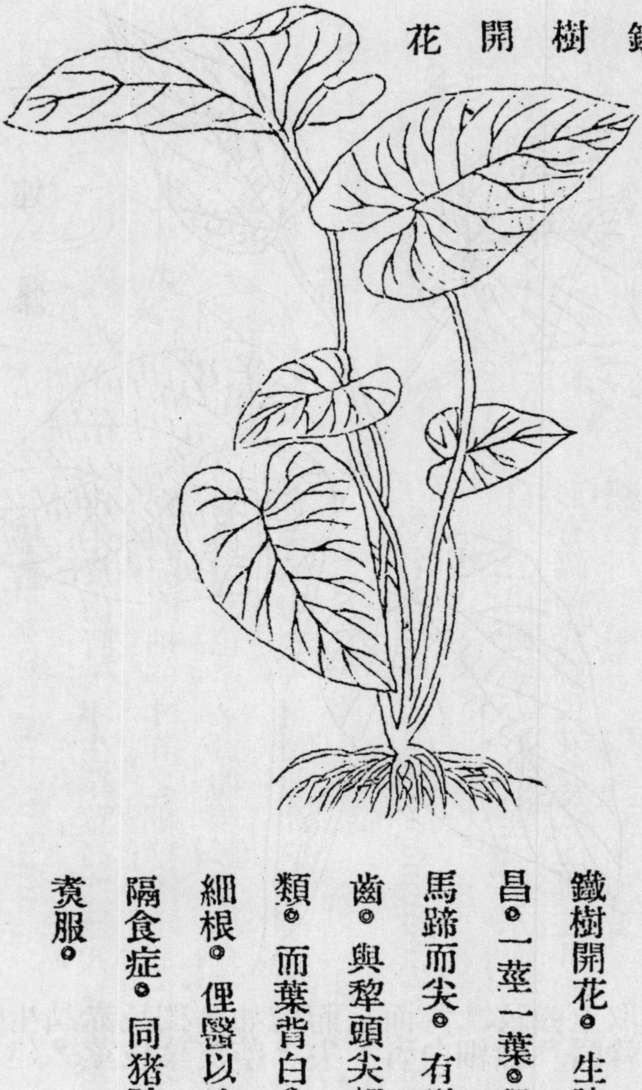

鐵樹開花。生建昌。一莖一葉。似馬蹄而尖。有微齒。與犂頭尖相類。而葉背白。細根。俚醫以治隔食症。同猪肺煮服。

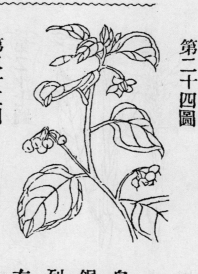

第二十四圖

二四　イヌホホヅキ　茄科

學名 Solanum nigrum

自生於山野、一年生草、莖高二三尺、葉卵形有鋸齒、節間抽一寸許之細莖、開小形白色之花、列爲繖形花序、果實如球形、兼黑色、有毒植物之一、莖葉煎汁塗頭癬效、

第二十五圖

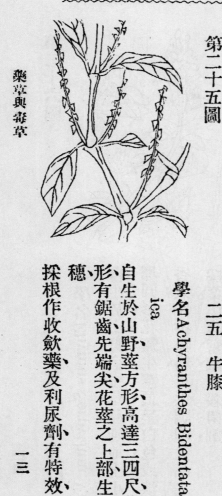

二五　牛膝　莧科

學名 Achyranthes Bidentata Var iiappon ica

自生於山野、莖方形、高達三四尺、葉對生、楕圓形、有鋸齒、先端尖、花莖之上部、生小形綠色之穗、採根作收斂藥、及利尿劑、有特效、

第二十六圖

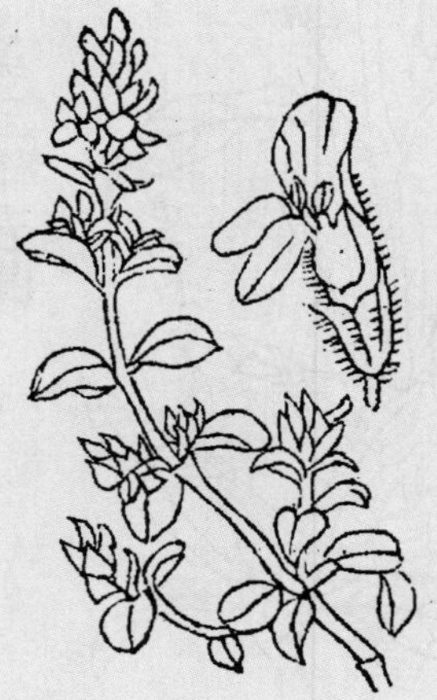

第二十七圖

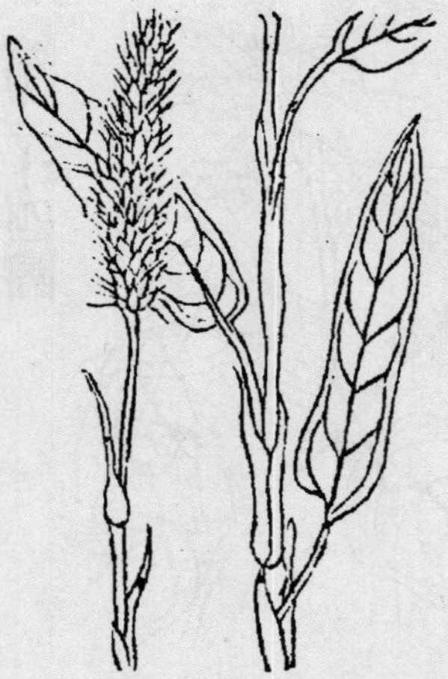

二六　ヒヤクリカウ　唇形科

學名Ehymus Serpyllum Vur Vulgais

自生於山野、宿根草、蔓延地上、小葉對生、呈長卵圓形、花簇生莖頂、呈白色、或淡紫紅色、葉含香氣、作香味料、可供調理食品之用、採葉作興奮劑、及殺菌劑、

二七　拳參　蓼科

學名　polygonum　bistorta

自生於山野、多年生草、莖高一二尺、葉形如箭、廣披針形、夏日出花莖、簇生淡紅花、多成穗狀花序、根色青黑、卷甚如拳、嫩葉可供食用、其根莖作收歛劑、

第二十八圖

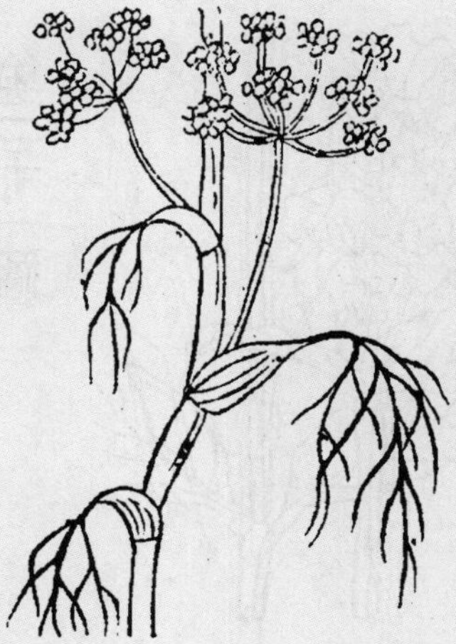

第二十九圖

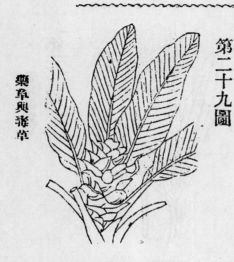

藥草與毒草

二八　茴香　繖形科

學名Eoenicunm officiuale

蔬莖植物栽培甚廣、多年生草、每年春季自宿根叢生、葉細裂絲狀、互生夏日枝稍開黃色傘狀小花、其果實芳香、可作香味料、嫩葉可供食用果實能治疝氣、

二九　鬱金　蘘荷科

學名Curcuma longa Var Macrophylla

宿根草山野自生、高二尺許、葉有平行脈、爲長卵圓形、長一尺許、花似蘘荷而稍大其根可作黃色染料、

採根乾燥、煎用、治金瘡效、

第三十圖

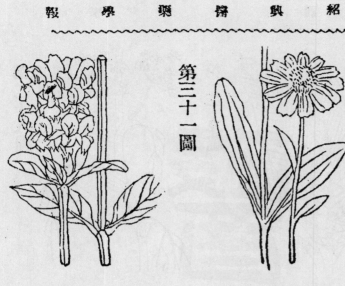

第三十一圖

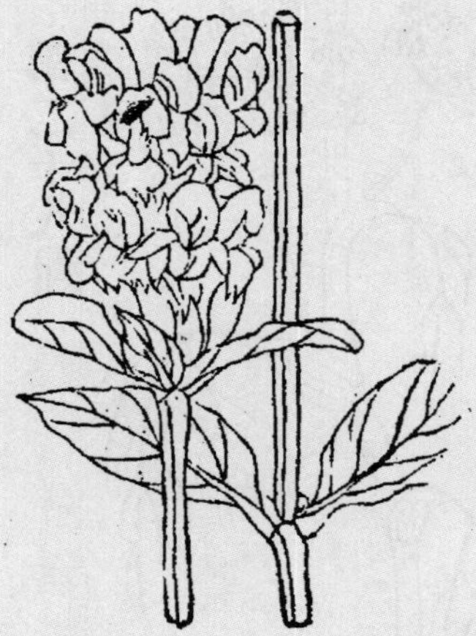

三〇　ウサギギク　菊科

學名　Arnica　Alpina

生於高山、莖高二三尺、葉爲倒披針形、二三個簇生、其間抽出花莖、頂上開帽狀花、呈黃色、採花乾燥、外用治切傷及挫傷、效、

三一　滁州夏枯草　唇形科

學名　prunella　Vulgaris

多年生草、山野自生、莖方形、高一尺許、葉橢圓形、莖葉共有毛茸、六七月頃、莖頂開深紫色之小美花、

莖葉陰乾、煎服、治瘰癧、痲疾、效。

醫案

幼舟題

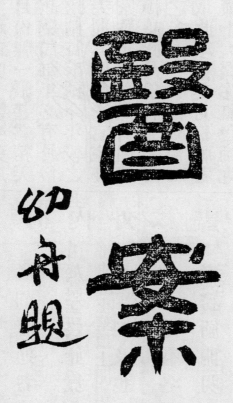

海內外藏書家鑒

中國醫書汗牛充棟各家藏刻流通者少致日久歸於湮沒此豈先人著作時所願料及也本社竭力搜求凡藏有各種醫藥書籍者務祈開明書目卷數價銀等示知本社當出重資相求幷可代爲流傳發行

紹興醫藥學報社啓

壽石醫案二則

張汝偉

乙卯秋。友人屠君棨軒。浙之桐廬人。來常營業。患日瘧。寒甚戰慄。熱勢甚微。有汗不解。濕熱素盛之體。苔黃糙而厚濁。不欲飲。溲短赤。脈弦。宜疏氣淸營。化濕分泄。用蘇藿半夏扣仁鬱金姜山梔枳麹杏貝越鞠丸姜車前赤苓靑陳竹茹之屬。此日寒熱未作。而又誤食肉食。以致胸次痞窒。較前更甚。苔黃敘中見微灰。用厚朴黃芩葱豉枳實丹梔杏貝麹心之屬。痰食大動。反見發熱而嘔。膩痰甚多。氣逆益甚。又進四磨法。加生萊菔一個。煎湯代水。服後。氣逆平。寒熱轉淡。大便欲更不得。是邪熱有下行之機。乃因勢利導。用竹半紅黑山梔光杏仁海蛤木通元明粉枳殼姜汁炒括蔞仁沉香片鬱金車前喬心赤苓燈芯等大劑服之。停一日診。寒熱已止。人已起床。攬鏡算帳矣。惟神氣困倦。餘濕未淨也。用佩蘭香附枳朮半貝丹苓白扣殼鬱金雞金袋袋花川朴花之屬一劑而愈。按此症若作日瘧治。而又柴胡靑蒿等。則必至邪熱留戀。纏綿不已。而成勞怯。若作伏暑治。過於表散。則必至氣逆陽亡。而禍不旋踵。所以治病用藥。當對病立方。不可泥於時症時令也。此其一徵。

戈莊。徐姓。年四十餘。素體壯實。前年起。大腹結成痞塊。痛微不甚。但大便常溏。所下白沫。有時見血。脈弦勁搏指。此係伏熱與水濕搏叙不解。中陽無權。而肝木太旺。實者不化。虛者暴動。肝脾不和之症。恐癖散爲臌。則不可收拾矣。余用製香附姜半夏焦山梔大連喬砂仁雞金姜汁炒車前木香地榆槐米猪赤苓青陳皮枳朮丸姜竹茹紅棗生姜爲引。服三劑而愈。

香枳湯治案錄驗

常熟張汝偉

雲中魏象樞環溪學士。著寒松堂全集。誌老母七十六誕日。服方得效。六言韻句云。舊恙全然脫體。癡兒幸免迴腸。不爭膝下三祝。且錄囊中一方。下註云。方名香枳湯。藥三味。枳壳防風甘草也。載壽親養老新書。服一劑。諸症悉痊。先是患崩中結燥。胃不納諸症。求南北醫者方。非清潤。卽滋補。俱不效。老母憚於藥。命勿進。凡兩月餘。忽秘結七日。象樞檢方得此。遂投之。時十月二十七日也。按枳殼寬中利氣。甘草滋潤養胃。防風爲風藥卒徒。能泄脾胃之風。同枳用。則易消化。同草用。則能建中。兵在精而不在多。藥貴專而不貴繁。其此等方謂乎。顧世之立方者。限於時下風。不肯以簡質取功。讀此其必憬然悟也。

伏暑治驗

李春霖

王某年約三旬。秋間患伏暑病。惡寒戰慄。壯熱煩渴。入暮譫語。目赤小便黃熱。胸悶作嘔。左腿疼痛不能屈伸。紅而不腫。按之熱甚。舌苔薄。兩手脈皆滑數。予曰。此暑濕蘊伏。兼有風寒濕熱散漫經絡也。擬方用小柴胡湯去參棗加川獨活二錢。左秦艽三錢。絡石籐三錢。黃連五分。靑蒿梗三錢。飛滑石三錢。荷梗八寸同煎。次日復診。據云服藥後得暢汗而惡寒全解。熱退過半。目不赤。左腿疼痛亦輕。不紅能屈伸行動矣。惟大便泄瀉稀水。舌苔厚膩。此暑濕濁穢外洩之象也。仍以原方。去黃連。加蠶沙三錢。川牛膝三錢。桑枝三錢。餘則減輕其劑。服一劑諸症全退知饑進食矣。復以清化之方。調養而瘳。

劉姓女年六歲。七月中旬患痢疾。下痢無度。裡急後重。腹痛身熱。口渴欲飲。飲食不進。舌苔黃薄而燥。脈息滑數。予曰此暑濕挾宿滯蘊伏中焦也。方用黃連五分。炒蒼朮一錢五分。厚朴五分。飛滑石三錢。檳榔片二錢。薤白三錢。茯炒枳實三錢。天花粉三錢。砂仁八分。生苡仁三錢。荷梗八寸煎服。一劑痢減過半。接服一劑全愈。

與曉峯先生論老人軟脚書

黃楫蓀

曉峯宗兄道鑒。據來函所說。 尊翁大人年八十五。久患足疾。不能行動。初起之時。左足心作燒。後又微腫。嗣後由左足延至右足。發爲痲痺。不癢不痛。兩足無力。步履維艱。久而久之。卽至氣血兩虧。不能灌漑經絡。 而痿痺之症成矣。余以爲血虛發熱。爲此症之原因。 蓋凡人身之血。皆由左心房出。故左足應之。初起由左足發燒。數日後延至右足。其發燒理由。西人學說所謂熱度不足。亦能發燒非專屬於熱度有餘也。與華人所謂虛燒。大致相同。且實症作燒。非二三時不退。虛症作燒。片刻即止。至久亦不過點餘鐘。其腫者。亦有虛腫實腫之不同。理亦相類。觀於該病初起。由左足小指至陰穴。至束骨京骨金門申脈間。先行軟疼。此爲膀胱經穴道。後延及足心。湧泉穴。則爲腎經穴道。足見老年人腎氣虧損。血不榮經。爲足軟無力。理由更無疑義。先生於此道稱三折肱。猶復不棄鄙陋。敦敦索余定方。更足徵先生之篤於孝道。萬里關心也。茲就鄙見。定服方洗方各一。以就正焉。

服方

北著五錢當歸六錢熟附三錢安桂二錢飯朮四錢茯苓五錢熟地三錢牛七二錢獨活二錢杜仲二錢蓯蓉三錢續斷三錢黨參五錢紫苑三錢木瓜四錢薏米八錢加猴骨膏五錢燉酒服

右方補氣血通經絡壯筋骨固腎氣雖非三兩劑藥即能見功服久自有效驗也

洗方 大約日洗一次。先將熱湯薰足出汗。然後洗之。

防風四錢荊芥五錢蒼朮四錢地榆五錢絲瓜絡五錢風籐五錢靈仙三錢防風三錢

右方通氣血行經絡兼除風濕庶榮衛宣暢不致痿軟也

後接先生家信云。照方施治半月之久。大有效驗。一月之後。卽能步履。合家感謝云云。故錄之以就正焉。

中國新出之奇醫案

泰興馬績熙著

客有造予醫廬。見予案頭錄有中國新出之奇醫案。不禁失色𦍒闊曰。是何大奇症也。答曰。予之所謂奇者。中醫書中有此類似症。而中醫書中不能道其詳。竟爲西醫指出之。此初見之奇也。西醫雖能指出之。而西醫至今不能發明此病之根據地。爲我中醫經驗之。此新見之奇也。西醫雖行治療法。而終不能一效。又爲我中醫單獨之庸常藥以治愈之。此又奇中之奇也。客隨小憩。𦍒予案閱。終其篇而言曰。斯眞中華之奇醫案。可謂名稱其實也。細心如君。則經驗實有心得。方信我國四千餘年之黃農絕學。多半誤於率爾操瓢者之手也。昧昧者尙欲妄肆攻擊。吾恐其見亦膚淺耳。望先生印成單張。俾寄長崎大阪。以及留美留德諸醫友。莫謂祖國眞秦無人也。予感其意。且唯其言。謹先就正　貴會同志。指摘不逮。異日發跡海外。亦我神州醫會競爭學術之一斑矣。爰將斯症之現象。及療治之成績。報告貴會如左。

泰邑城之東區。凌家埠。成君毓生。國民小學敎員也。與予幼時。爲同硯交。年來職業各別。皆少親近。間通問聞。若半面友。成家客歲初症狀況。據說頭目眩暈。手足內熱。心悸怔忡。夜不安寐。嘈雜易饑。夢遺溲濁。當就該埠醫士診治。俱謂操勞過度。心腎不交。用天王補心煎劑。並囑晨服知栢地黃丸。月餘亦見小效。惟心悸不寐。寐則夢遺。又更一醫。用三才封髓。及妙香丸等法。初服半月甚驗。後服不效。友人勸成君就治於城鎮數醫院。所服各藥。彼既不能有以告我。鄙人何能妄作模稜之猜。彼形容日見尪瘦。方至余處求治。稍叙幾句寒温。竟有搖尾乞憐之狀。意若有能起伊疾者。雖蕩產傾家以報之。亦所不恤之慨。予觀其形容枯槁。將登鬼錄之態。隨決計曰。君果眞以性命爲重。當將諸事摒棄。即來予寓就治。非兩月不爲功。此病固非西醫數種藥水所能療。尤非中醫廿餘劑藥能奏功也。伊亦唯命是聽。予見其現象。瞳神無彩。目眶凹陷。呼吸困難。面色萎黃。孟浪診斷。將斷爲貧血萎黄。斷爲生殖器病。斷爲肺膜炎。斷爲腦貧血。斷爲急性心悸亢進。斷爲神經系病。懸的試中。仍前車一轍耳。故初幾日不與藥服。惟每晨止與半嫩雞子黄兩枚。空心令服。禁絕烟酒。曉以養靜。節其寒温。淡其飲食。午後止用夜合花五錢。南棗五枚。煎濃湯代茶飲之。並私爲雇一乳婦。每晚止取人乳三杯。隔湯炖温。臨臥與服。一星期後。心悸漸平。夜已酣睡。頭暈漸止。嘈雜不作。惟夢遺溲濁。溺管奇癢。私心領會。必有一種幽微失察處。似中醫所云之白濁腎消。恍同西醫蛋白尿水晶圓柱之類。檢其尿便。果然中的。初便則片片腐漿。終則呈水晶圓柱顆粒狀。病者且驚且懼。自分必無生理。予力慰之。保其無恙。如不得病情。則隔靴抓癢。今得病所在。却如芥投針。再四究詰。有無局部不適之所。因述常時精囊覺脹。溺管奇癢。左肩脊旁亦時癢時熱。熱甚即馴達尻臀穀道。牽掣睾丸。精卵脹甚。立即欲溺。溺夾蛋白水晶等物。溺已即鬆。隨斷曰。君必早年躭於色慾。近年校課勞心。心臟血少。腎臟精虛。種種見證。確鑿不易。君默認否。伊言唯唯而色赧赧也。隨告明便中之水晶圓柱。中醫所謂至精至粹之精。今認確西醫所謂精蟲之首也。蛋白濁物。中醫所謂敗精。今認確西醫所謂精蟲之身。與已腐之精所化也。於何徵之。君不見適纔所便之物。眼同投入乳鉢清水中驗之。其一線如絲。長寸許及數分者。即西醫所謂精蟲也。精囊脹甚。乃蛋白水晶圓柱之根據地。脊椎中熱癢。乃中醫所謂督經命門陽虛。不能化精之故。如西醫之脊髓神經炎之類是也。假脊髓炎輸送之氣力。傳達精囊。經過陰莖而出。此顯然不刀圭之解剖。理想中之實驗也。隨用懷慶署蕷半觔。略炒微黃。福建蓮肉一觔。連皮心用。南剪芡實半觔。交趾貢桂末三錢。四味杵篩細粉和勻。每晨晚各飼兩大羹。攙入稀粥內與服。未及半月。蛋白水晶夢遺等症。絕跡不見。接服以上末藥兩料。並人乳雞子黃等物。五旬之內。諸病若失。光華潤澤。大改前觀。成君感謝無限。有生死人而肉白骨之情。然予雖用單獨庸常藥粉。始終不服煎劑。能治愈病之所在。而其所以得愈之眞理。鄙人尙虛腹不敢自居。用斯弁諸報端。再望兼通中西之同志。從實發揮以昌大之。待多數討論解決後。以證實中西未定蛋白尿水晶圓柱症狀之根據也。是否以鄙人之經驗爲確當。認否療治成蹟爲不易。俾得速行宣告海外。以償僕友愛道之願。則幸甚矣。且近世醫藥界。受列强之詬病。已達極點。同志中如有心得經驗之案。共望爭先逕寄會中。以供競爭學術之資料。若徒自私自秘。爲謀利賣藥之欺詐。吾恐今日大非其時也。禱諸禱諸。

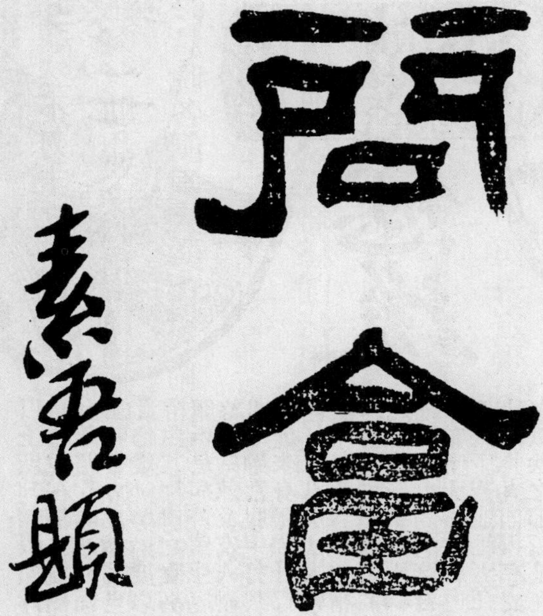

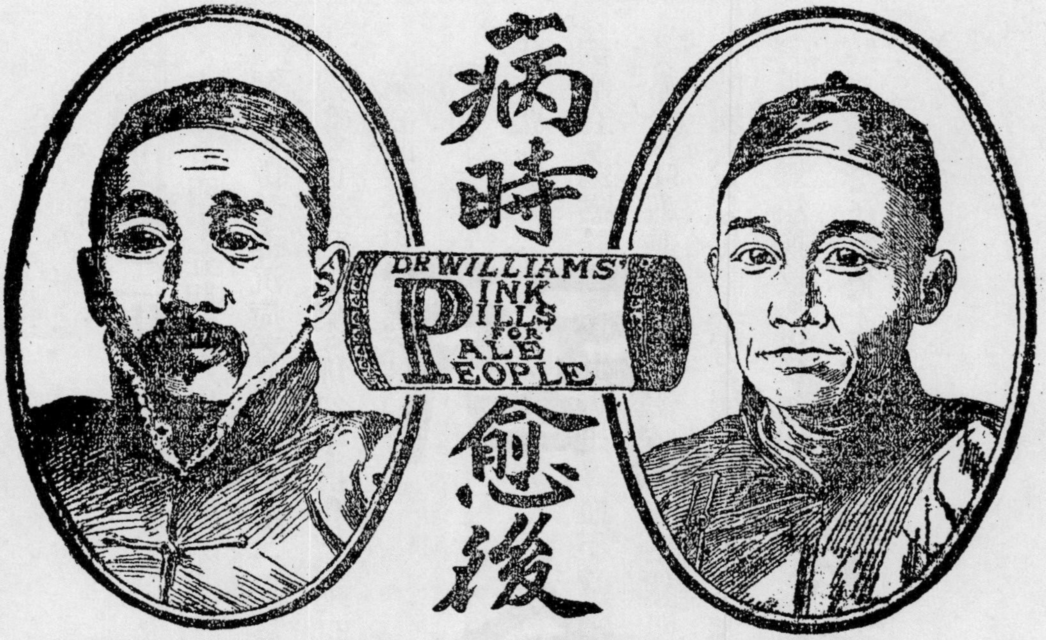

請觀丁燦庭君如何能得霍然强壯也

以上所列兩張照片均係一人之照相其人姓丁名燦庭現在浙江杭州聯橋永昌潛園司帳由此照片看來一係丁君病時形容瘦弱衰老一係强壯有力也據其自述云鄙人於清季向來營業繁貴終歲勤勞過度以致身體衰弱年總四十而髮已帶白其精神之衰弱不言可知且夜睡不寧胃口不開由是病苦叢生漸後遍就良醫服藥參膠等類終鮮見效及友人勸服韋廉士大醫生紅色補丸余即遵囑常服半打其效即見以前所發諸疾果已霍然近來身體强壯胃口大開夜睡安寧白鬢已轉黑色可見韋廉士大醫生紅色補丸之功效何啻倍蓰無怪患疾者咸相稱頌也鄙人爲紅色補丸所愈五內實深感激無可爲酬特將未服丸之前及既服丸之後賤影呈奉兩紙懇即登諸證書與報章以表謝悃耑告患同病諸君耳

韋廉士大醫生紅色補丸曾經治愈身體衰殘精神不濟痛苦連綿者在此三十年中天下各處男女老幼藉此丸而得享安樂者已不知凡幾矣閣下何不亦倣法之耶蓋是丸專治由血液不潔淡薄無力筋衰殘所致各症即如血薄氣衰腦筋衰殘少年斲傷胃不消化瘋澀骨痛髀尻酸楚筋系刺痛山嵐瘴瘧腳氣衝心皮腐諸恙以及婦女疑難各症莫不奏效如神凡經售西藥者均有出售或直向上海四川路九十六號韋廉士醫生藥局亦可其價每一瓶英洋一元五角每六瓶英洋八元郵力在內

奉送小書

敝局新刊小書一本名曰血之疾病如欲索取即須來一明信片至以上所列地址原班郵送一本惟明信片必須貼足一分半

醫藥問答二集

本報自四十五期續刊以來。卽闢問答一門。以便海內外同道。互相交換智識。併便抱沉疴者。通函求治。二載於茲。積帙成卷。已匯訂專書。以廣流傳。茲仍續刊二集。併勿中止。凡初集問案。有未答者。暨答而未盡其理者。請高明者。相繼惠答可也。

編者誌

問七十四　施憙康

平水張永興飯鋪女媪。年逾三旬。舊歲身抱咳欬便溏吐衄等症。幾延歲月。胃納漸衰。邀惠診斷。決其娠妊。血不養胎。胎熱炎熾。血逆妄行。宜乎順氣清熱。服後吐衄兼除。惟泄瀉咳嗽依然如前。病家性猶狐疑。親隣吹噓更醫。誤作時邪伏暑。每診一方。屢方兩劑。續診四五次。病益增劇。復邀惠診。已竟命將西逝。無法挽救。覆後忽作腹痛。似產而下。穩婆使手摸之。外有筋膜包裹。驗之若腐。下後停七八句鐘。命赴陰曹。究不知胎孕之靈爛。抑不知何物之腐敗。惠才疎聞寡。束解不悟。故特登明醫報。乞希高明仁人。惠法教我。不負是幸。禱甚盼甚。

答五十九　施惠康

方君所問。先天不足乳食不充。體質瘦怯。精神减少。審其致病之由。面白非寒也。血不華色也。飲食稀少。胃氣不旺也。適口之餚。雖能多吶。亦假胃也。腰部作痛。乃水虧木勁。肝氣横行。然大解一日一更。無甚大故。腰痛之時。糞即黑色。此陰分蓄血。小便有時微黃。膀胱亦有留熱。疼痛之時。既不能坐。是熱陷下焦。清氣不主上升。大便多時。起立目光昏黑。似難自主。須靠壁數分鐘。始可舉行。此肝腸挾内風。上旋頭目。清竅爲之蒙蔽。夜卧有時熟寐。有時甦醒。安眠一句鐘。方能睡着。此心腎不交。水火不濟。統而論之。症緣眞陰不足。内熱生風。風熱相搏。營血日枯。須擇靜養之品。毛血之味。介屬有情。交際心腎。清熱熄風。養血舒筋。鎭心益智。塡補眞陰。是法然歟。仍請方君

祭奪。方列於後

吉林太子參錢五(另燉冲入)遠志錢五石決明四錢生鼈甲三錢生龜版三錢生白芍錢五(生炒各半)酸棗仁三錢東白薇三錢西藏紅花八分白歸身三錢粉丹皮錢五杭滁菊錢五生地炭三錢熟地炭三錢黑驢皮膏雞血籐膏各三錢(二味合化冲入)眞金箔二頁(冲)淡竹茹三錢鮮九節石菖蒲根錢五

答六十二　施惠康

張汝偉君下問。有小兒一症。寒熱二三日。頭面遍體。卽發似斑似痘一種瘟毒。究其病情。發於牛痘未苗之前。的是胎蔭遺毒。適感時邪所致。挾少陽相火上行。發時不及淸解。新邪微而伏毒深重。中有小孔。卽內陷之勢告成。出血水者。熱毒竄入血分也。其色紫殷。血熱之甚也。眼合而淸。肝開竅於目。伏毒旣不能上宣而解散。新邪反內陷而助賊。目爲火戶。故羞明。鼻塞見血。瘀熱停蓄於淸竅。少腹偏右如瓠。硬痛異常。此胎毒結穴臍旁。乃少陽來往之

紹興醫藥學報　第七卷第九、十號

界。亦有紫塊。白破血出即死。火毒內竄。死期逼迫。根本既傷。故命休矣。法宜辛涼甘鹹。輕宣化解。使外不陷而攻心。內能解毒於腎陰。保心救腎。自可挽回小兒之夭殤。

的活羚羊角錢五野菊花三錢銀花三錢鮮生地四錢鐵皮鮮石斛三錢大水連八分連翹三錢紫草三錢純黑元參三錢粉丹皮二錢生甘八分焦山梔三錢

發泄之後。毒盛之際。杯水車薪。火何能熄。此方恐不勝任。宜加黑犀角尖八分。磨服。金汁水八錢。冲服。便閉加生錦紋三錢。紅腫加川柏三錢。 善後。宜用外科黃連膏收功。鄙見如是。未識然否。還請 張君裁定是荷。

預備法 常食宜香蕉雅梨地栗 香服宜眞犀黃行軍散 煎服宜鮮忍冬白茅根鮮車前草荸薺苗

答七十一 章壽芝

余讀熊譯日本三輪博士最新救急法。內載溺水死者。氣管被水充塞。空氣不通。故僅頭部入水。亦能致死。曾見新聞所載。有羊癲風者。頭傾水桶而溺死。若溺水未久。救出後脫去衣服。檢出口中雜物。先以枕墊高腹部。低其頭胸。使其頭向側邊。壓其脇腹。吐出所飲之水。 又衛生報急救要法。言之綦詳。（原因）溺沒於水中之際。水及泥土從氣管竄入。致窒息而死。（其症狀）身體冷却。而色蒼白。脈息。呼吸。均廢絕。瞳孔散大。口吻噤不能開。口唇及鼻孔。有多量之泡沫。（治療之法）先將溺死者水中扶出。即將其口鼻之泡沫泥土除去。救助者平坐於地。將溺死者之腹。當於自己膝上而俯臥。胸部使低向下。以右掌將其前額支托。令其稍稍反張。以左肋壓迫其背。則水自從氣道中流出矣。 又法將溺死者衣服脫去。卷作圓柱形。將其俯臥。當於胸部腹部之間。再將背部壓迫。則肺中及胃中之水。均可排出矣。 水既排出。急移臥患者於溫處。以溫布被褥寢之。行人工呼吸法。使其呼吸機回復。俟呼吸已轉。 再用暖爐湯壺等。以扶助其體溫。又用佛蘭絨摩擦身體。倘患者能咽。可飲茶。

溫茶或溫水。又三輪人工呼吸法云。人工呼吸法。種類甚多。茲述普通所行者。先脫假死者衣服。令仰臥。墊枕於其腰下。術者跨於患者身上。開其兩手。置兩乳下用力壓胸。時壓時放。每一刻鐘行十五次。俟有呼吸乃止。大約試行一句多鐘。以上救護情形。大概相同。特錄之以備某君參攷。

問七十五　裘吉生

僕前年任紹興紅十字分會市醫院醫員時。有一壯歲農人就診。審其色脈。一似健康者。詢之自云亦無甚他病。維卽移身屋隅。出其陽物以見示。其龐大令人一驚。計圍九英寸。長十七英寸。皮色紫。有隆。起部如栗狀者。密佈皮面。按之甚堅。不痛不癢。據述放溺如常。惟不舉不萎。與平人異耳。病起亦不覺。由漸而長成。城中各西醫。已遍診。無能言其爲何病者。且皆拍此病影。寄往外洋。至今無回信表決。故來求診。僕亦以再待研究。覆之。祈海內同道。指其病因及治法。

答六十五　陸正齋

仙桃草◎到處小麥田內◎時或有之◎去歲僕曾親見也◎莖高三四寸◎其葉似桃葉◎子圓而細◎嘴尖似桃◎每青熱之時◎取子擘之◎中有小蟲◎栩栩然也◎取子置麻油中◎遇跌損◎酒吞服有殊功此答◎

答六十七　余禮和

夫期經◎有三月一行者◎謂之居經◎一年一行者◎謂之避年◎一生不行而受胎者◎謂之暗經◎從鼻耳而出者◎謂之倒經◎是經固未必盡婦順道而行也◎明矣◎按王君所問之婦◎因驚恐而經斷◎然壯健如初◎無絲毫之變狀◎是必衝任脈衡◎由別竅而變化洩也◎昔宋錢乙◎治乳婦◎因受驚恐◎目張不得瞑◎公曰此胆衡◎而不下也◎胆有衡◎脈亦有衡◎故能變化而洩◎何以言變化而洩◎經云中焦受氣◎取汁變化而赤◎是以成血◎夫既能變化成赤◎亦安必不變化他色乎◎又何以言◎別竅而洩◎或多痰飲◎或多涕唾◎或多汗出◎或多帶下◎或多夢遺◎或

因衡而外行。薰膚而澤毛。此皆經有所洩。而不下者也。不然爲血枯。血枯勢必肌瘦發熱。肌膚甲錯。安得身體肥胖乎。又不然爲經閉。閉則必結塊。小腹刺痛。又安得無絲毫變狀乎。其十年來。經斷習慣。已成自然。初無窒礙。設以問症简聽之。週身血脈和平。解剖驗之。三焦無癥瘕之跡。若必欲其順道而行。舍猛劑莫達其目的。若然吾恐受病之處未通。未受病之處已損。是非徒無益。而又害之。弄巧反拙。孰若安之若素之爲愈也。區區管見當否。乞裁。菊月望日福建古田西洋六十三歲余禮和意見書

問七十六　裘吉生

現成便賣藥。如日本仁丹。祇能銷行我國。而本國不准售賣。此明知有害人民。故政府厲禁之。然我國雷允上之六神丸。銷行遍國。服之遭害。亦不知之。去年會審公堂涉訟。卽謂雷允上之六神丸有毒也。究竟六神丸。發明於何時。其方爲何藥。吾醫界當必審究之。爲此求世之博者指示焉。

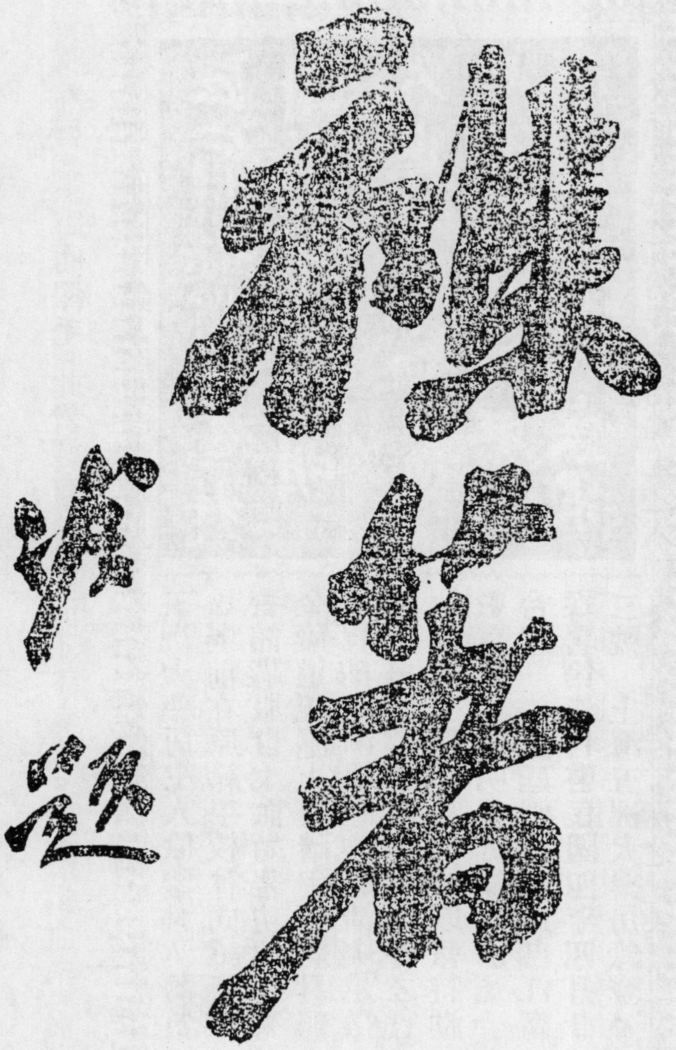

江甯縣署第二科謝殿聲君證明人造自來血確有胃納暢旺神智清爽之效果

五洲大藥房主人偉鑒鄙人體質虛弱前在原籍學校曾向紹興教育館購服自來血頗著功效今來金陵道經滬上復購半打逐日照服胃納漸漸暢旺神智清爽足徵貴藥房所製藥品確有良好之實效鄙人受惠在身愧無以報特泐數言藉表證明並誌謝悃即頌台綏　謝廷輔殿聲氏自江甯縣署第二科啓民國四年四月廿二號　上海五洲大藥房錄登

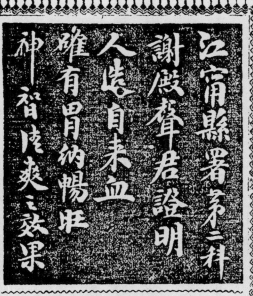

覆嵊縣竹芷熙君書

鎮江章壽芝

芷熙同道先生台鑑頃閱報載
瑤札如親　眉宇望風懷想能不依依至僕所答「貴友之疾不過一得之愚過蒙獎飾感愧何如然此症之完全實賴」閣下運用活潑手腕敏捷方克臻此否則一紙之板法焉獲若大之偉效哉溯自我國醫學由軒岐昌明以來降及漢唐代有傳人研究千年各有心得歐風東漸西醫西藥侵入我國醫藥隨世界潮流聲價日落信用日墮而且政府棄我中醫有如敝屣於是一蹶幾至不起幸海上諸同志有鑒於此竭力維持組織神州總會刊行醫藥學報推及各省擴張範圍期在挽狂瀾於既倒保國粹於將傾者其用心不爲不苦矣無如經費支絀團結力尙未鞏固醫院學堂雖有倡言仍未實行似此形式維持不從根本補救吾恐大好神州之醫藥終歸消滅惟本社會尙有半數信用此皆我先賢歷代不磨之經驗貽惠後學所以至今得以保存僕等人微力輕空言無補祇得盡醫界一份子之力專心研究尙有其

大事業讓諸海內同志纍讀報載 大著欽慕已久 閣下如不以葑菲見棄尙希直接 時賜箴言雖山川之阻隔幸郵便尙靈通舍予之短取君之長醫學愈研而愈精將來信用日增與彼西醫豈非競爭之一綫希望哉賜示地址鎭江雁兒河西巷交僕手收便是匆此佈覆藉請

著安

與本社書

袁桂生

頃奉到貴報披閱之下藉悉各埠寄到書稿甚夥足徵海內名賢尙多熱心愛國之士保吾學以保吾國此愛國之大者也然非 貴社諸公提倡之力曷克臻此惟有一書爲今日提倡醫學及將來所不可少者現在尙未有人編輯其書維何卽近數年來各種醫學報之論說學說是也纍閱皇朝經世文編其中有醫學一門近閱民國經世文編亦有醫學一門但所錄甚少蓋編書者未見醫學報故也焯擬搜集各種醫報如醫學報醫學公報南京醫學報中西醫學報及貴報等擇其尤者選錄百

篇上下至少亦須得六七十篇各報中醫案之佳者亦酌登數則名曰醫海文存曰醫海者言合全國人之著作而擇錄者也海內外通人之作彙爲一編不致散失亦歷史上應有之書也此書若成于醫學上不無左右勢力之關係且默觀今日仍有誤解中國醫學之人苟不有以消釋之則眞理何日始明而普及亦非易易此書彙集多人之著作學術既精文字又多優美足以移人之觀聽存一代之精英此書板權擬讓歸　貴社不取酬金出書後酌惠三五册足矣　貴社如以爲可印單行本或刊入叢書均聽其便焯卽從事選錄分期寄上否則作罷可也（下略）

與裘吉生君函

處州何夢

吉生先生我師鈞鑒敝友潘君陽軒定於下月初到申江治目疾弟將陳滋先生所著諸書一一開清託其購辦俟辦就時卽行奉上近接敝友葉君朗仙來函言麗水莊君虞卿欲入　貴會託弟介紹莊君精通理化現爲高等小學教員研究醫學頗有心得弟去年應麗水王君勉齋之請曾一晤其人謙謙君子也論醫深折服於徐

靈胎先生足見其學有根底非無識盲從者可比懇貴會諸先生允其入會登報聲明幸甚感甚(下略)

與何九齡君書

觀潮

九齡我兄足下弟妻兒之病遷延日久近由莊君虞卿醫治幸漸就痊愛我如兄聞之當爲我色喜也莊君於醫之一道研究頗力且秉性謙遜非某君比談及我兄輒歎甘拜下風茲欲入紹興分會藉通名於諸名醫之前一領敎益擬懇我兄爲之介紹而囑弟轉致焉伏念我兄素喜交游當不至於見拒爰敢將渠籍貫住址開單上呈乞准照辦以慰其望至應繳入會等費擬俟石玉回里時連仝弟前承代付衛生公會購買醫報各欵一併交渠帶上再我兄所批評之得心集渠亦擬購買一份如已出版並迄通知可也費神之處晤時伸謝手此卽頌

文安

計開 莊君名熊字虞卿年三十四歲籍貫麗水住址本城太平坊

六淫病脈皆有初中末三傳之變論

劉吉人稿 道號丙生

天有五運。地有六氣。氣運相加。有衰有旺。有勝有復。其氣之偏甚者。命名曰淫。淫者。太過之謂也。內經有六淫之目。治法甚詳。但六淫為病。各有深淺之殊。脈候因之。亦有正變之異。凡六淫病脈。其正象淺候。皆不難辨也。若其病已深。脈症已變。則非深明岐軒之旨者。不能了然無疑也。蓋極難分辨者。則有如寒極似熱。火極似水。燥極反濕。濕極反燥。暑盛生濕。濕極化熱。風盛似虛。虛極似風。實極似虛。虛極反實。等等變態。最易惑人。更有邪之初來。挾其子氣。或挾其母氣者。邪之將去。化為復氣者。邪之正盛。則乘勝己之化者。此初中末三傳。不可不講也。愚見本庸。原不敢自謂善辨。然每當疑險之症。不敢驟加臆斷。必詳考其初中二候。原方脈案。而後能得其真消息。真面目者。醫者之功過。不在治法之巧拙。而在辨症之精粗。若差之毫厘。謬以千里。可不慎哉。今以六淫而條辨之。以下仿四言脈訣體例

六淫病脈皆有初中末三傳之變論

風淫初傳　止傷衛分　病猶在表　脈必浮緩　中傳化熱　漸次入營
脈必動數　辛涼可平　末傳入臟　肝氣鴟張　脈必勁濇　角弓反張
末傳將愈　脈轉柔滑　乃平

寒淫初傳　脈必浮緊　傳入膀胱　脈必長大　中傳入腑　脈必大實
末傳入臟　厥逆變生　脈必遲結　需溫臟眞　末傳將愈　脈轉滑急
乃平

暑邪初傳　太陰肺病　脈必虛大　芤脈或應　中傳入裡　脈必洪數
入心胞者　症險勢急　入肝腎者　勢緩而持　末傳陰傷　脈必細濇
尺沉而長　靜中有動　末傳將愈　脈轉和滑　乃平

濕淫初傳　太陰見症　氣分受之　脈必沉緩　中傳中焦　脈必緩滑
末傳入營　反象必見　脈必滑數　口必反渴　末傳敗象　脈若游絲
但有往來　毫無起伏　若能將愈　脈轉弦緊　起伏分明　可保其命

燥淫初傳　表症似寒　脈必浮濇　身體無汗　頗似小滑　不及本位
寄語醫生　切莫錯認　中傳入裡　燥屎初結　津液上壅　頗似水飲
脈必緊濇　短小而實　過此不下　脈必牢堅　末傳之候　形症顯然
再延不下　變生厥逆　疼痛煩嘔　不能安憩　冷汗大淋　指頭螺癟
末傳敗候　促結代絕　其人必危　最怕呃逆　如有生機　脈必轉和
微滑如珠　將愈之象
熱淫初傳　火氣刑金　寸口必數　尺膚必熱　中傳入腑　脈必大實
當下不下　必變小濇　嘔惡旁流　消亡胃汁　中傳入臟　脈必洪數
心胞譫語　生死有別　大說者生　低言者絕　末傳肝腎　脈必細數
數而兼弦　陰傷液竭　火熾風生　肌肉消灼　厥逆瘛瘲　是必敗蹶
如有生機　脈必轉滑　起伏如珠　不難勿藥　起伏糊塗　是爲濡脈
濡爲無根　危在旦夕　寄語後學　仔細分別　今舉六淫　如舉一隅

未及兼氣　隅反在人

醫者。與病魔開戰者也。病之惡者。每用疑兵以欺敵。爲醫者。倘爲病之疑兵所欺。未有不敗者也。瑞臨症三十年。每見醫者。敗於病之疑兵。故作此初中末三傳之變脈症。以告同胞。病之疑兵。亦不過病應有之變態耳。知其當然之變異。雖變象亦正象也。如下症初具。腹痛脹拒按。當下不下。證候已過。津液元氣已敗於病。正不能捍邪。雖至死亦無拒按之時矣。此理不可不知。仲聖之調胃承氣湯。卽爲當下失下。人虛證實者。設也。昔吾友得此一論。其道大行。瑞曾將此稿寄某報未印。茲再搜索腹稿錄呈。如以爲急需。卽請付刊印。未始非辨症者之一助也。

論橘紅麥冬同用之訛

施憲康

近世偶患風寒咳嗽。卽購橘紅麥冬治之。概作常方。水陸城鄉。執信若神。不知始於何人。稽查無據。惡俗成風。而不可改。甚至中風中寒。痰迷發絡等症。往往投此寒涼之品。正是養虎添威。抱薪救火。錮結日久。永無愈期。嗟哉愚俗。無知妄作。害人誠非淺鮮。何長夜呼之不醒。而忽之甚耶。考橘紅辛溫發散。却與風寒咳嗽相合。麥冬稟少陰癸水之氣。治肺陰燥咳之痰。與橘紅大相遠殊。服之非特無益。反致纏綿不愈。查古方書。從未有麥冬治風寒咳嗽之明文。生脈散以之爲佐。夏月火旺尅金。脈絕可以復生。麥冬之功用。全在甘寒滋水之化源。潤肺清心。氣得充則脈復。吳遵程本草。謂其甘能和胃。寒能瀉肺。暑傷元氣。脈絕短氣。退虛熱。生津液。虛寒泄瀉尤忌。吳鞠通條辨。主心腹結氣。傷中傷飽。通續脈絡。用取連心。性味同天門冬較近。明明指金水二臟症治可知矣。藉此而推。不若改用蘇子爲穩。究蘇子性情。苦溫降氣。與橘紅互相佐使。正其相宜惟願醫界諸君。共相贊助。此有裨益於生民。以正後世永遠之誤。

鼠疫鎖聞

黃眉孫

論橘紅麥冬同用之訛

鼠疫瑣聞

鼠核一症。慘不忍聞。吾鄉連年。死亡相繼。洎余謀食星洲。見南洋之發熱起核者。時有所聞。然傳染者少。不似中國之一人患疫。染及一家。一家患疫。染及一屋也。豈西人獨善于衛生歟。抑溝渠潔净。街道清潔。故能避疫歟。追維往事。歷歷如在目前。爰舉其所見所聞。事實確鑿者。一一筆之于書。以供同道諸君之研究焉。

甲乙二婦。共處一樓。仝日得病。發熱頭痛。甲婦家貧。無力延醫。取如意油壹錢蹲者。約服七八分。即蒙被而臥。大汗不止。一日夜。脇發一核。方急延醫。開用防風通聖散。及清熱解毒之劑。調治全愈。乙婦家中頗裕。初見發熱。即急延醫。醫以其體質素虛。前累發熱頭疼。係用補血方劑治愈。仍用前法治之。服藥後。其熱愈甚。手脇發出一核。始知爲疫症。改用治疫方法。已無及矣。嗟乎得病同而死生異。有幸有不幸如此。雖命運使然。而當日之補血一方。亦不能辭其咎耳。

一侯姓婦。其子年十四五歲。以疫症去世。該婦由傳染得病。發熱起核。但覺腹中冷氣逼人。並未延醫。取家藏玉桂。約五六錢服之。病勢卽減輕其半。又再服四五錢。病勢又減。然後請醫斟酌。用附子回陽湯加減。調治全愈。此婦平昔體質虛寒。故感受寒疫。所以始終用溫熱之劑。得奏奇功也。然千百人中。寒疫絕少。不過三五人而已。前時疫症蔓延。用熱藥治愈者。僅聞侯氏婦一人。亦爲疫症中所不常有之症耳。戚家一婦。于夜八點鐘。在房門口。蹲坐賁番薯湯。不半點久。賁好起身。則左足筋脈拘急。以手摸之。足胁下忽起一核。然身尙無病。卽往各妯娌房二三處。令人摸之。問是否鼠核。衆以其舉動如常。並無疾苦。以痰核對之。婦鬱鬱不樂。回房寢息。至十一點。卽發熱頭痛。其夫星夜取刊行贈送之方。爲大黃朴硝。銀花甘草。西藏紅花。桃仁蘇木諸味。忙急煎服。明日瀉出臭穢甚多。似有效驗。無奈連服三劑。日見沉重。其核更覺腫大。痛苦異常。呼號之狀。慘不忍聞。纏綿七八日而死。事後研究其受毒時期。在于蹲坐糞食。疫氣或由口鼻吸入。或由毛管吸入。假當晚卽取發散解表之劑。令彼先服。使其初受之毒邪。仍從外出。兼以刀直刺其核。出去毒血。當有救藥。乃病症初發。急用下劑。恐將外來之毒穢。引入臟腑。所以連日大瀉。病勢反重也。管見如是。未知是否。姑誌之。

林姓寡婦。有子十三歲。患核症將死。其母負之出房。病者忽痛咬其母之頸。微有血出。其母于哀痛之餘。漠然置之。不料其由傷處傳毒也。越二日咬處腫痛異常。身發寒熱。方急延醫診治。則受毒已深。不可救藥矣。呼號二日而死。慘痛之狀。令人耳不忍聞。歿後。由親族捐銀殯葬。因同屋五人。死亡盡絕也。余謂當其咬傷之時。若先將毒血濾盡。敷以解毒藥散。幷內服解毒方劑。必不至由血液傳毒。以至于死。乃因一有鼠疫。親隣遠避。無人爲之調治。致數日之間。母子二人。同歸于盡。哀哉。

余族人有女。適朱姓。歸寧母家。母家適有一婢沾時疫身死。女覺身中微有不適。急返夫家。時己下午。其夫兄弟。均已出外經商。女婦其家。時巳昏暮。卽與其弟婦。仝牀共宿。一夜安好。毫無他異。早起梳頭。謂弟婦曰。今日吾將死矣。開箱取新衫褲着之。着後尚對鏡自照。復取水粉勻面。打疊停當。命弟婦。將門板放在廳上。以便眠臥。其弟婦嘻嘻而笑。謂阿嫂今日發顛。不聽其言。乃自將門板放好。眠在板上。謂弟婦曰。吾去矣。其時共屋人等。皆以爲戲也。久之竟似睡去。不言不動。衆趨視之。則已死矣。其死之理由。殊令人不解。如果時疫傳染。何無發熱起核諸症。若謂服毒自盡。則身處順境。並無事故。亦無服毒之理由。及死之後。合屋遷徙。無人將死尸查驗。有無起核。有無遍身青黑諸事。然其死也。安閒自在。具有先知之明。則爲理所不可解耳。

時疫盛行于五六七三個月。有甲醫者。素無望。遇此疫症盛行之日。所有知名醫生。皆遠避他所。甲醫得此機會。其門如市。凡有診治。執定一方。皆作暑熱醫療。千方雷同。然考其治愈諸症。爲夏月受暑者。居其多數。眞正核疫。居其少數。蓋當時疫流行。一有疾病。無不稱之爲疫也。當其醫道盛行時。日必數十起。何暇細心診看。不過以問症發藥耳。此以治暑之法治疫。用清熱袪暑之法。往往有效者也。

有某甲者。素不知醫。賃館閒住。當疫症盛行時。于他處傳一方。係用大黃朴硝。銀花甘草。西藏紅花。桃仁姜蠶全蝎者。每藥皆用重量。一日三服。頗有效驗。遂自誇爲百發百中。以善醫時疫自鳴。識者咸非笑之。然當疫盛時期。所有醫生。類多遠避。凡鄉僻之人。來城延醫者見諸醫不在。甲每毛遂自薦。延往一試。往往有效。名譽大振。以猛下攻毒爲主。不知通變。服藥有效。詫爲神奇。服藥無效。歸之天數。出門診病。手執一書。照書開藥。其書則時下相傳之疫症藥方也。平心而論。實較時下醫生。以淸淡之藥治疫者。爲彼善于此。蓋核疫之症。來勢猛急。非有重劑。決無效驗。用此背城借一之計。極力蕩滌。故多治愈。唯執定一方。毫無更易。不知審症用藥。則大不可耳。

友人王某。發熱起核。咽喉腫痛。能將銅錢嚼之如泥。連嚙十三只。嚼至極碎。至第十四只。則不能嚼碎矣。此爲火毒極盛。無可疑義。延醫診治無效。越二日卽死。足見毒氣深重。能將至堅至硬之物。而粉碎之。則骨肉之軀。受其毒者。自無能抵制也。然亦有同是發熱起核。而不能嚼碎銅錢者。足徵其受毒不同。診治亦當鑒別。不可呆執一方也。

凡本日發熱。本日卽起核者。倘多治愈。唯蒸熱二三日後。人事昏惘。始行發核者。則治愈較少。核初起時。用利刀。或磁片。及玻璃片。猛刺入三四分深。出去毒血。并服清毒解熱諸品。較有把握。然當在初起時期。若二三日後。病已垂危。用此無效矣。蓋核爲毒氣結聚之處。出去毒血故病勢較輕耳。又凡核症之死。其核未潰者。居其多數。若紅腫大疼。一二日卽潰膿出血。較多治愈。蓋毒從外洩。不致攻心。所以診治較易。眞理由可概想而知之也。

核疫盛行時期。凡風寒感冒。無不混稱之爲疫。故有用香蘇散。九味羗活湯。治愈者。有用霍香正氣散。白虎湯。治愈者。然核未發出。是疫非疫。尙難確定。程山齡云時疫之症。須知有來路兩條。去路五條。何謂來路。在天之疫。從經絡而入。在人之疫。由口鼻傳染。此爲來路兩條也。何謂去路。疫症初起。審症用藥。有以發汗爲去路者。有以解穢爲去路者。有以淸熱爲去路者。有以攻下爲去路者。有以補正託邪爲去路者。此爲去路五條也。症候雖有各種之不同。治法胥不出此。唯在認症分明。用藥確。方可死裏求生。莫諉爲症象凶惡。急不及治。坐視其死而不救也。前時吾鄉。患疫死者。何止千百人。眞正發核。得經治愈者。百人中。不過三五人而已。

鼠核之症。今更言在南洋時之所聞所見。以爲諸同道研究之資焉。本年余在醫社。聞人說有一女子。年十四五歲係足脇下起核。已死之後。西醫驗看時。其尸兩足縫中。起彩色長痕一條。作靑黑紅黄色。如長虹然。約兩指大。由足縫至臍邊◎長約五六寸◎愈上則色愈淡矣◎又一林姓◎則頸上起核◎當初尚疑爲痰癧◎調醫不愈◎及其死也◎背後尾閭骨◎起靑黑色如帶◎闊七八分長五六寸◎兩邊直上◎將至背心而止◎其爲結毒無疑◎皆以死後驗看時◎現出此種色相◎但未死以前◎則無此奇異之點也◎又本年某甲◎患疫而死◎西醫剖視◎于起核之處◎取出黑色肉帶一條◎長四五寸◎大七八分◎似肉非肉◎似血非血◎不知何物◎强名之曰肉帶而已◎足徵血肉之體◎爲毒氣所薰蒸◎故變幻此物耳◎攷鼠核一症◎發現于吾國時◎死亡枕藉◎見者遠避◎死後有無變異◎亦無人查驗◎不得而知◎卽醫生診看◎心怯傳染◎亦極苟簡◎並無詳細之診看◎此亦無可奈何之事◎不知死生有數◎爲醫者當講求避疫方法◎故男子病◎毒氣出于口◎婦人病◎毒氣出于前陰◎對坐之時◎識其向背◎自無傳染之虞◎且或鼻塗雄黃◎并嗅香水◎及薄荷氷諸味◎皆可以避疫也◎

前年星州萬春祥藥店◎因時疫傳染◎店中已死數人◎及後一曾某◎發熱起核◎

送入山巴。忽發狂譫語。云神附其身。急要十神陽三服。方能救命。催送者速
往取藥。該店伴回至店中。諸醫皆嫌其發散大過。不敢主用。乃查閱湯頭歌
訣。見吳綬註云。此方用升麻葛根。能解陽明瘟疫。且明知病者。不知十神湯
爲何物。眞有神助。亦未可定。乃取藥三服。送入山巴。令彼煎服。服藥後。果
然熱退身安。核亦散去。不過三日。並未服他種藥物。遂告全愈矣。按十神
湯。係升麻葛根。陳皮甘草。川芎紫蘇。白芷麻黃。赤芍香附十味加羌葱煎。爲
發表散寒之劑。想病由傳染受毒未深。故從表解。由毛管透出以收全功。若病
入血分。受毒已深。則當破血瀉毒爲要。而非發表之劑。所能勝任。奈何今世
醫生。狃于俗說。輙謂不可發表。發表必死。然按之事實。其不用發表藥劑
者。亦何常不死哉。病有或深或淺之不同。初受久受之各判。變態萬狀。不可
一律以相繩也。

有京果店店伴葉姓。身發寒熱。足臂起一核。人事昏惘。合店驚恐。因西例凡

有疫症。經西醫檢查。諸多手續。受累不淺。乃將病者送入山巴。以免連累。已至山巴以後。其核腫痛異常。病者自將玻璃罐打碎。猛刺其核。出血甚多。人事亦暫清醒。衆皆以爲毒血已經刺去。當有救藥矣。乃一二日後。病反增重。其與核相近之肌肉。已歸消滅。足臂中空。唯有一層皮膜。包裹其骨。其皮膜亦如樹殼。乾枯而硬。毫無潤澤。所有臂肉。已在無何有之鄉矣。呼號數日而死。足見毒氣深重。化肉爲血。故血盡而肉亦隨之而盡。所以皮骨僅存。而肉體已無形消化。雖和緩復生。亦難爲力耳。

有李某者。發熱起核。其病不過二日。醫治無效。日見沉重。其人係在藥店。膺書記之職。店東急僱馬車。送入山巴。以免連累。御者加鞭疾馳。不過半點之久。卽至山巴。人事尙清醒。下車之際。人扶其手。其肉格外綿軟。腐如豆腐。再試其全身肌肉。亦復如是。唯皮膜稍硬。若以手牽病者之手。則其肉與骨。若將脫離者。下車後。不數刻卽死。死後遍身青黑。肉體全變。此爲受毒深重。故未死先朽。誠爲罕見罕聞之事耳。凡諸事實。無不訪問的確。並無一毫欺飾。足見疫症中。有種種之不同。若能好學深思。悟出治法。以收救人濟世之功。不至死亡相繼。其功德又何可限量哉。

目病預防法略述

康維新

人之一身。首重五官。五官之中。能觀萬物察秋毫者。非目乎。靈樞大惑論曰。五臟六腑之精氣。皆上注於目。而爲之精是則目貴乎湛然清明也。不然。雖有强健之體格。完全之精神。亦無異木石矣。目之功用既如此。安可不保之貴之乎。保目之法至爲繁賾。非篇幅中所能盡。概括言之。要在平日之修養。先賢論保目之法。其扼要在於寡慾。鄙人以爲慾固宜寡。而於飲食。及用目力。亦宜有節。茲貢一得之愚。謬列目之保養法四條。聊取防微杜漸之意耳。

（保目戒食品）火酒。豕首肉。老鵝肉。（粵諺云。老鵝嫩貓兒。食死無人知。以其能毒殺人云。）犬肉。全鹿丸（須對症服之。否則損目如桴鼓。）自死家畜。家禽。醉蝦。芥辣。胡椒。（我姚俗例。婦人產後。必食胡椒粉。及紹酒等辛熱品。往往產後有成目病者。及致嬰孩目閉胞腫。出血上障者。此皆食辛熱品之故。

（保目愼食品）紹酒。葱。韭。蒜。蕈。羊肉。雞肉。（首足有毒）各種煎炸魚。蝦。

（簡易保瞳法）毋與火烟相接觸。毋熱水多洗面目。毋暴怒傷肝。毋憂憤交併。逆風出行。宜遮眼鏡。汚穢惡濁之氣。切勿薰目。汗珠切勿入目。

（勿濫用目力）終日間勞瞻竭視後。怡情山水花木清幽之地。最爲適宜。日將墜時。愼毋看書寫字。及電燈下閱書。蓋此時用目力。

最易致目近視。夜睡以九十點鐘爲度。晨起以五六點鐘爲宜

琉球百問序

張汝偉

曹樂山先生。名存心。字仁伯。吾邑故名醫也。平生於治病救人外。所遺著作。有繼志堂語錄。過庭錄。延陵弟子紀略。琉球百問諸書。謂習醫以來。搜索殆遍。終不可得。僅僅於江陰柳穀孫所輯四家醫案中。得窺其鱗爪。嗚呼。先生之書。豈流於外。而絕於內耶。抑有秘而藏者。竊爲私寶。不肯公諸世耶。今年春。友人王君。以琉球百問一冊示謂。謂讀之不忍釋手。余雖未見先生全豹。而知先生之精力學事。盡在於斯中。蓋先生之德澤被宇內。先生之名遠馳海外。呂君鳳儀。自琉球來受業於先生之門。學成而歸。復以疑難爲問。先生爲之闡明剖晰。以圖盡治。其論症化裁處。精思敏捷。施及蠻貊之功。先生可居也。原本有許廷誥撰家傳。今亦闕其半。欲補全之不可得。嗟乎。先生之道德學問。其可傳與不可傳。固不待乎一傳之存亡。然先生斯書。則皆布帛菽粟。

不可再任其散佚。謬故亟爲重錄。付紹興醫報社刊行。以廣其傳。以爲後學指南。間附贅語。不過一得之見耳。至於語錄諸書。苟得之必傳之。有俟於來日云。是爲引。時

民國六年歲次丁巳夏歷閏月花朝日常熟汝偉張謬序於壽石居

琉球百問跋

前人

嗟乎。立言之傳。雖曰福命。豈非有功哉。原先生之棄舉子業。而究心醫道。與其平日所著之書。可以知之矣。許氏言愚溪封君之待諸子焉。稍有拂意。即遭訶譴。惟先生獨能敬凜無違。承顏悅意。而先生之臨病人也。研精覃思。曲折周至。又濟於居心之篤厚。學問之淵深。古人謂生死肉骨。先生有之。方其對呂生之問。刊書行世。化及琉球。中華古學。得以大放光明。其用夏變夷之功。可謂盛哉。及先生作古。不數十年。琉球見併日本。世界滅此二字。革命軍起。清帝退位。至於變更國制。取締中醫。用夷變夏。崇尚西法。抑何其衰也。幸得

先生之手澤猶存。而吾醫一貫亦班班可考。琉球二字。至今尚存於孤本竹紙之間。嗚呼。世變滄桑。在於轉瞬。著書立說。萬古尚存。使以先生之才。得展抱負。爲將相於一時。要不過利及當代。榮耀鄉里。其學問利濟。既不能普及天下。而澤流後世。又不能自力。以致必傳於後。以彼易此。孰得孰失。必有能辨之者。謂以重錄告竣。不禁感慨係之。因以爲跋焉。

丁巳春二月常熟汝偉張謂氏謹識

治瘰癧

茗溪漁隱

瘰癧俗名栗子筋。大約由陰虧而起。偏生頭頸間。此愈彼潰。最難收拾。甚或兩脇兩胯之間。亦纍纍如貫珠。先兄患此。亘六載之久。兩脇及胸前間有潰爛者。轉側需人。慘不忍覩。無法施治。卒至不起。旋戚串中亦有患之者。深以爲危。乃逾年相見。有其疾霍然。詢之云。得一方於農人。試之頓瘳。嗟乎。此方果於兩年前獲之者。吾兄或得不死。詎修短果有定數乎。方用貓一只。殺之。

放砂鍋內。淡燒俟熟。將貓肉食之。（如不能多吃。少吃些亦可）其骨如數放存一處。另捕犁婆三四條。（犁婆一物。吾鄉呼之如此。實不知其係何二字。現但取其諧聲耳。六七月間。田中河邊常有之。其行也。以頭尾之伸縮行之。以足蹴之。即蜷伏。再以足搓之。則能成圓形。以其狀思之。殆卽蠖之一類也。）全龍三四條。（卽壁虎）老房屋內潮濕牆壁上甚多。惟其尾一觸卽斷。捕捉時。宜用爛泥做成方長形。就壁上掩捕之。則尾卽斷必在泥內。同貓骨煨灰。研成細末。用麻油調敷患處。隨敷隨愈。極爲神奇。某君云。藥未敷完。其疾已愈。誠秘方也。又余友某。七年前。常患瘰癧症。自頸而下。蔓延至胸部。累累如串珠。徧訪名醫。終不見效。後赴廣慈醫院。經西醫割去。然猶不得除根。後得一方。如法服之。霍然若失。今錄之。以供同病者。綠升麻五錢。廣陳皮五錢。象貝母一兩。黑元參一兩。太子參五錢。昆布五錢。大熟地一兩。粉全歸一兩。炙甘草二錢。原紅花一兩。煅牡蠣一兩。西潞黨一兩。。川撫芎五錢。焦白芍五錢。玉桔梗五錢。生白朮一兩。製香附一兩。白茯苓五錢。加夏枯草半斤。海粉四兩。此藥以潮來潮落水各半。煎至兩盌。瀝出。再煎至一盌。灌於瓶內。分作十日服。無論已潰未潰。俱可。至消爲度。

燕窩治喉

鐵兒

鄰居某。偶患喉症。腫爛至滴水不進。家寒無力致醫藥。一日有丐僧口授一方。試之果驗。因誌之。法用燕子窩泥兩個。將清水十斤溶之。（須用棒搗之極碎）待其澄淸。卽用此水漱口。（但萬不可咽下）連漱至二十口後。腫者自破而血出。再漱至十餘口。血盡而根除矣。

尸變

天白

舊說尸變當之者輒死。謂爲大厲憑尸爲害也。吾皖北部。此說尤盛。故有新喪者。必延陰陽家愼考死者之時日。吉則已。凶則舉家皇皇。急納尸於櫬。速埋之。謂少緩則大厲至。尸必暴起攫人。但能逐人於十里外。人不暇避。則爲尸抱持至死。余兒時習聞之。竊以爲誕。長閱科學家言。始至其理。蓋人新死。電觸之即起。生人體中亦有電。尸變必與人相撲。以電力吸引也。故尸未殮。當遠斥貓犬。以此類咸富電質。懼其與尸觸也。第此事亦不恒見。惟余外家鄰舍有尸變爪痕一事。則余所目睹者。鄰有老人新死。諸子鬩爭貲產。置父尸弗殮。亦無守者。老人死之明日。其後妻及諸子。皆往訴於族。唯一老僕在焉。僕痛主人死。諸少主不孝。伏尸而哭。尸忽起。僕駭而奔。尸躍逐之。僕避於房。市闔門。尸已近門右。僕以重物抵門。尸力撲不得入。則以爪撾門。如錐之鑽木。聲甚厲。僕怖極大號。惟舍宇深僻。人無應者。久之。僕聲嘶而門外亦寂然無聲矣。僕欲外窺。瞥見門已洞穿。尸之十指皆入。第不動。僕乃啓扉奔出。告於鄰里。有勇者持械先入。見尸面戶植立。以械撥之。立如故。衆乃前。其妻子亦皆歸。羣力拔之。始脫。衆怒其妻子無狀。聲言訟之官。妻子懼。始息爭而斂尸焉。後其家謂是宅有厲。遷而空之。欲鬻。人亦無敢購。有蒙師老而貧。假以爲鉊。蒙師示余以門上爪痕。宛然十指所洞也。

癲狗咬方

越子

咬後不論久近服之極效。一切不忌。眞仙方也。老萬年青根葉搗汁一盌。生服。如仍痛。再服一盌。倘多服不快。用生薑汁。毒亦可解。又癲狗毒蛇咬方人糞塗咬處。用布縛。新糞尤佳。諸藥不及此。近聞蠡城癲狗爲患。受害者甚多。愚爲之惻然憂焉。今錄以上二方。則雖咬易於療救。然是方皆抄於疑難急症簡方集中。恐不知者。臨事惶然。手足無措。故特摘出。以告同胞。願貴報仁而登之。則幸甚也。

棲隱樓醫話序

張若霞

噫。醫至今日。甚難言之矣。古學日益頹廢。新論愈見紛歧。兼之西醫崛起。中藥將淪。而習斯道者。又復各植黨援。堅執一說而不移。此豈醫藥界之好象哉。昔人不云乎。集思廣益。一人之思想。本屬有限。必益以什百人思想而討論之。黜其所短。取其所長。故醫藥者。無分乎中西。以能起白骨而肉之皆可也。無錫俞君彬蔚。學業邃深。闡明斯義。古今中外醫書。靡不瀏覽。已二十年於茲矣。凡所經驗。皆筆之於楮。裒然成帙。題曰棲隱樓醫話。命劑折中。處方準的。殆醫界之明星歟。余未嘗識君。今年秋。甬江徐君友丞介紹。得讀君是書。始知君之才識高超。醫學精微如此。樂弁數言。爲我數百萬苦疾同胞告也。

瘟痧證治要略序

裘吉生

東西醫藥家發明外因之病。無不有病原菌。爲之傳播。以發之驟者屬急性。發之緩者屬慢性。瘟疫與痧脹。實一種急性傳染之外因病也。吾國醫學。雖重氣化。而略形質。言外感之病。多屬六氣。然於瘟疫痧脹劇烈之證。隋時巢氏已有癘瘴與溫病不同。及射工沙虱溪毒中人爲病之說。彼時無顯微鏡等之器械。爲輔助。得以鑒別。病原至如是。可謂難能矣。惜後之人。言六氣之書。不

瘟痧證治要略序

曾汗牛充棟。論瘟痧之書。幾如鳳毛麟角。致江湖之流。杜撰名稱。欺世誤人。有道君子。反因之不屑掛齒也。故凡代人治瘟治痧者。泰半爲不學無術輩。而瘟病痧症之名目。又無奇不有。甚則同一證焉。數呼之。如瘟病之有頭目腫大者。卽曰大頭瘟。其咳音嘶啞者。卽曰蝦蟆瘟。痧症之見指螺癟凹者。卽曰癟螺痧。其早發夕死者。卽曰子午痧。詎知頭目腫大。屬病之形。咳音嘶啞。屬病之聲。究病之原。同是毒冒淸陽耳。指螺癟凹。屬病之狀。早發夕死。屬病之候。究病之原。同是痧邪中三陰耳。雖病之因形色而立名。東西國亦所常有。例如黑死病猩江熱等。然亦不以一病數名。故衒其奇異。以近無稽而遭人訕予友曹君炳章。著瘟痧證治要略。初見於本邑越鐸日報。竊識其羅列名目。未能免俗。洎夫揭載完篇。捧而讀之。始知作者。別具慧眼也。蓋其分章別節。將古來漫無次序之學說。一一以新程式編列之。且有最足服膺予心者。卽見症稱呼之病名。删定屬於瘟者二十。屬於痧者三十二。附翻與搑。各三十二。

雜疫十。此中審擇。要非不加思考。隨聲附和者。所不能率爾操觚也。夫吾國醫書。著述繁夥。大別之可分二種。一爲出其心得之作。多偏於缺略。而經驗則頗確當。一爲採集大成之作。多偏於龐雜。而理論則較詳備。今曹君之作。近於集大成。而不犯龐雜。並亦出有心得之經驗。參乎其間。前清蒼溪管賡棠氏。序自刻痧法備旨曰。有是病斯有是治。古之聖師。不能逆知今之有痧病。是以闕然不一言。今人能言。以補古人所未備。予讀曹君之作。而轉其語曰。有是病。斯有是書。昔之著者。不能規定瘟痧之名稱。是以讀者多惑今有是書。以使後人有標準矣。爰樂爲刊行。以傳於世云爾。

丁巳冬月吉生裘慶元序於紹興醫藥學報社

陸地仙經序

張汝偉

今夫人得天地之精英。自可享百年之壽考。在昔上古。年皆逾百。降至後世。半百而衰。熙熙攘攘。德性全亡。名名利利。道心益壞。殊不知多欲最足以戕身。孤樹豈堪支雙斧。此非骨內臟腑之今異於昔。實由光怪陸離之昔不如今也。時至今日。風俗之奢靡。人情之澆薄。可爲極矣。青年子弟。誤入迷津。但以花天酒地爲可樂。不知紅粉骷髏。酒徒醉鬼之追隨其後也。餘姚學士徐君友丞。慈善家也。亦衛生家也。有鑒於近今青年。以可珍可愛之身。不知保養。外蔽於欲。內失其道。爰於研究衛生之餘。搜集保養之法。於是有重刋陸地仙經之舉。將付梨棗。郵以相示。且囑爲序。余讀之。竟恍然悟自來得大年者。雖屬禀賦由天。而運用之術。則在於人。老子千年。彭祖八百。似出於常理之外。而深入於至情之中也。宋儒談理。說有窮時。晉尚風流。豈盡荒誕。則此經也。雖失著者之眞名。實具平談之至理。以其簡而能法。質而可師。如遵而行。即不能駕雲馭風以成仙成佛。亦不失爲無病無累之上壽人也。謂之陸地仙經。不亦宜乎。爰贅數言。爲當世告。時在

中華民國六年丁巳十一月常熟汝偉氏張謌序於壽石居

重訂得心集醫案序

何夢

甚哉醫之難也。理不明不可以爲醫。證不識不可以爲醫。理明矣。證識矣。而處方或有未當。用藥或有未精。則生人者反以殺人。亦不可以爲醫。故爲醫者必揣摩靈樞素問傷寒金匱以窮其理。諳練望色聞聲切脈按腹以辨其證。而又大小奇偶。不踰其法。燥濕浮沉。不誤其性。一方未愜。雖古聖之方宜裁。一藥未純。雖平談之藥宜去。能如是始可以操生命之權。萬全而無一失。古人等良醫於良相。重之也。誠難之也。九齡少而多病。讀經之暇。喜習醫書。尤喜看醫案。凡葉氏之指南。黃氏之求眞。王氏之回春錄。仁術志。置之座右有年矣。而寓意草。尤拳拳服膺焉。以其未議藥先議病。病情既得。藥效自靈。無以藥試病。强病求藥之弊。誠萬世不祧之良法也。但其書根據聖經。旁通內典。運意或過於高遠。措辭時涉於矜張。解人難索。未免廢書而歎。越數年。復得寓意草注釋四冊。爲謝氏甘樹所手訂。甘樹盱眙謝映廬先生之子也。謝氏取

重訂得心集醫案序

寓意草全帙爲之引伸其文。疏達其義。以闡明喻氏心法。間又摘錄先人映廬先生得心集陸氏三世醫驗錄數則。附於各案之末。或症同治異。或症異治同。皆足與喻氏諸案。互相發明。雖採錄無多。未窺全豹。而零珠碎玉。令人一望而知爲珍寶也。九齡心焉慕之。屢托友朋采訪一書。而卒不可得。歲甲辰。從師金陵。偶於書肆閱書。見有得心集一部。遂以重價購之。携入案頭。如獲拱璧。是書係映廬先生生平經驗之案。甘樹取而輯之共分二十一門。始於傷寒。終於小兒。列案二百五十餘條。尙有述治答問二類。可與某門某案相發明者。列於某門某案之後。間有甘樹所經驗與某門相類。亦低一格以附其末。謝氏之學。俎豆內經。淵源仲景。襟帶劉李。爐冶徐尤。其說理也。如錐畫沙。纖微畢晰。其辨證也。如鑑照物。毫髮無遺。其處方也。滑以去著。濇以固脫。泄以去閉。補以扶弱。頭頭是道。其用藥也。辛以散之。苦以降之。鹹以潤之。酸以收之。絲絲入彀。奇症奇方。泛應曲當。用寒用熱。變動不居。先議病。後議藥。

與寓意草相彷彿。而切實平允。無矜才使氣之習。令人易讀易解。則較之寓意草有過之而無不及。以視指南之龐雜。求眞之膚淺。回春錄仁術志之偏倚寒涼。過不相侔。洵學者之益智糉也。九齡不敢自秘。久欲鋟之棗梨。以廣流傳。今歲閱紹興醫學報。知社長裘吉生先生。議刻國醫百家叢書。表章先哲。保存國粹。九齡以此書商之裘君。裘君以爲然。諸社友亦同聲贊許。遂重加參校。刊入叢書以行世焉。同時社友曹君炳章。有重訂陸氏三世醫驗錄。聞已付梓。不日將出版矣。九齡數十年所向慕者之心。將得之於曹君。何快如之。然九齡竊有慨焉。中國醫籍。汗牛充棟。近日市肆流傳。絕少善本。周秦以前無論矣。卽唐宋金元之書。亦不可多得。明清兩代。名賢輩出。著作等身。已刊者秘於私家。未刊者囿於一偶。前人手澤。半歸湮沒。後學者。將並識其名而不得矣。茲何幸謝氏之得心集賴裘君以流傳。而陸氏之醫驗錄。又復有曹君爲之流傳也。吾知二書一出。必將不翼而飛。不脛而走。隋珠和璧。到處見珍。與喻氏之寓意草。並垂不朽矣。抑齡又嘗讀世補齋醫書。京江有李冠仙者。著仿寓意草醫案兩卷。陸氏稱其矜平躁釋。不以盛氣凌人。高出喻西昌之上。是亦得心集之流亞也。想海內不乏大藏書家。倘有如裘君曹君其人。爲之公之於世。俾九齡得受其書。而卒讀之。是則九齡之所厚望也夫。

民國六年歲次丁巳仲夏之月端陽後三日松陽後學九齡何夢序於城西寓齋

薛案辨疏序

徐蓮塘

周禮醫師。十全爲上。立齋先生以醫名世。平生深閱歷。富著作。當明之時。非卽所謂醫之十全者乎。夫人生一小天地。古今異體。南北異治。先生之術。乃不拘古今。不分南北。望問聞切。就病論病。用藥立方。君臣佐使。動輒見效。如宜僚之弄丸。則固神乎其技矣。予自少好岐黃學。慕先生名。每自恨生也晚。未得爲先生之徒。親炙其堂。則於先生之書。時而誦之讀之。又從而簡練揣摩之。觸類引伸。傍通曲暢。雖曰得先生蘊。然所以得先生蘊者。猶未爲先生之書相發明也。何則先生之書。行之久久。編入名醫類案者。予已見而知之矣。若夫薛氏醫案之外。復有辨疏其人者。不但未之見。抑且未之聞矣。不謂天假之緣。値雞林賈。予出重資購得之。其書有似稿本。不錄辨疏者之姓氏。予亦無從稽考。遂顏之曰。無名氏而已。是書出。當思良工苦心。語賅意括。非面壁十年。斷無斯神悟。指爲薛氏之功臣也可。爲歷代名醫之良相也亦無不可。矧浙紹醫藥學報社諸君。有國醫百家全書之刻。予乃公之同好。用作後學津梁。倘令竊人之能。以爲己功。則吾豈敢。

中華民國六年歲次丁巳冬月徐蓮塘序於慈谿紫荆花館

美人丹倪爾演說癩病

（英國季理斐投稿）

美人丹倪爾君。曾立志服事痲瘋病人。因是游歷各國。調查患癩人數。及研究一切救護之法。昨抵上海。在青年會演說。略云總計世界患癩人數。竟有二百萬之多。合全球人數計之。已占七百分之一。非利濱羣島。患癩者九千人。近

美人丹倪爾演說癩病

美政府。設法救濟。已減半數。現存四千四百四十四人。中國廣東東莞。浙江杭州。各有癩病院。規模尙好。前數年廣東某官。召集患癩病者。五十餘人。訓將賜以衣食。至則皆鎗斃之。殘酷如此。仁人不取也。癩病種類不一。有起自胸部者。又起自頭部者。有爛落手足指者。患處往往失知覺之作用。且不可治。他日醫學進步。或有療法。今日尙未也。惟有新製藥油一種。或用針注血入中。或塗搽患處。最能輕減痛苦云。非利濱五千患癩病者。皆受此種療治。惟未能期全愈耳。印度患此病者。亦最多。人皆以爲得罪菩薩所致。咸不過問。近有基督教徒。爲起廣厦集諸病者。同居其中。衣食周備。頗有入地升天之樂。且從此不得傳染於他人焉。癩病不遺傳兒女。此理不可解。然小兒初生。卽須與父母隔絕。近各養癩院。都如此仿行。兒既長成。供職社會。與常人無異焉。美人希寶丹君。甘願居印度服事患癩病者。且引爲終身之職務。或問其不嫌穢惡耶。答云吾伺候病人。如在游戲場。擊球運動然。覺其樂而不覺其

雜著

美國某生。性好善。會造養癩院。欵不支。人或戲之曰。汝能出金元二十五枚。則廣厦落成有日矣。生曰諾。遂於課暇。覓工作十餘日。積三元乃購豚一頭歸。日日視之長。期年終售出可得二十五元耳。同學聞其事。爭以豆筴菜羹之屬餽之。入秋碩大肥壯。售之適如其所期之數。遂捐輸之。命其名曰。救癩之豬。同學繪某生像。懸諸校門。各報主筆。聞其事亦爭購豕。置之通衢。（豕彫木而成） 空其腹背上。鑿一孔命曰。救癩之豬第二。由是行人爭相助。所收甚鉅。養癩院因以落成。而救癩之豬。遂次第而起。今達六千零九十矣。而到處養癩院相繼起。誠善舉也。

苦也。又英人安得生君。嘗辭高位厚祿。入院服事患癩者。已十年之久。此皆由於慈善之心。而非金錢可買得者也。前詢日本醫者。問其國中患癩人數。言二萬。又有一醫者言十萬。未知誰是。中國就調查所及。已有二十餘萬之多。其他尚不知幾許也。

理斐案。各國政府。皆爲癩者。專設病院。今中政府。亦當仿行。此外慈善之家。或慨捐金貲。或躬長院務。亦濟人利世之樂事也。丹倪爾君。本爲青年會書記。因目覩癩者痛苦。遂供職救癩會。奔走各國。不辭勞瘁。亦足法矣。

按中醫治麻瘋有解圍元藪一書。方多奇驗。惜亡佚無覓處。

奇疾

（錄某報）

（暹羅）粵人某甲。年四十許。本年二月來叻。初到時。傭工于孟叨某店爲廚夫之任。前月轉傭於南昌印字舘。作攬車工人。乃於前星期。染病數日。狀類癲狂。拜五日。遂送往天華醫院醫治。越日氣斷。舁往殮房。逾二句鐘。尸忽躍起。四處狂奔。看護人以其狂病復發。禁於癲房。甲侃侃而言。稱無疾病。何以錮禁。迨醫生到診。稱其疾尚未瘳。不准任其自由。至拜一早。四肢已僵。惟口尚能言。將來能否生存。尚未可知。但聞其全體。已如冰硬。而口尚能言。是亦奇病云。

醫藥界近聞

紹興醫藥學報七十五六期更正表

周伯華要求

頁數	行數	誤點	
四八	五	分會步調一致句	事緩則圓句
四八	一一	正所以尊經句	謂病其沿謬僞說
五一	六	第四字　學	誤作會
三七	一一	第六字　僞	誤作爲
三九	五	第五字　眞	誤作其
三九	一二	而不能不望藥業	自造藥劑師之學校
二三	六	道家以先天眞一之氣	漏一天字
二三	一	第一字　長	誤作血
二五	五	第三字　何	誤作可

中華醫學支會常會紀事一（六年十月四日新聞報）

前夜（一日）即星期一夜八時爲中華醫學會上海支會開常會之期由許世芳醫生演說（研究醫術藥學之方針）略謂世界各國專門學家俱皆精心研究時有發明故能進步極速本會係醫生集成之團體當專門研究醫術藥學使醫學得能進步然研究必要有方針方針維何則當從吾國舊醫學用吾等所學之西法研究而改良之因吾國立國數千年遺傳之醫學必有其治病之能故能遺傳不滅如吾國遺傳下來之丹方或秘方有時用之極有效驗余曾見廣州及新加坡等處之大痲瘋病用彼等之丹方治之極有效驗又如福州之救治食生雅片煙者用蘆花等藥品治之亦極靈驗惟此種丹方無人研究其理使其改良故致每況愈下使人輕視吾等研究醫學者當用所學之西法精心研究或發明或改良則裨益於吾國家及人民者甚大然吾國之學西學者俱將舊醫學棄而不顧而西國醫生之來華者俱研究吾國之舊醫學甚力如吾國之本草等書彼等俱熟悉無遺而吾國之學西醫

者反寓目者甚少法國有一大繙譯所專門繙譯中國醫書而研究之可見吾國舊醫學極有研究之價值也云云繼由侯光迪醫生起謂丹方雖有效驗者然亦有極危險者曾見有患小腸氣者有告以茴香可治病者乃食茴香二十粒後即人事不醒經數小時後即氣絕身死觀此則必中茴香之毒可知吾等研究此種舊丹方當根本科學一方而去研究方可云云末由到會諸醫生互相討論而散時已十數矣

中華醫學支會常會記二（六年十二月六日新聞報）

十月三日即星期一夜八時爲中華醫學會上海支會開常會之期由俞鳳賓醫生演講中國紅昇丹之製法功用及化學成分略云紅昇丹爲中國舊醫界外科之要藥其用度甚廣操此業者幾無不知之而無不用之數年前有某友持此藥來囑余試用余曾試用於瘡瘍及創傷潰爛等外病其消毒力頗强效用與西藥之海碘方相埒其製法余得之於瘍醫大全一書中曾自行依法製煉頗爲複雜（製法從略）余游美時曾携往託本薛文義大學海立遜化驗室內分析之其報告書謂此藥係

純粹之汞養乃金屬質而非有機質查其含藥有百分之九二●一二比重十一分子重量二百十六化學式 HGO 汞養在化學書中分二種一爲黃汞養一爲紅汞養紅昇丹乃紅汞養也汞養一物在現今科學大明之時本無足爲奇而在我國近古以上無科學智識之時能發明此種外科消毒要藥豈屬易事可見我國古智遺傳之方藥未嘗無研究之價値又况此種方藥與我等對於學術及社會上俱屬極有關係同道諸君盍將我國古昔醫方用科學方法研究之則舊學新知兩有裨益或可演進於融會貫通之階級云云（下略）

煤氣殺人

浦東陸家嘴英商祥生鐵廠管門印人甲乙兩名因近日天氣嚴寒在臥房內置備火爐燃燒煤炭前夜該二印人落差後將臥房門窗緊閉安然睡臥距熱度過高其年輕之某甲竟被煤氣燻蒸氣閉身死某乙雖未斃命亦已不省人事昨由該廠洋經理備函舁往虹口醫院醫治未知能保性命否

按煤氣燻斃北地常有但即拖出露天一通空氣往往救活

喉症醫死於喉症

紹興城鄉疫喉盛行一般無常識病家不知時症之關於氣候與並時娥喉及風火喉不同專往昌安門外車家弄馬某處求診馬某固以喉科專門摽於門前者惟不學無術但知祖傳一方男婦老少虛實寒熱概以此方治之尤不信喉證中所謂有傳染性者痰涎滿地不肯掃除以致前日馬某自己亦感是證且亦投以荆芥防風桔梗蠶生等品不三日遂亦偃息而死

一舉兩善

紹興城中東昌坊口朱閬仙君本慈善家也專合膏藥施治百病每年所費不貲雖極貴重之品所製亦皆不收分文近因天津水災籌賑爲亟將備有各膏按名擬價分送仿單照價售賣併收得價銀可以彙解災區以濟災民聞所備之膏藥有數百種之多誠一舉而兩善備焉

記事

一寒署

本社發行大增刊目錄

第一

第二

第三

本分會組織之報社社員錄（續五十六期）

蔡君光岳　字星山　江西新建縣人　通訊處　廣西恩隆縣駐平馬統稅局
王君　字文璞　通訊處　黑龍江蓮花鎮萬順永
王君　字基倫　浙江紹興人　通訊處　杭州官巷口杭大生煙店
趙君　字雲標　浙江紹興人　通訊處　紹興升大藥行
邵君　字復生　浙江紹興人　通訊處　紹興漓渚村
馮君　字性之　通訊處
朱君　字阜山　江蘇人　通訊處　江蘇劉行中西普通醫局
尤君　字輔馨　通訊處
俞君　字鑑泉　浙江人　通訊處　紹興崧厦鎮
陳君　字維藩　通訊處
金君　字里千　江蘇人　通訊處　江蘇角里西柵

本分會組織之報社社員錄

張君 字芝靜 通訊處
曹君 字伯藩 浙江人 通訊處 紹興崧厦鎮
劉君恒瑞 字丙生 江蘇鎮江人 通訊處 鎮江城內
李君 字春林 江蘇人 通訊處
陳君 字健候 江蘇鎮江人 通訊處 鎮江城內
許君昭 字明齋 江蘇常熟人 通訊處
陳君 字伯豪 通訊處 汕頭同益藥局
葉君 字天芳 通訊處
朱君 字又丹 浙江人 通訊處 紹興崧厦鎮
孫君 字選廷 通訊處 湖州廣德東街
陸君 字正齋 通訊處 江蘇如皋東海安
宣君 字鐵吾 浙江諸暨人 通訊處

紀事

吳君	字傑三		通訊處 江蘇宜陵馬家巷
王君	字鏡泉		通訊處 江蘇盛澤山塘
王君	字心我		通訊處
施君	字惠康	浙江紹興人	通訊處 紹興平水村
徐君有成	字友丞	浙江餘姚縣人	通訊處 甯波衛生公會
黃君	字惠初		通訊處 廣西南寧城外
徐君	字梅洲		通訊處 廣西南寧城內
東君	字子嘉		通訊處 江蘇東台南安豐市
張君	字漢靑		通訊處
曹君	字伯衡		通訊處 江蘇松江
尹君	字丙南		通訊處 江蘇東台南安豐市
解君	字純一		通訊處

本分會組織之報社社員錄

何君夢　字九齡　浙江處州人　通訊處　處州松陽縣

謝君　字幼丹　浙江餘姚人　通訊處

楊君　字典紀　通訊處

吳君　字楚卿　通訊處

俞君　字彬蔚　通訊處

張君　字月樓　浙江紹興人　通訊處　紹興城內

徐君　字蓮塘　通訊處　慈谿縣公署

黎君　字肅軍　通訊處　桂林北門

章君　字壽芝　通訊處

羅君　字煒彤　通訊處　台州海門路橋泰豐布莊

鄭君　字肖岩　福建福州人　通訊處　福州神州醫局分會

薛君　字立夫　通訊處　溫州道前街

白君　字仲英　　通訊處　永嘉神州醫藥分會
徐君　字相宸　　通訊處　上海北泥城橋
東君　字天民　　通訊處　蕪湖西門內
包君　字蘅村　　通訊處　南京醫學衛生研究社
胡君　字友梅　　通訊處
湯君　字雨霖　　通訊處　安徽巢縣　（仍未完）

本分會通告各醫生函

啓者本會前接
紹興警察所函開奉
內務部通行調查醫生並頒發表式由省縣咨所查塡具報除紹興神州 越振各醫院已派員另已往查外至紹屬行醫各醫生從前係在何處畢業其姓名年齡住所無案可稽特令本會調查塡註覆報據此遂於本月開評議會時集議僉謂紹屬醫

生衆多且散居各處稽查爲難除未易通訊者登報通告城鎭鄉業醫諸君限半月內親至本會事務所（在斜橋直街鈕宅內）塡註表格外持奉表格請速塡寄以便呈送幸勿遲誤切切此請

諸君鑑

神州醫藥會紹興分會啓

新會員題名

竹芷熙君　年　歲　通訊處　嵊縣前街昌後棧

邵紀康君　年　歲　通訊處　紹興城中楚記箔莊

更正

前期報紀新會員莊君籍貫係麗水縣通訊處在本城太平坊

十一月初一日評議會

評議會常會照章須到會之評議員過半數方可開會是日天雨甚大因之蒞會者祇裘君吉生鈕君養安故未得開會

報價表

新報	全年	半年	一月	
冊數	十二冊	六冊	一冊	
定價	一元	五角半	一角	代派或一人獨定十份者八折五十份七折郵票抵洋九扣寄空函恕復
舊報	一至十三期	十四至十七期	十八至廿四期	四十五至六十八期
定價	五角	三角	八角	二元
郵費	中國	日本台灣	南洋各埠	
	加一成	加二成	加三成	

廣告價表

等第	地位	一期	六期	十二期
特等	底面全頁	八元	四十四元	八十元
上等	社論前全頁	六元	三十三元	六十元
普通	各襯紙全頁	四元	二十二元	四十元
注意	所稱全頁即中國式之一單面外國式之一配奇如登半頁照表減半算			

注意

各處如有函件寄交本社務祈書明「紹城北海橋紹興醫藥學報社收」倘寫個人姓字郵局投遞不轉本社而無論銀洋書籍出入交涉均與本社無涉特此布告

本社啓

外埠代派處

南洋○新加坡　黃肩孫君
奉天○開原縣　濟生藥房
江蘇○常熟　張汝偉君
江西○省中　神州分會
福建○連江縣　林又愚君
江蘇○松江　查貢甫君
浙江○處州　何九齡君
安徽○歙縣　胡天中君
江蘇○因果巷　張叔鵬君
廣西○桂林　黎肅笙君
北京○城內　王文璞君
安徽○蕪湖　穆存甫君
廣東○廣寧　蔡星山君
江蘇○無錫　周小農君
浙江○台州　羅煒彤君
廣東○潮州　曾師仲君
福建○福州　陳秋孫君

湖南○彰德　沅湘日報社
浙江○甯波　徐友丞君
福建○福州　黃良安君
浙江○餘姚　蕭明齋
江蘇○上海　神州醫藥總會
廣東○廣州　余翰垣君
浙江○嘉興　春和堂
江蘇○松口　孫欲方君
浙江○杭州　李雲年君
浙江○百官　蕭明齋
浙江○杭州　大原施醫局
四川○江津縣　李國珍君
河南○前營門　閱報社
江蘇○鎮江　袁桂笙君
吉林○葉蘇鎮　傅偉武君
黑龍江○南城　閱報社
陝西○西安　秦中公報社

本邑代派處

瀏渚○張若霞君
馬山○高德僧君
安昌○嚴繼蓀君
五市○蕭明齋
昌安○嚴紹歧君
城中○和濟藥局
城中○教育館
城中○育新書局
城中○畢潤堂
城中○裘氏醫寓
平水○施溉康君
陽嘉隆王彥之君

原七九八十期丁巳十二月出版

紹興醫藥學報

神州醫藥學會紹興分會發行

第七卷第十一十二號

八卷本報之信約

●閱者注意●

近來各種雜誌往往不克踐約刊行致預定者視爲畏途本報自第八卷起改爲陽曆每月二十日發行誓不延誤一日除另購單期者外凡預定者亦必遵章隨寄報價與郵費方可按期奉報即向代派處訂閱者亦須照此預繳倘本社有意外事致蹈他雜誌之不克出版之轍者當由瀛嶠吉生個人負責餘銀奉還淸償決不食言區區維持之心閱者當可諒之特書此以作信約本社理事胡瀛嶠編輯裘吉生啓

本社緊告

一第八卷第一號本報已儘先出版准陽歷一月二十日發行未曾預定者請速函訂

一八卷一號內附有廉價劵一紙持劵購本社出版書籍（醫報與寄售書不在此例）均作六折郵費另加一個月爲限

一近來紙價昂貴三倍本報不願使閱者多費仍照舊價定每期一角預定全年十二期者一元外加郵費每期一分

一寄欵者凡郵局通匯之地郵匯最宜否則以五釐至三分之郵票代銀祇能九五可用

一八卷一號起材料益加精選篇幅略減內以數種於排字稍加縮小

一七卷本期止尙有報欵未繳者望速惠下共維公益無任拜禱

紹興醫藥學報第七卷第十一十二兩號目次（原七十九八十兩期）

吉生最近之小影

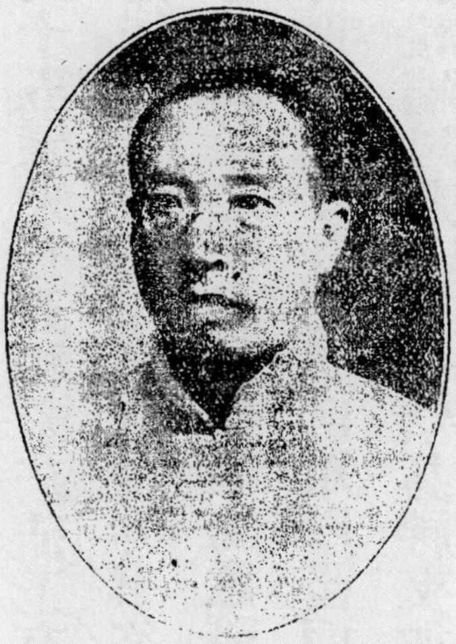

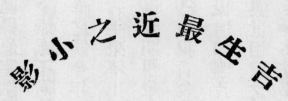

嗟嗟頭顱無價面目非眞有口常緘無心不熱此何物焉是區區最近小影也蓋區區原字激聲近更吉生顧名思義已判兩人區區世居范蠡城但以天下無處不可棲身未愿限有籍貫故奔走四方常有在旅舍舟車間度歲華之候今年四十五髮未蒼蒼視未茫茫正有爲也奈何國家鼎革後五六年來不出里居一步幾不知再有世外事終日相周旋者求醫之病人也應期相聚會者譚醫之學友也揮毫寫意醫話而已把卷凝眸醫書而已知我者僉謂我已隱於醫我亦自知以醫而息影矣今春醫社通訊友提倡印照片於報端以期千里一堂易神交如面晤區區亦贊同之爰是與世相遺之面目又躍躍在紙上而相見於愛我諸公之前也雖然療國無方云醫多愧補天有石顧影尙豪恐此方寸物猶非區區之廬山也丁巳冬月裘慶元自題

流通醫藥書籍有限公司進行事畧（十二）

（公司章程及第一至第十一次佈告均載各期報首）

汕頭何約明君寄到臍風悟源秘本一册達生資生遂生生化諸編一册〇慈谿徐蓮塘君寄到薛案辯疏四册〇樊江高德僧君寄到濕病指南一册〇楊州徐石生君函許代抄靜香樓醫學秘旨付刋〇南京葉仲經君函已寄咽喉論發背論膏藥方等〇海安陸正齋君囑抄王孟英歸硯錄吳鞠通醫案顧松國醫鏡〇本公司自張汝偉裘吉生二君發起以來一方招徠股份以期衆擎易舉一方墊欵出書以資鼓勵進行雖各地熱心同志多所佽助惟股欵尚未足額爲此再告海內外贊成諸公廣爲吹噓每股五元無論自認或向代招上五股者當以紅股一股爲酬勞招股章程在五十五期報首原須上十股方酬紅股茲爲推廣招股亟待成立起見故改訂之

三大徵求

一本社自四十五期至七十八期止報內問答門因積帙成帙現已刊行專書維其中問案未答者甚多殊抱歉仄蓋此項問案非集思廣益無以收效爲此亟告　海內外學者勿吝珠玉速惠答書

二各地醫俗不同本報四十五六期中裘君吉生已有紹興醫俗之調查刊登各地醫俗不拘多少亦採訪惠示

三中國各地產藥甚多苦難備悉務求於各本地調查所得至十種以上即速函示

以上三項每項通訊一次當以本社出版書報從重奉酬至少値價一元　本社白

第五大增刊出版

本刊內容益加豐足所刊完叢書至十餘種之多定價仍作一元另加郵力一角一個月內八折應酬五十部過期滿數不能照扣因近時紙價昂貴也

本社發行部白

社論

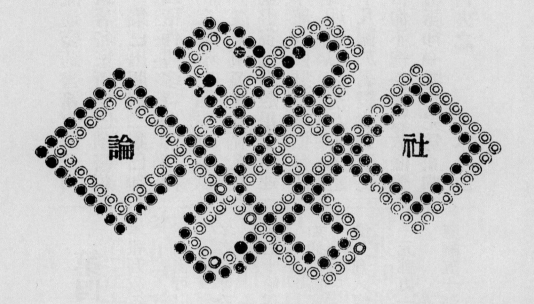

第四大增刊出版

本報刊載各種材料印訂皆銜接首尾閲後可以拆裝單行本凡幅頁過多之件曾於增刊第一第二第三刊完二十餘種第四大增刊茲又出版如通俗傷寒論瘟痧證治要略等皆儘先刊入幅頁加多計一厚册定價一元郵力一成因紙價昂貴除八折應酬五十部外餘不折扣　本社白

防疫忠告

裘吉生

病症不一。惟疫爲烈。古稱疫者役也。謂其病如徭役相使。沿村闔戶相傳不得其安。古時雖無器械之檢查。然已發明一種疾病知有傳染性焉。特未有完全預防之規定耳。且如殮屍入棺時。必貯以木炭石灰。及其親族人。務以白布爲素服等事。追考之。想見當時未始不知消毒以防傳染。惟國俗尙道義。往往有於已不利之事。大義所在。即赴湯蹈火。亦不多辭。讀宋時程迥之醫經正本可以知矣。其書開宗明義。爲謂傷寒諸症無傳染之性。欲以此救習俗骨肉相棄之弊。朱氏緒曾讀書志稱其端仁風。廣仁術。豈止醫家之圭臬哉。蓋在衛生行政未設備之時代。但知有傳染之症而無種種預防傳染之公共機關。致一遭疫病。親族遠離。看護無人。此仁人君子引以謂澆風薄俗也宜矣。

大凡風俗習慣。若無知識爲標準。恒有矯枉過正之害。如近時囿於見聞之病家。雖患劇烈之傳染病。醫者無論何等警惕之言忠告。其防避均不之聽。及其果然相繼而遭傳染尙自譬爲家庭運命而已甚至爲醫者亦或有不信疫症多傳染之性者如本報前期近聞欄所載之喉症醫馬某是也又記者於曩年滿洲鼠疫流行時從事於鐵嶺縣之防疫局該地爲東清至南滿車道必經之軌路患疫之人較他處更多故隔離病院檢疫所亦較他處爲完備然而該地發行之日報大張筆伐爲防疫之辦理慘無人道豈有一經患疫而不使家人父子相親近之虐政耶其遭攻訐之最甚者亦惟鐵嶺嗣以微言報與東三省商務報兩館職員皆因傳染疫症而星散從此兩館之經理適皆屬於記者遂將投稿覆按之則知操筆戈而反對防疫事宜者咸爲鼎鼎有名之醫生詎知此輩醫生亦早於每日疫病死亡報告册中登名矣嗚呼慘哉此輩醫生豈同宋之程迥著書以挽救薄俗耶抑亦如記者所謂矯枉過正惑於習慣而無知識以明事理耶

夫防疫之際交通遮斷商賈絕途沿站檢查略有疑似卽送入隔離所雖思家念切不得歸鄉洎夫症狀一現卽以消毒布裹之釘入白木棺中舁至城外山下一火盡

焚其骸骨孝子慈孫不敢號慟其辦理之殘酷傷心慘目豈有不遭人怨憤而反抗者雖然防疫條例之原則亦惟人道之主義蓋因犧牲一已病之個體得以保全未病之衆人此所謂廣義的仁術也惟對於已病者必須盡治療之法至檢查時亦未可指一疑似遽認爲疫症至辦理之初有地方之責者尤當將防疫大義愷切曉諭毋使人民略起誤會致生辦理之阻語云不教而誅爲之虐執法者尙須先事開導而况本爲救濟人民之舉耶此記者於閱歷所得敢盡言責以爲當局之忠告記者抑有說也吾國政府對於傳染病預防條例視爲具文各地雖疫病流行地方官吏視若無覩數年以來江浙喉疫死亡之數豈少於此次之鼠疫耶即如近時吾紹之爲喉疫傳播者幾亦沿村闔戶也然而預防之設施無聞焉必如前歲滿洲此次晉省之爲外人逼迫然後從事辦理又藉外籍之醫生勇躍當前則人民之誤會此事亦屬一因至當道爲收稅關係反對防疫如本期近聞欄所載伍委員等致政府電中所述情形則官吏眞祇知有權利而不知有義務也其肉尙足食哉

論函授之弊

周小農

凡一學術必力誠虛驁有顚撲不破之理方能免於淘汰以名之所存謗之所歸也近歲事事效法歐西函授學理紛紛而起抑若僅此即可明學理而見諸實驗者部署戔戔膚淺講義預科若干正科若干一登日報即可得莘莘學子之定購於是樂其便而和之者益衆世情狡獪滬上尤甚自某學講義失敗後或者投稿日刊謂滬埠函授泰半類此詐欺取財夫獵肉可甘集矢之的一經揭穿味同嚼蠟是故旣以求利爲歸將來何能博人感有屢投質疑之稿而遲遲不覆者有答非所問屢詢而其說愈歧者而囿此方知事事太便宜必有不便宜者在遠地學子瘏口焦思弊在同入蒙昧之中其大迷惑者則學說之似是而非而在文字中當謂之幻鏡在事實上謂之騙人而已且其徒人分布轉相流衍儇者以謂學理僅此而止所僅實未精瑩而謂道術已高道聽塗說智笑愚駭結果則不倫不類之罪非見不能保國粹而反啓世人鄙薄之心嗚呼吾醫社不嘗有函授乎鑒此諸弊似亦可以止矣前蔡星

山君謂速辦學校自屬確論誠以學校正科講義了後必實習於醫院百聞不如一見臨床實驗乃爲正著某既有所見未便噤口束筆默聽其然故嘗謂歷來高材之學敝門著述用則施諸人舍則傳諸其徒此道未必絕也天演之新理疆者後之弱者先絕如與學者而不以道反足以促亡熱心諸君子當避其短而不犯乎

醫界芻言

愛芝投稿

聞之天演名言據優劣以分勝敗進化公例因新舊而見興衰論中華醫術之傳際歐化盛行之世道在並行而不悖技當兼採以相資孰優孰劣何新何舊蓋一則善起瘡痍外治久昭其奇效一則善調氣化內科特著其專長如謂中法將亡則不聞東方病夫皆待救於彼族如謂西醫必效則未見回春妙手皆師法於遠邦術相較而見長道不亡而何慮維學術競爭之世正吾道奮勉之時設非合醫藥而研究改良勢必隨時勢以衰微不振今者教育部於醫藥教程不列中醫科目非必輕中華之國粹實過崇歐美文明抱道者懷及溺之憂習業者有淪胥之懼圖爲發憤救亡

之計志切上書請願之行力挽狂瀾作中流之砥柱心存衛道爲仁術之干城義聲所昭同人共佩然而爲保存之計宜詳求實事之功論其要端莫先務本設講社於醫林分內外各科而殫究彙名流之方案據死生治驗以推求闡軒岐扁景相傳之經訓別啓新知步劉李朱張以後之專家秉長神技抑或融會文明貫通本末討論內經參西術以明眞臟研精方藥逕理化之闡本精言氣化而兼詳形迹新舊兼該察病理而參證中西精粗畢具促醫風之改進勉良相之功能庶幾治效益彰詎待保存之說醫經不僞無間謬種之譏如或不務本原先張門戶憑空言以爭成案挾羣力以求改章誠恐上書無效觸當途取締之機請願徒勞激異派橫流之勢受微權於外界貽口實於來茲要知振起醫風貴無旁貸考求藥品學貴兼精國民自有其主權學校何妨於私立校重西醫詎能奪人羣之信用部頒學制安能阻吾道之流傳果能闡千載聖學之微將爭光萬國醫師之會非特保存其國粹行將著美於環球芻見如斯蕪詞敢獻知我罪我亮之教之

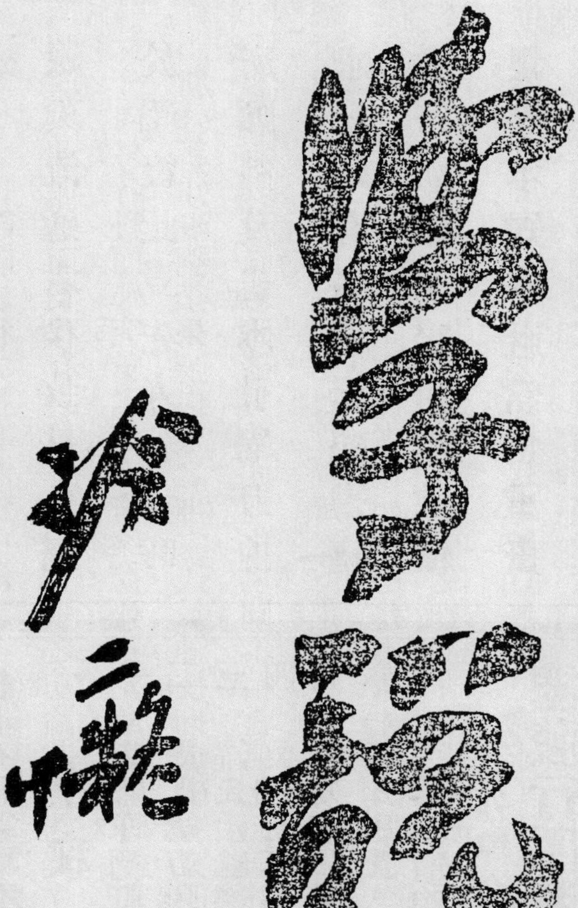

鐵燈樹

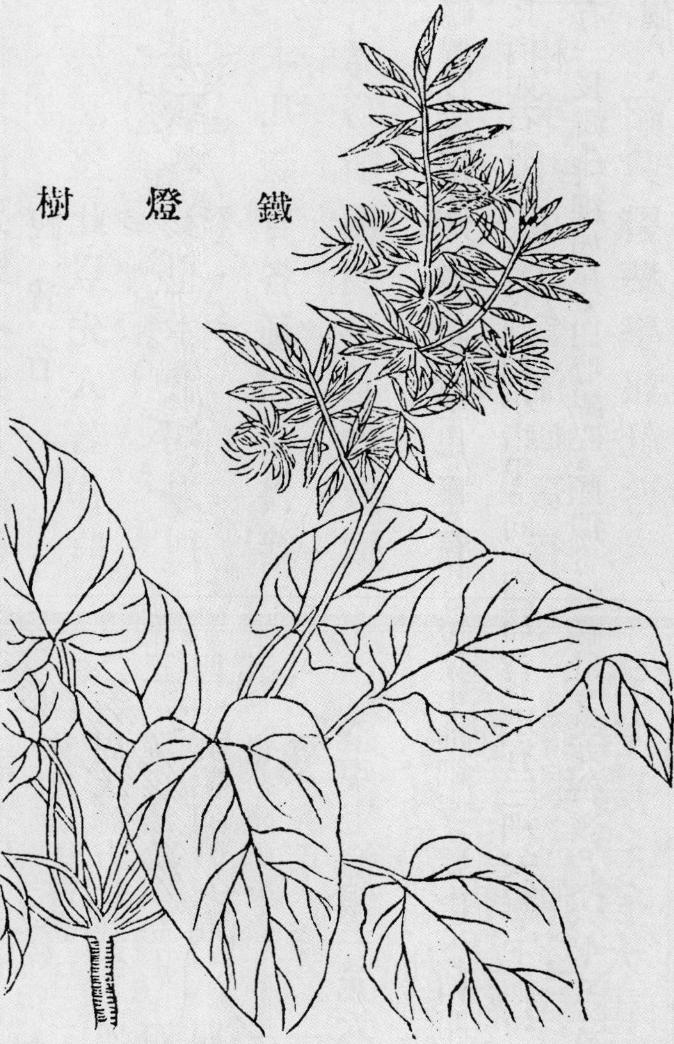

鐵燈樹。江西湖南皆有之。鋪地。生葉一莖一葉。似紫苑而寬。圓本尖末。夏間中抽一赭莛。長五六寸。頗似枯莖。秋深。始從四面發小葉。隨作苞。開細瓣小白花。蒂。長二三分。蘂蒂攢密。青赭斑駁。俚醫以根止痛活血。酒煎服。

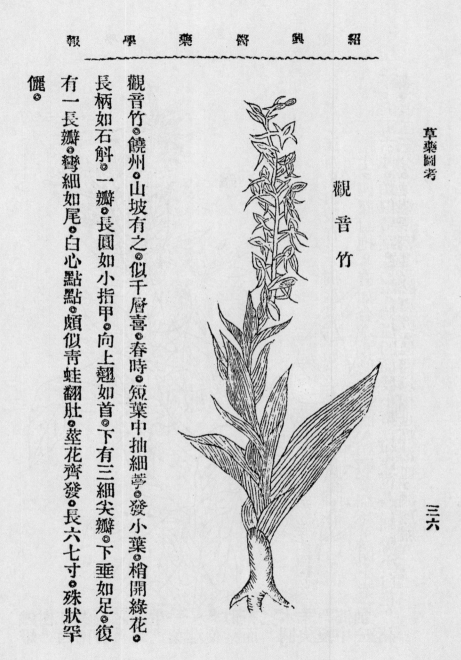

觀音竹

觀音竹。饒州。山坡有之。似千層喜。春時。叢葉中抽細莖。發小葉。梢開綠花。長柄如石斛。一瓣。長圓如小指甲。向上翹如首。下有三細尖瓣。下垂如足。復有一長瓣。彎細如尾。白心點點。頗似青蛙翻肚。莖花齊發。長六七寸。殊狀罕儷。

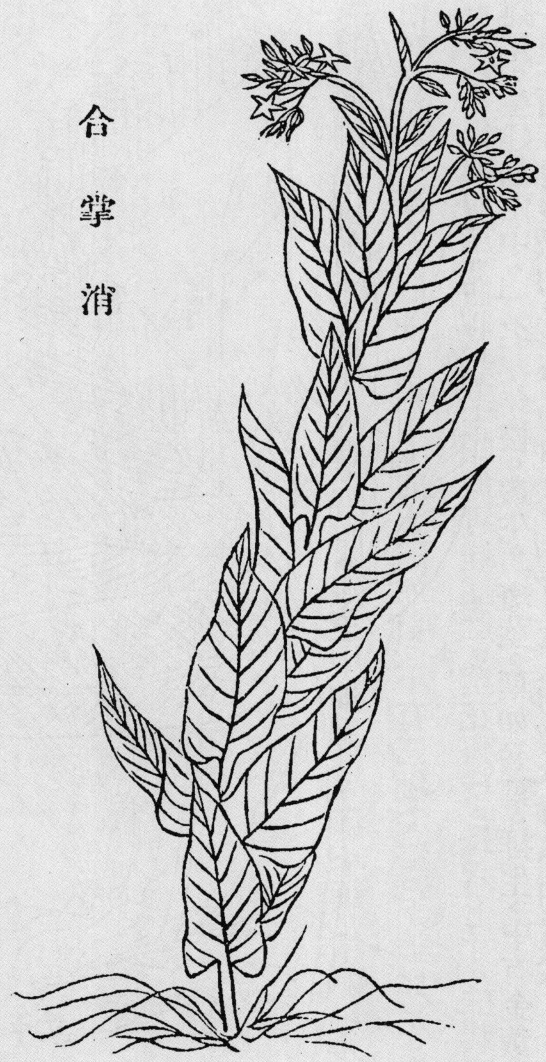

合掌消。江西。山坡有之。獨莖。脆嫩如景天葉。本方來尖。有疏絡。面綠背青白。附莖攢生。四面對抱。有如合掌。故名。秋時。梢頭發細枝。開小紫花。五瓣。綠心。子繁如罌粟米粒。根有白汁。氣臭。俚醫以為消腫追毒良藥。

草藥圖考

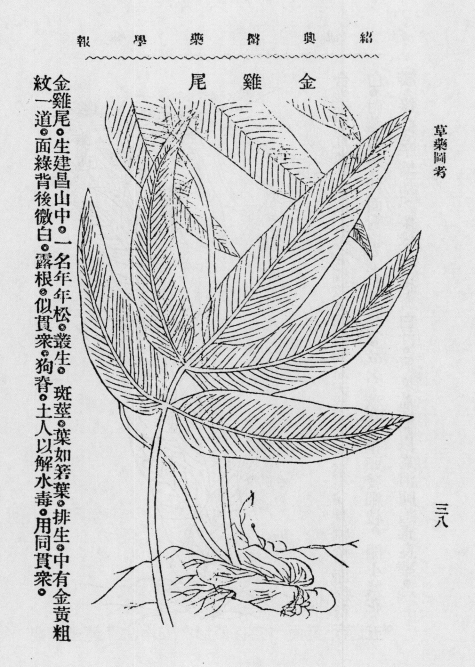

金雞尾

金雞尾。生建昌山中。一名年年松。叢生。斑莖。葉如箬葉。排生。中有金黄粗紋一道。面綠背後微白。露根。似貫衆。狗脊。土人以解水毒。用同貫衆。

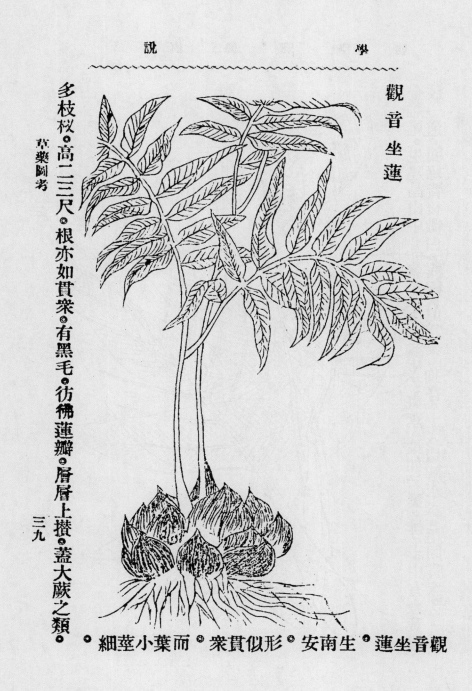

觀音坐蓮

觀音坐蓮。生南安。形似貫衆。葉小而莖細。多枝杈。高二三尺。根亦如貫衆。有黑毛。彷彿蓮瓣。層層上攢。蓋大蕨之類。

棕葉

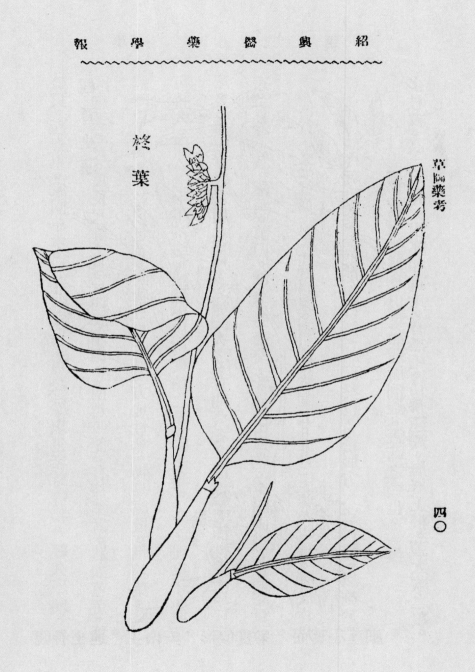

柊葉。產粵東。家園草木。形如芭蕉。葉可裹粽。以包參茸等物。經久不壞。木高約二三尺。葉長尺許。青色。四季不凋。南越筆記。有柊葉者。狀如芭蕉。葉經時以裹角黍。乾以包苴。封物缸口。蓋南方地性熱。物易腐敗。惟柊葉。藏之可持久。卽入土千年不壞。柱礎上以柊葉墊之。能隔溼潤。亦能理象牙。使光澤。計粵中葉之爲用。柊爲多。蒲葵次之。有油葵者。似棕葉。而性柔。以作蓑衣。耐久不滅。蒲葵。諺曰。油葵。費蒲葵笠。朝出風乾。夕歸雨濕。又曰。只賣葉。休賣花。花貧葉富。二葵成家。廣州竹枝詞云。五月街頭人賣葉。卷成片片似芭蕉。謂柊葉也。參差葉尾作蓑篷。謂蒲葵也。蓬形方大三尺許。以施於背遮雨。名曰葵蓬。葵曰蒲葵者。以葉如蒲而倒傘。蓋蒲之類也。

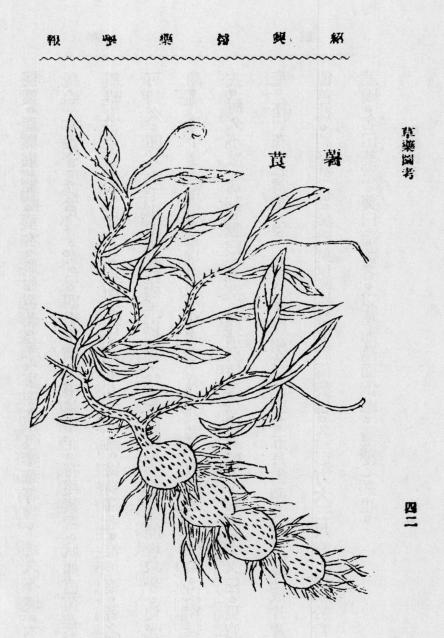

草藥圖考

薯蕷

薯莨。產閩廣諸山。蔓生無花。葉形尖長。如夾竹桃。節節有刺。根如山藥。有毛。形如芋子。大小不一。外皮紫黑色。內肉紅黃色。節節向下生。每年生一節。野生。土人挖取其根。煑汁染網罾。入水不濡。留根在山。生生不息。南越筆記。薯莨。產北江者良。其白者。不中用。用必以紅。紅者多膠液。漁人以染罛罾。使苧麻爽勁。既利水。又耐鹹潮。不易腐。薯莨膠液本紅。見水則黑。諸魚屬火。而喜水。水之色黑。故與性相得。染罛罾使黑。則諸魚望之而聚云。

見腫消

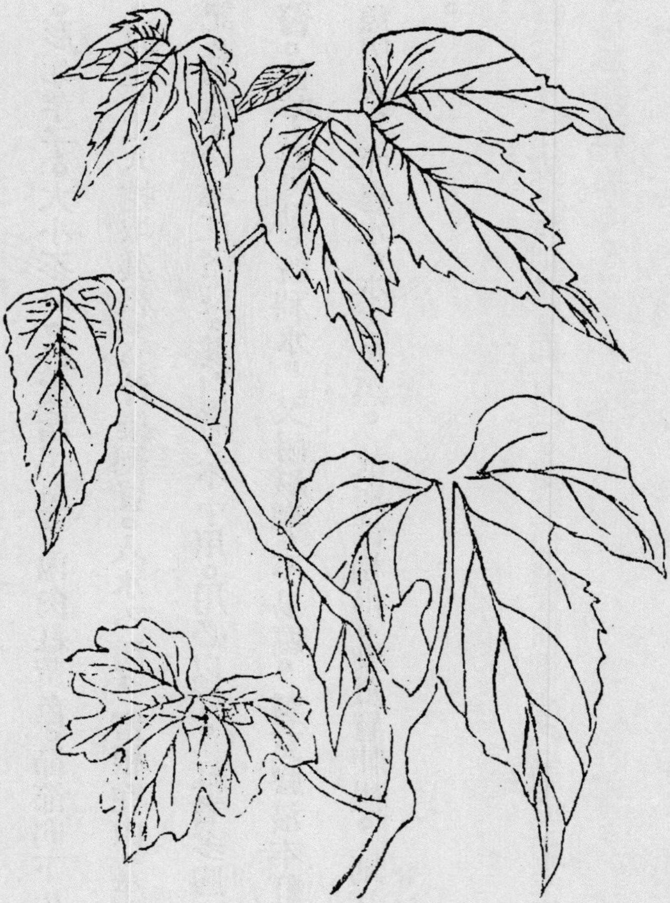

見腫消。生建昌。紅莖如秋海棠。圓節粗肥。似牛膝。小葉多缺齒。大葉三叉。深刺末尖。面青背微白。土人採根敷瘡毒。

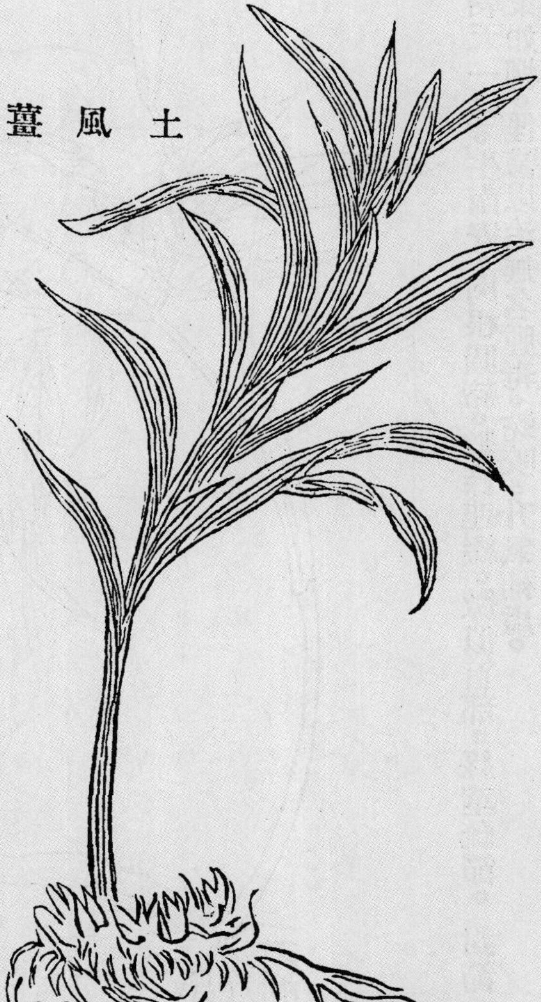

土風薑。生南安。根似薑。而有鬚。葉莖似薑。而細瘦。微似初生細蘆。氣味性溫。治風損。行周身。

朝天一柱

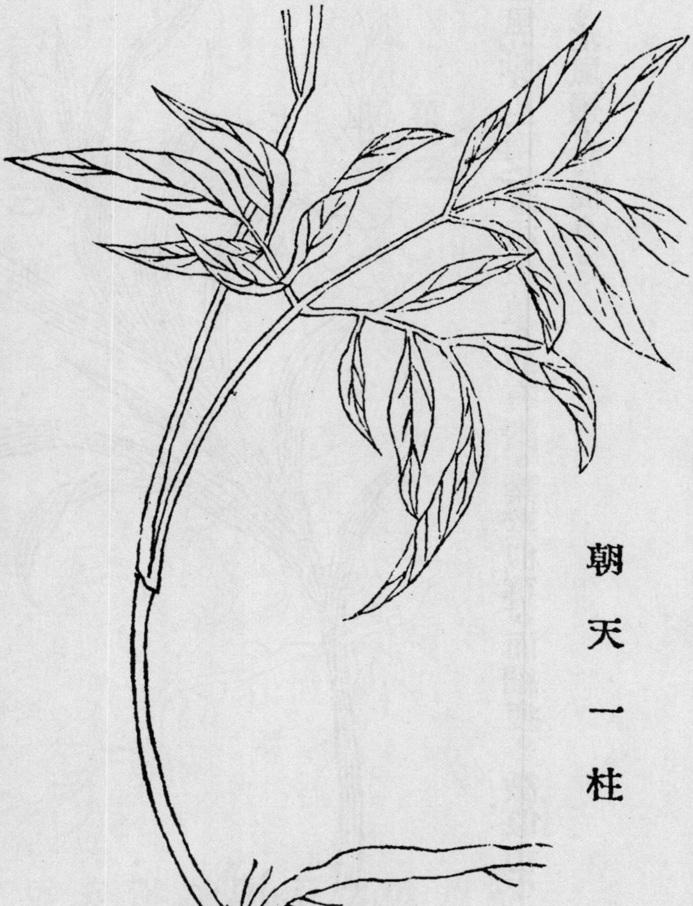

朝天一柱。生南安。肉根圓赭。數條連綴。微似百部。綠莖疏節。對節生枝。長葉如柳。俚醫以治無名腫毒。蛇咬。升氣補虛。

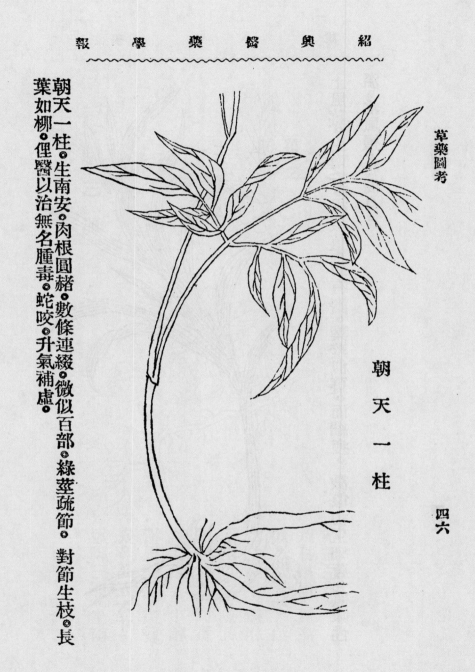

紹興醫藥學報　第七卷第十一、十二號

短脚三郎

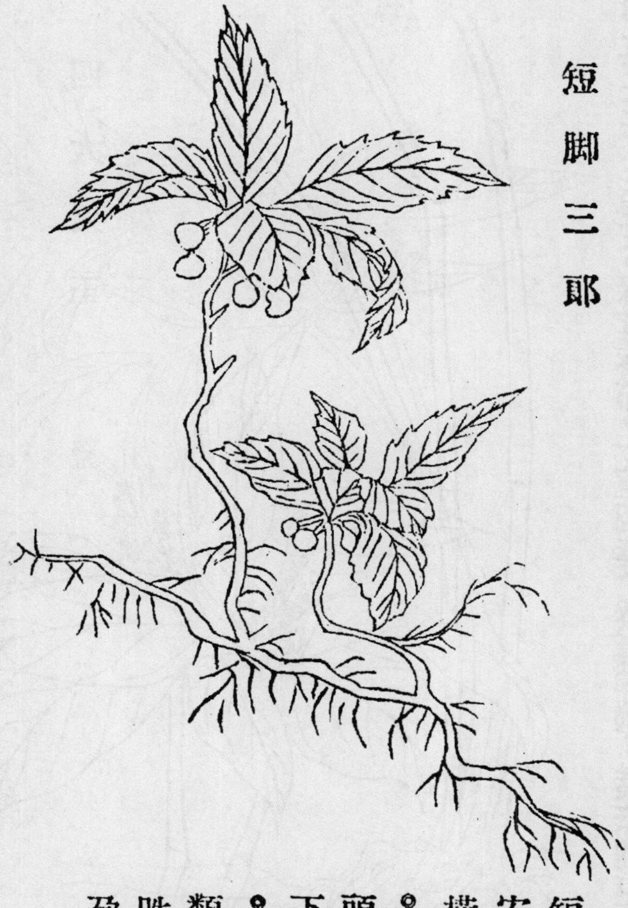

短脚三郎。生南安。高五六寸。横根赭色。叢發。赭莖。葉生稍頭。秋結。圓實下垂。生青熟紅。與小青。極相類。而性熱。治跌打損傷。風痛孕婦忌服。

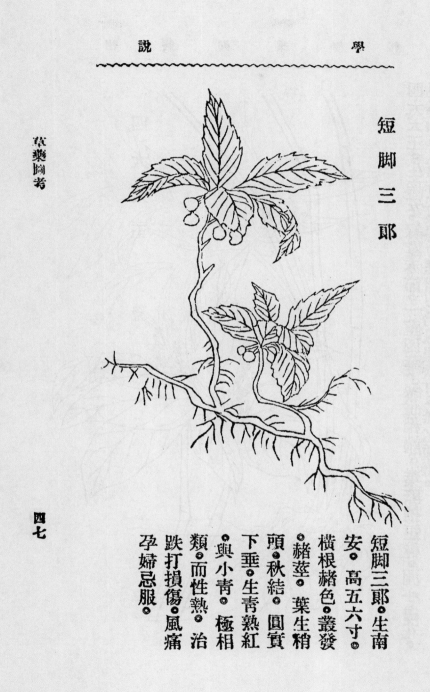

四大天王

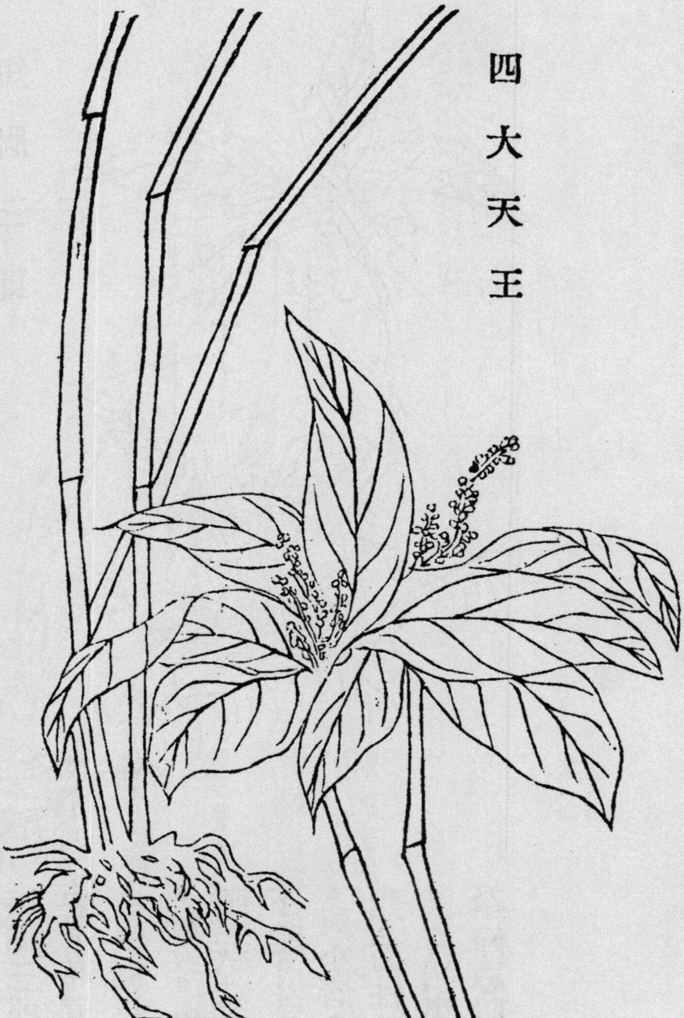

四大天王。生南安。綠莖赤節。一莖四葉。聚生梢端。葉際抽短穟。開小白花。點點如珠。葉赤根繁密。俚醫以治風損跌打。無名腫毒。

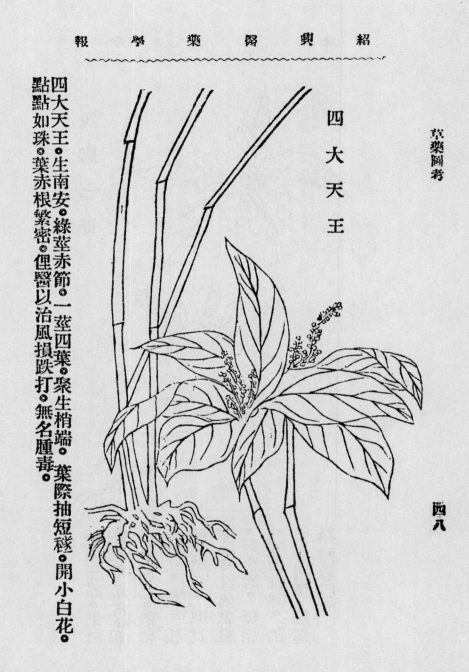

草藥圖考

九管血

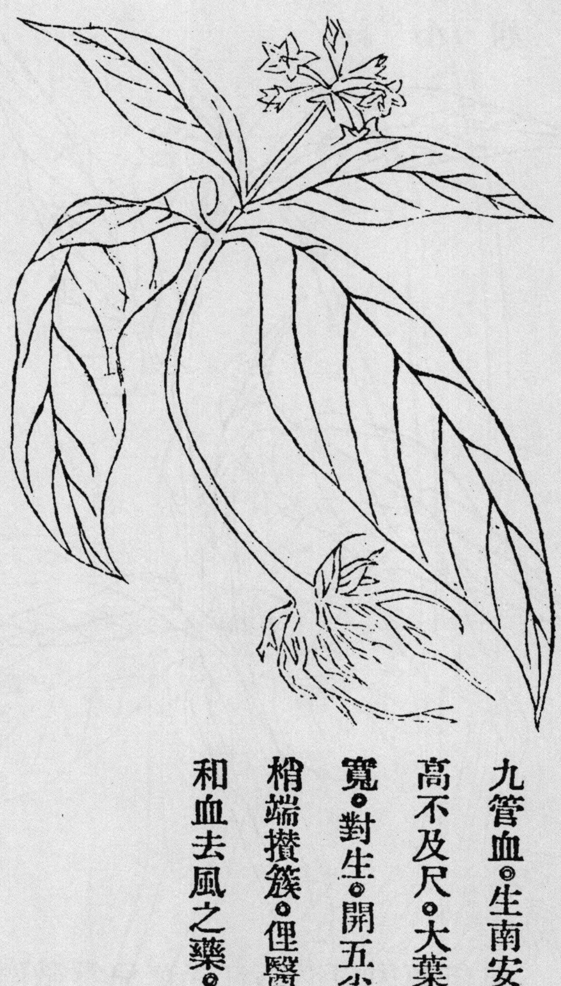

九管血。生南安。赭莖。根高不及尺。大葉如橘葉而寬。對生。開五尖瓣白花。梢端攢簇。俚醫以爲通竅和血去風之藥。

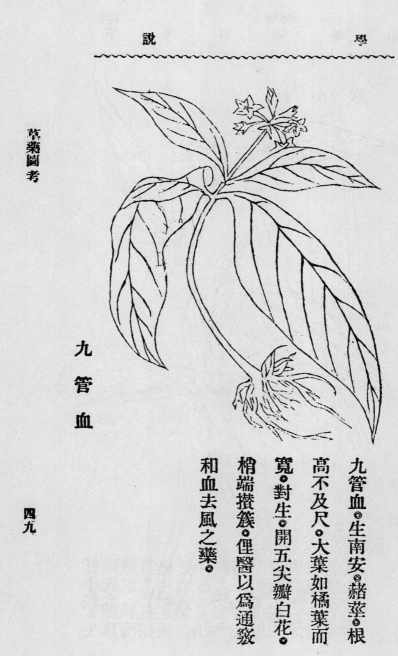

紅小姐

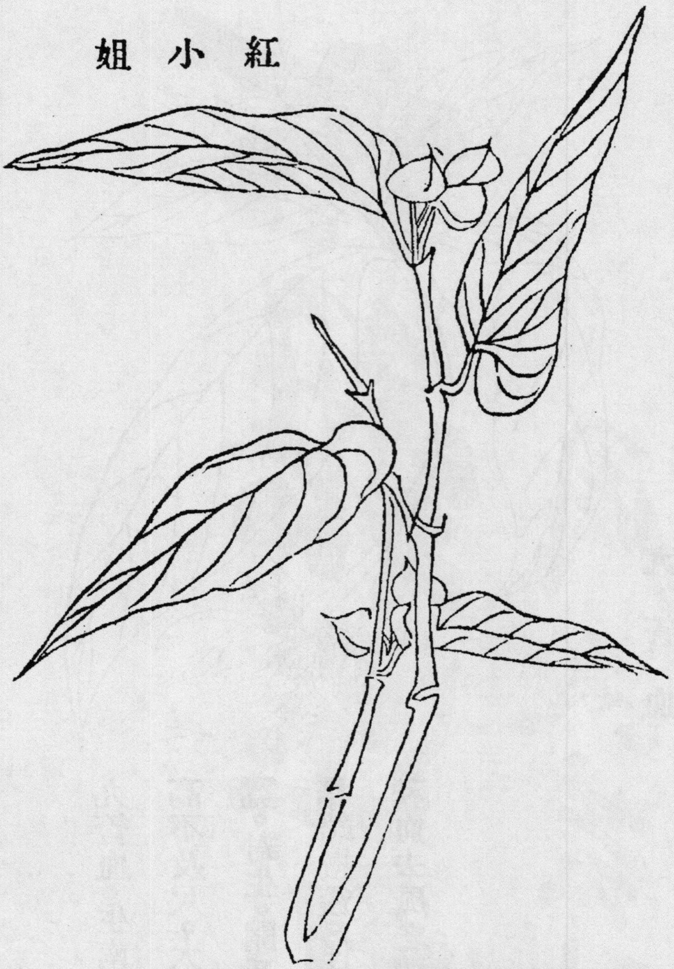

紅小姐。生南安。莖葉微似秋海棠。與紅孩兒相類。而葉面綠。無赤脈。背淡紅。紋赤。蓋一種而微異。俚醫以治婦人內竅不通。順經絡升氣補不足。氣味甘溫。

古籍選刊

周氏芸[illegible]

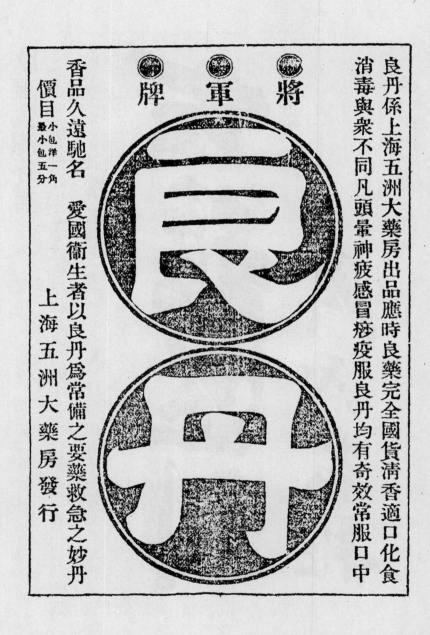

臍風悟源序言

醫書尙矣體天地好生之心立人羣保養之道蓋不是過也然人生百年以幼時爲最難養醫書千種亦幼科爲最難得近世保赤之書諸家雖有發明類皆略而不詳如臍風爲人生第一緊要關頭而討論者寡焉豈非憾事余家四世業醫古籍遺篇藏積頗富往恨才力薄弱不能重梓行世近閱紹興醫報喜悉有古籍選刊之美舉因檢點蠹餘得臍風悟源一書爲湘中王瘦梅先生遺著卷帙雖則無多而據論精確處方愼詳倘能人手一編不啻萬家生佛因參以己意斟酌而刪補之並附家傳心法以公同好學淺才疎殊深愧恧區區寸衷亦以體天地好生之心立人羣保養之道與海內

高明一討論之耳

博雅君子尙祈

鑒諸

醉風悟源

中華民國六年秋月大埔何光淪明誌於崧里之芸香書室

例言

一是書原有孫眞人降乩傳授詩方一節因與作者之經驗方意相似且神機之事智者弗道刪而略之諒無不可也

一是書列方甚雜今經校過編定次序庶閱者一目了然無檢查之苦

一是書凡是鄙人所述俱加光按二字而於前人之成法可遵者則錄之而加註附字以清眉目

一是書校增時間太短草創告成未能闡發盡致缺憾殊多雖由俗務紛忙亦因濟世心急簡陋之機自知不免所期明哲時加校訂則厚幸焉

約民再識

臍風悟源　四

臍風悟源

湘中王瘦梅先生遺著　大埔何約明校訂

臍風悟源論

嬰兒生下於三朝七日之內。忽發啼哭不止。口不吮乳。手足拘攣。口吐涎沫。肚臍膨脹。牙關緊急。名曰臍風。爲小兒初生第一惡證。不急治、及誤治、皆死。古傳治法雖多。無一成法可遵。幼科中、惟夏禹鑄、陳飛霞二公爲最著。據其說。則皆從臍字、風字上揣摩。時醫不察病情。徒執古人之臆說。妄用風藥。誤而死者。不知凡幾。余嘗治此證。見其面色深紅。舌色紅紫而腫。擬作熱證。以瀉火爲主。佐以袪風之品。無不立效。如是而知夏陳二公所論。未盡然也。第余雖歷治不爽。究莫知其所以致病之由。遍考方書。亦竟未有伸其說者。（中略）因憶內經而恍然焉。始知此證由胎毒而成。經曰。兩神相搏、合而成形。神卽相火也。蓋言男女媾精。賴此火以成胎耳。而所謂毒者。乃受胎之後。恣情縱慾。淫泆之火。蘊蓄於胞胎之中。而爲毒也。原兒在胎時。口鼻未通。

呼吸惟臍間之一息。隨其母之呼吸爲呼吸。其毒亦因由臍乘機而入。及其下地啼聲。一發。而火毒亦隨聲而發矣。揣其毒之發。必先入心。心君火也。外應於舌。小兒吮乳。必以舌包乳頭而吸。心火盛則舌腫硬。故不能吮。故病初起卽惡乳。是以知其毒先入心耳、火尅金則傳肺。肺主哭。火烈爍金。則啼哭而聲啞。金尅木、而傳肝。肝、主風而屬筋。熱盛生風。故搐搦。風入筋、故手足拘攣。風火相搏。鬱結於中。三焦不通。則腹痛而脹滿。故多啼也。木尅土、則傳脾。脾主涎。口爲脾竅。火盛則脣紅而吐涎沫。土尅水、而傳腎。腎主齒。故牙關緊急。凡遇此證。須於初起多啼不乳時。如法治之。十可全十。若延至七日以外。牙關緊鎖之時。不能治矣。

光按

夏禹鑄曰。余思嬰兒出世。剪落臍帶。而帶口有水。風乘水由臍入腹。風入於腹。始附於肝。肝犯脾。脾犯腎。腎犯心。遂成臍風。

陳飛霞曰。小兒初生。惟臍之關係最重。斷臍之時。不可不愼。或剪臍帶太短。或結束不緊。致外風侵入臍中。或浴兒時。牽動臍帶。水入生瘡。客風乘虛而入。內傷於腎。腎傳肝。肝傳心。心傳脾。脾傳肺。蘊蓄其毒。發爲臍風。

參觀二說。莫衷一是。一則曰風附於肝而犯脾。是以相尅而言也。一則曰風傷於腎而傳肝。是以相生而言也。俱由理想。以外感而言。尚非確論。瘦梅先生。獨出匠心。斷臍風爲內傷。由胎毒而發。毒先入心而尅肺。蓋熱極則風。理有固然。先生可謂得其源矣。

今將望形色審苗竅證并內外治法詳述如左

凡小兒生下三朝七日內。多啼不乳者。卽詳觀其印堂。眉心。眼角。準頭。人中。等處。有極細小泡。壘壘稠密。形似痱疹。其色黃中帶白。面色深紅。舌色紅紫。或腫。卽是臍風無疑。此卽望形色。審苗竅。而知爲臍風也。

光按

熱毒內積。必發現種種狀態。所謂誠於中。必形於外也。

臍風悟源

治法詳看口內。如兩腮腫硬。形如橄欖。用針挑破。擠出紫血卽消。或牙根上有白點。名馬牙。如口內上腭、并舌上、有白屑。名鵝口。俱用銀針挑去。以淨毫筆蘸好京墨搽之。

光按 馬牙有數顆相兼。如桑椹者。鵝口上腭。有累累成串珠者。均照後法治之。

附祖傳銀造兒科應用儀器圖說

○甲圖 此圓形之杓中空宜深周圍宜平

柄徑圓長約三寸徑端要尖如粗針

(1) 正看

此背高圓宜傾斜接柄

(2) 側看

○乙圖

此一條圓徑聯柄盤曲而成扁平之狀徑端亦尖

(1)

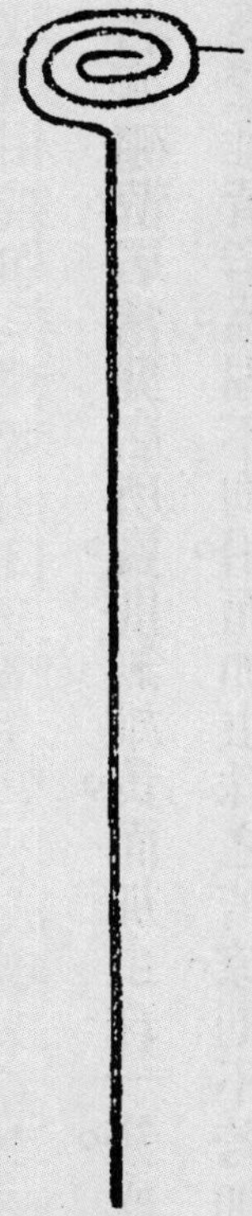

用法說明

吾先曾祖設此。所以爲臨證時簡便之用也。甲圖柄之尖端。用以刺破小兒馬牙鵝口之表皮。使出紫血而核消。倘血不易出。則執銀針之柄。以圓形之杓。在皮上連括之。括時須用壓力。令血散核消。爲度乙圖用以張開小兒之唇。俾可察看馬牙鵝口。且爲刺血時之用。

治馬牙鵝口散方

雄黃三錢 煅硼砂二錢 冰片三分 甘草一錢 共研細末蜜調塗之

不用蜜調亦可

光按

此方一名冰硼散。居常藥店所賣。則無雄黃而加虫珠一錢。或無虫珠。而加飛青黛六分。愚意雄黃辛溫固不拘用而加虫珠之苦涼。則不若加青黛之鹹寒解熱爲妙也。至膏粱之家。亦有用珠黃上品之類。抹兒口內。使嚥入腹中。則清熱解毒。其功又勝十倍矣。但藥既得宜。而用之亦須合法。方奏厥功。是又所當講求者也。法以淨白軟毫筆一枝。將穎沸水泡過。潤濕蘸藥散。抹入兒口爲最善。

附家傳珠黃去毒散方

治小兒馬牙鵝口等症

珍珠一分　牛黃一分　飛中白三分　寒水石五分　冰片一分　甘草三分
煅硼砂三分　川黃連二分　共爲幼末

或用竈雞糞一錢。研細末。濃茶調。於小兒下地後。以凈布蘸拭兒口。每日蘸拭數次。謂之洗口。

按竈雞本草綱目名夜行。湘潭呼爲偸油婆。吾鄉俗呼鋸賊是也。其糞黑色甚臭。人家竈隙內。碗櫃中多有之。

光按

竈雞卽竈馬也。全體紅色。後肢頗長。而有長刺。頭部有二鬚甚長。狀如蟬。有翼能飛。其有一種較小。色灰白。狀如促織者。吾鄉亦呼竈雞。然不可入藥。竈雞糞一名夜遊珠。亦稱虫珠。性苦凉解熱。故佳。然小兒洗口。不若以鹹菜葉洗凈。包指蘸茶頻擦爲妙。蓋鹹可軟堅。和茶有去毒之特效也。

經驗鎖喉散良方

全蝎稍六分浸淡炒　川烏尖六分製　甘草六分　瞿麥一錢　共爲細末

玻璃罇裝貯

三朝七日不飲乳者。多是風痰塞口。謂之鎖喉。此散極能通利。先將此散些少。吹入鼻內。但得鼻發嗽聲。雖極重症。猶能治也。後用薄荷七片、煎湯。開此散二分。服必然全愈。凡小兒三五歲患風痰者。俱合大人中痰者。用散一錢。白礬末五分。熱茶沖服。驗多人。

又摸小兒兩乳內。有核子。以手捻揉令軟。用針刺入分許。捻出紫血。須數日捻數次。

又看小兒肚上。有青筋一條。從小肚下起。上行至腹。却分兩乂。急用燈火截之。若行至心胸。則難救矣。用皂莢邊蘸麻油燃火。從臍下青筋起處。焠三燋。臍上三燋。分乂處三燋。兩乂盡處各三燋。

光按

此法甚簡便。爰繪圖以詳之於後。

附夏禹鑄先生臍風燈火十三燋圖說

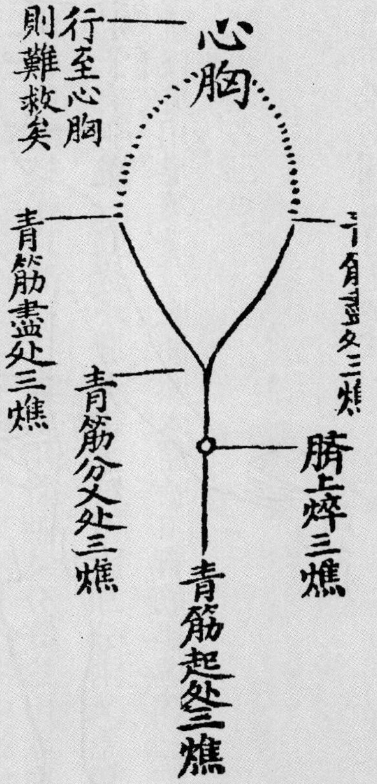

臍風悟源

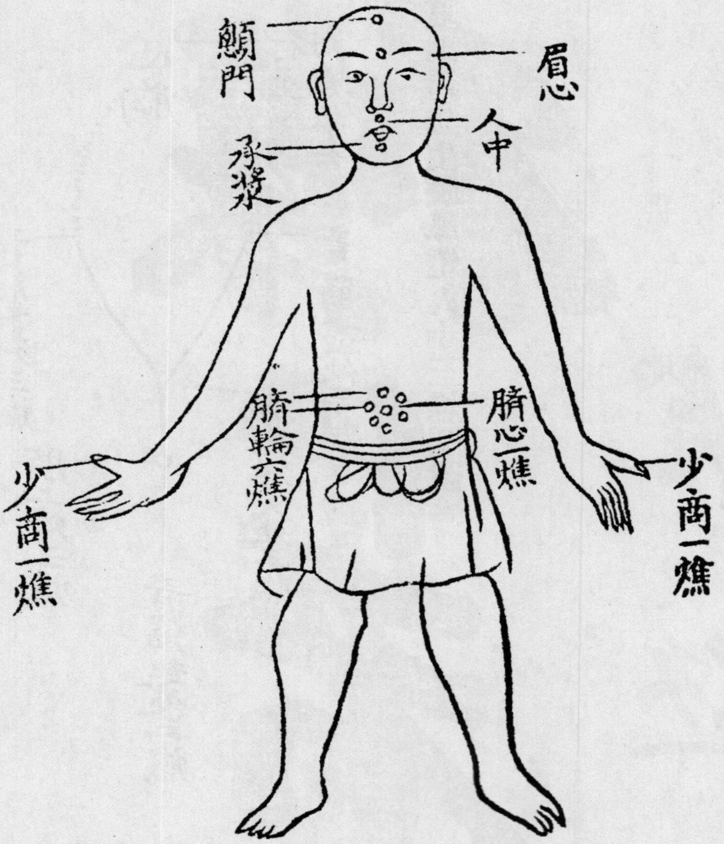

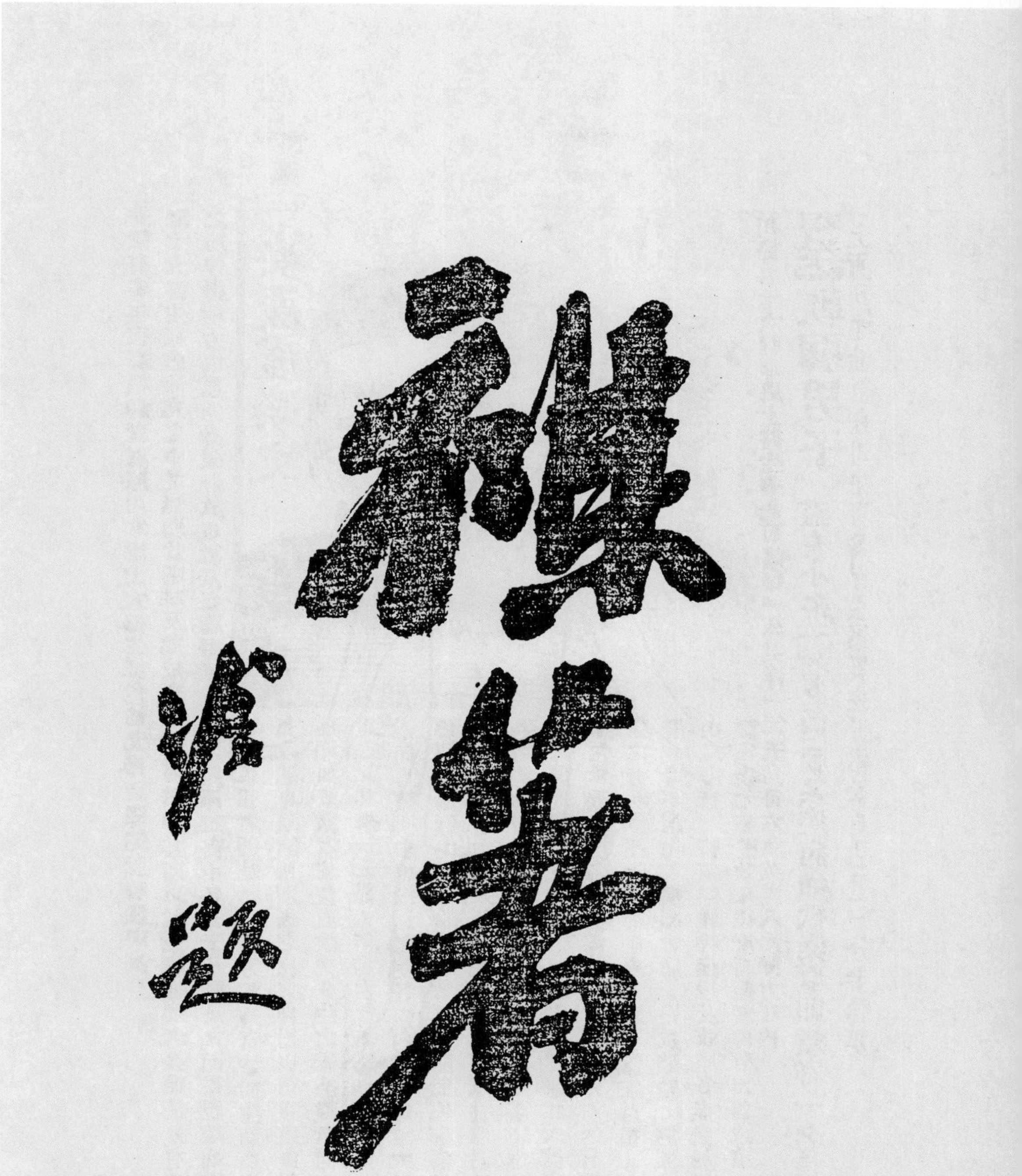

安徽有多年宿癮精神衰弱服用韋廉士大醫生紅色補丸得獲強健脫離烟癮矣
廉士大醫生紅色補丸之中並無鴉片嗎啡及能成癮之雜質攙和其所以能戒除烟癮者全賴是丸有清血健
之功俾得精力復原週身強壯故也敝局每禮拜所收到之謝函證書中每多云及賴是丸而得脫離烟癮俾得

安慶盧煥文

先生之玉照

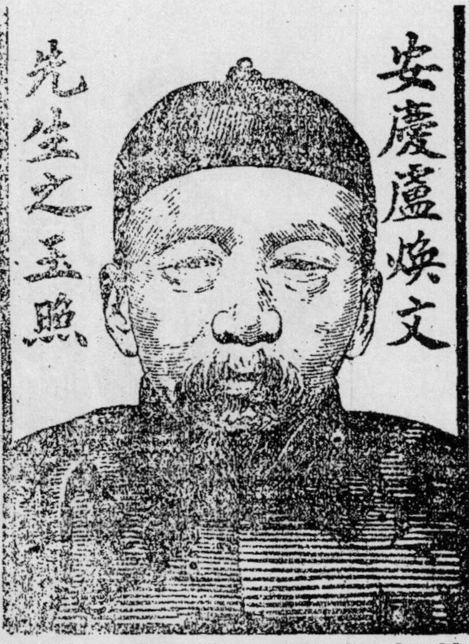

精神復舊者蓋是丸之功力甚爲奇妙能生新血使血氣充盈週身強健凡所失之原氣俾得復舊重獲康強之樂也即如安徽省安慶盧煥文先生之確據盧君向在官署爲書記其來示云鄙人年逾古稀素染烟癖現雖戒絕無奈身體發軟步履維艱每閱各報內載韋廉士大醫生紅色補丸遍行中國無論男女皆可常服能使弱者轉強虛者能健即赴中法大藥房購兩瓶照單吞服月餘之間果然精神倍於曩時行動陡然強健足見名不虛傳眞濟世之靈丹實保身之良藥佩藏之至韋廉士大醫生紅色補丸爲天下馳名壯身健體之聖藥功力神速有清血健腦之奇功曾經治愈 血薄氣衰 諸虛百損 少年斵傷 胃不消化 瘋濕骨痛 臀尻酸楚 筋系刺痛 山嵐瘴瘧 腳氣浮腫等症以及皮膚各症對於婦女疑難各疾尤著靈效凡經售西藥者均有出售或直向上海

烟癮早已脫離

川路九十六號韋廉士醫生藥局函購每一瓶英洋一元五角每六瓶英洋八元郵力在內

贈送軟弱男子 茲有小書一卷名曰腦系疾病如欲索取即須寄一名信片至上所列地址原姓司牛青爲留意郵票安所郵章頁貼足一分半爲要

藥死鬼控庸醫狀

活火

告爲草菅人命。仰祈昭雪事。竊思天地以全生。賜物爲德。君子以惠愛慈和爲本。故草木禽獸蟲魚。使其無害於人。在知仁達義者。猶皆謹保善護而勿忍摧伐戕割。戕賊其生命。而况萬彙中最貴之人乎。乃有庸醫某某者。不學無術。凶鷙成性。等生命如鴻毛。殺人不用操刀。未通盧扁之技。未諳靈樞玉版之篇。貿然懸壺市上。效蘇耽之橘井。救世眞傳。既非授自長桑。方藥之功。遂亦不能同於聖火。猶復顏甲十重。罔知羞恥。每自稱揚。謂擅活馬瘉龍之術。具針茅徙柳之能。以爲負局先生所不及也。而謹愿者。輒爲欺紿。並因欲沉疴速起。亦急不待擇。渠乃五藥妄投。刀圭胡施。因之寃死者。不可擻指計數。何怪枉死城中。怨氣瀰漫。郎中牌下。羣厲嗚咽。吾等生時。呻吟呼暴於床簀。飽受苦痛。問醫求藥。亦屬無可奈何。初意誠欲生而不欲死。倘早知必死於醫。曷若任其病之危篤而死。較爲爽直。且吾等雖爲造化小兒所困。然或亦有不至於死者。該醫果能推恩布德。以救世活人自任。應如何恪愼將事。詳爲療治。

詼諧文

今鹵莽滅烈。顛倒鵠突。一至於此。豈不大可憤激。夫生而爲四魔五鬼揶揄。病而爲萬惡庸醫逼斃。天下哀傷之事。孰有過於茲者。登望鄉臺而遙矚故鄉。無恙。人事已非。滿堂子女。枕塊寢苫。極風木蓼莪之痛。寡妻少妾。守素帷而號哭失聲。此情此景。能無愴懷。吾等沈冤莫白。抱恨終天。惜不能分身。化爲多數螫毒之蛇蟲。亦如彼之殺我而殺彼。總之無端死人。須受法律之制裁。豈准其逍遙於法外。若該醫者。略識湯頭。兒戲生命。天良業已汨沒淨盡。焉能寬蕭何三尺之刑條。伏乞冥王迅飭走無常。將該醫拘案。秉公判斷。峻法以繩。則雖枉死之魂。亦洩洩猶生。並可殺一儆百。使習醫者。知所鑑戒。不敢造次。而三折肱九折臂者。亦能更加勗勉矣。念幽明界限。雖然叢若鴻溝。而陰陽賞罰。必出於一理。用特籲請。卽予伸雪。以泯宿怨。實爲德便。謹呈。

有甲乙丙三病夫。誤就治於某庸醫。不一旬。而均爲藥斃。余竊不平。特擬此文。爲死者呼冤也。

戲擬民國老先生身體培補法

濟航

民國老先生。先天本屬不足。自誕生以來。屢遭困阨。諸事多不愜心。以致百病叢生。身體內虧。形容大變。去歲洪君一來。頓制先生之死命。幸有醫國手蔡君。痛下針砭。居然起死回生。先生雖蘇。而元氣大傷。身體仍屬虛弱。苟非極力培補。一時恐難得健全身體。惟先生來自歐美。中國藥品。多與先生性質不合。茲擇其與先生對症及應禁忌者。開列於左。

(甲)對症藥品

一如意丸。 先生前病。諸事乖違。此丸最合先生之意。有從心所欲之妙。可日日服之。

一熱血膏。 先生肢體孱弱。弊在熱血之不充足。此膏苟能時時服用。自可精神暢旺。轉弱為強。

一鐵光丸。 生此競爭世界。非人人自強。不足以生存。此丸可俟先生身體復元後。

服之。自可具眞實力量。因應咸宜。一洗東方病夫之恥。

一金銀花。先生素患貧血病。此花爲補血品。於先生最宜。惟培植此花。以歐美爲善。苟能師其培植之法。使之繁殖。則先生可隨時取用。自不患貧血矣。

（乙）禁用藥品

一使君子。此藥一名六君子。前制先生死命者。即屬此種。性陰毒。最不可用。

一二陳湯。查二陳出陝西湖北兩處。其性冷熱無常。其湯尤壞。服之能使血脈僨張。終不利於先生。故不可用。

一都李仁。此李本北方產。嗣移植於福建江西二處。其性質與先生極反對。內中之仁尤壞。切不可用。

一地龍。此物本雲南產。後移植於廣東。野生性猛烈。且毒。服之必爲心腹之患。切不可用。

一敗醬。此醬出自北方。均前清時造成。性亦猛烈異常。昔人所恃爲益補爪牙者。

與先生性質極不合。切不可用。

庸醫賦（仿杜牧阿房宮賦）

范郁哉

寒暑逼。飲食積。調理失。庸醫出。方開三四十。祇藉以度日。店而一間而半折。直通內房。看贅纍纍。攤在坑床。醫桌斜欹。藥書高擱。彼患陽虧。此虞陰涸。延請數元。門診兩角。忙忙焉。碌碌焉。情面偶關。老實知其一文不作。涼轎高抬。未運何通。篷艇遠迎。無術何工。一出門來。不知西東。寸關浮急。心頭忡忡。上焦虛冷。氣息微微。一日之內。一鄉之間。而病症不齊。熱鬧城鎮。偏僻鄉村。富家特請。薦引入門。鈔方塞責。以致誤人。蓬首喘喘。臨重症也。花容淡淡。診彼美也。握管苦思。開醫案也。伸紙疾書。寫藥引也。煙斜霧橫。吸紙煙也。沿街抬轉。杳不知其所之也。一鋪一人。儒理世傳。招牌高掛而望。請焉。有不得時者。二三十年。方紙之收藏。醫室之經營。藥料之精英。幾世幾年。取掠於人。倚疊如山。一旦不能用。堆來其間。大黃參朮。珠粉玉屑。拋棄輕擲。先生視之。亦不甚惜。嗟乎。一人之手。千百人之命也。爾愛其錢。人亦愛其命。奈何視之如兒戲。

輕之等草菅。使困頓之狀。苦於顛沛之可憐。呻吟之聲。虐於罪囚之無訴。唆削之劑。猛於貪噬之虎。狠脈理之談。暗於摸索之盲。脊殺人之手段。捷於劊子之用刀。枉死怨鬼。多於衆人之行路。使天下之人。不敢言而敢怒。庸醫之心。日益驕。固菊花黃倚門祊運氣一退。黯然神傷。嗚呼。能死人者。醫生也。非病也。愈病者。命也。非醫生也。嗟夫。使醫生各存良心。則足以生人。人必感醫生之恩。則醫一人。可至數代而傳名。誰得而恨罵之也。病人不能自醫。而庸醫殺之。庸醫殺之。而亦病之。轉使庸醫而復殺庸醫也。

眼科

蟜陽太阿

甲問眼科曰。余是火眼。抑風眼。眼科卽取紙一張。貼其眼上。久之。曰君之眼既非火亦非風。訊其故。眼科曰。倘是火眼。此紙必焦。風眼此紙早已吹去矣。

有先生傳

非非

有先生者。不知何許人也。寄脚于兒戲街。門牌幾十號。先生狀貌魁梧。少習儒。自四子書外。凡千字文。百家姓。三字經。千家詩。增廣幼學。童子問路。韵對屑玉。靑雲集。太上感應篇。三國演義。鐵關刀。燒餅歌。九子算。江湖撮要。無不博覽。饔飧自給。意快如也。先生于書雖無所不窺。而書法則喜習反童體。每一拈毫。輙能與初等小學癸班比美。先生喜甚。科舉已廢。先生之學問經濟不得展。太息者久之。先是葫蘆市有老醫某。所入甚豐。先生聞之垂涎。思傚其術。乃踵門求謁。拜某老醫爲師父。執弟子禮甚恭。師父曰。子今老矣。醫書汗牛充棟。非老年所能窮其業。爲子計。莫若讀仲景傷寒。不過一百十三方。易于牢記。桂附參朮羌棗等味。百方中居其八九十。俯拾即是。其餘他方他法。可不必論。人情好補而惡攻。對症不對症。可不必論。子但操桂附參朮羌棗以往。于事諧矣。子知之乎。仲景書能讀者寡。自今以往。不患子醫名之不出。雖然。吾在此。子宜往烏目之鄉。吾更有秘訣數言以敎子。脈論不可不作。贈醫不可不先人而不可不闊。吹噓不可不力。不可不常去人處坐談。藉以交歡。並延訪奇病久病。天下無人能讀仲景。子能讀仲景。並爾師父之大名。無妨逢人便說。子其切記。

詼諧文

先生乃聞而躍然曰。有是哉。有是哉。烏目鄉哉。吾往矣。于是掛帆而行。不數日而抵該鄉。一一遵師父教不數月醫名火噪。先生嘗謂此鄉無一名醫。鄉之人亦以鄉中向來無此先生。鄉人本貴耳而賤目。聞先生名。互相傳述。驚動遠邇。無老無少無貧無富無不踵門求先生一診。其不能到門者。先生常跣足而往。鄉之人乃大樂。凡診一病。莫不有脈論。鄉人驚以爲神。經先生診後。莫不小病化爲大病。大病化爲無病。先生醫案頗多可紀。烏目鄉近年米貴。貧民無以度日。多欲戒飯。苦無其法。服先生藥後。即無庸食飯。有某某多人。晨興夜寐。先生謂其安睡時間大短。一服即長睡。有某某聞聲見色。嗜好甚多。服先生藥。即如老僧入定。不聞不見。有某某每日言笑動作活潑異常。先生謂恐其大勞。略施刀圭。即聲氣漸微。筋骨不動。有某某臥床數日。言動維艱。服先生藥。即踰垣登屋。呼號詈笑。某大腹賈擁貲百萬。嬌姬美妾良田廣厦。犬子豚兒。備極人世之樂。近以病體多艱。思游天國。一拓心胸。欲效黃帝鼎湖故事。獻巨金求先生仙丹。先生笑而頷之。謂藥力緩緩而行。即可超度。服藥三月。即漸覺去膚存液。遺貌取神。去飛昇期不遠矣。其絕技類如此。餘尚不可勝紀。烏目鄉人某某。以先生曠代難逢。不可失之交臂。擬師事之。刻正選擇某日開幕。行正式弟子禮云。

大史公曰。有先生吾不識其人。若其師父大名。亦在彷彿迷離之列。傳聞昔年診一七十老翁。某謂曰。子尺脈弱極。必乏子嗣。老翁嗤之以鼻。拂衣而去。蓋老翁固兒孫繞膝。生育一項。在少壯時代。已成過去之事。師父固未嘗會意也。雖然如有先生者。當天演劇烈時代。能舍蒙館而入醫林。更能拜一師爲標榜。作脈論以驚人。雖亥豕魯魚。處處不免。然在烏目鄉中。誰其辨之。宜先生橫行一鄉。動輒揮筆不怕人見也。嗚呼。如有先生者。亦人傑也哉。

吃屎不可得

劫

老友某公。本巾韓家而精岐黃者。善詼諧。懸壺邑中多年。偶述爲醫者之況味。曰。醫生對病者之責任。重且大。吾儕共知之。至治愈病症後。謂爲醫生由責任而入權利

詼諧文

之機位矣。詎知竟有吃屎不可得者也。請竟其說。曩歲資本家某患伏暑已數日。神昏齒黑。諸醫束手。延余往診。甫登門。侍者卽囑勿索診資。蓋主人重面子者。又多醫家友。來診皆不收資。寧使於病痊後。設盛筵以壽君。余曰。諾、入室診病。知其腹鞭痛。有屎也。余遂用承氣以下之。告其病不妨見屎卽瘥。是時病者自審亦非下不可。且諸醫既無法。自然信服不疑。遂拱手呻吟而謝曰。果見屎卽請君吃。余唯唯。次晨診已下宿垢不少。余曰。病猶未全去也。因糞色尚黑耳。須見黃屎方告瘳矣。病者於是命僕告庖人。將所備之席以待來日。噫。余知明日一見黃屎。必可得大嚼矣。豈料一瞬數旬。消息杳然。一日出診過某門。密探門僕以究竟。僕曰。先生寃矣。乃日先生去後。合家皆知先生操回生術。而主人之再造。先生之力也。洎晚來一不速客。主人知爲先生之同道。請其診脈。謂元氣大虧。必遭峻下藥之害。遂檢先生之方。拍案大罵。其如此體質。可用大黃。主人以先生之藥有誤。請其處方挽救。病難早愈。而一日人參一日萊菔子。至今尚不斷藥。因之主人猶憤恨先生不已也。

醫藥界近聞

晋省鼠疫彙紀

字林報一月四日北京通訊云山西北境疫患流行狀若肺炎疫中國北方聞此消息頗起恐慌今雖醫士證據尙無所聞然山西兩處瑞典教士已詳言其徵象而此間醫學專家復謂所述徵象與一九一〇年滿洲肺炎疫性質約同西醫已於一星期前前往疫地調查著名醫士伍連德亦已出發伍受政府委託若此症果屬肺炎疫伍有權施行防衛方法惟願此非肺炎疫但如不幸而竟有此則嚴密防疫之道不能不責望於中政府前滿洲之疫死人極衆事逾數年其禍當未忘懷今若不施行必要之方法以防此疫之蔓延豈能藉詞諱罪邪茲述昔年疫症之由來以告讀者查貝加爾湖境有旱獺焉其類屬鼠其皮可珍蒙古獵者經驗既久知死獺之害不敢取之當一九一〇年獺皮大貴價起數倍中國獵夫貪其利厚輩赴出產旱獺之地從事搜求彼等無蒙古獵者之經驗不問生獺與死獺概行羅致以致獵夫沾染從死獺而來之瘟疫黴菌於是西比利亞鐵路之東部遂因病人與疫皮而疫症

大作矣肺炎疫隨中國獵夫由鐵路傳入滿洲當時病症不明防衛之法未克早行疫症遂蔓延於哈爾濱附近之傅家甸該處山東工人逐漸染疫有附火車回里者疫症乃傳至南滿繼由南滿而入直隷且至烟台焉幸此疫性質時已查明防疫辦法實力施行再寒冬又過肺炎疫乃不猖狂蓋此種肺炎疫在寒天最易發達也天津烟台皆遭發見肺炎疫數起但患疫者悉被移入隔離醫院中不與他人交通故未蔓延迨春季既至氣候溫和各處肺炎疫始自絕跡約計死於是疫者不下六萬人凡染此者無一生存誠有害人類最險惡之疫症也就已查明者言之此疫之傳染僅由呼吸之機關患者輙咯痰色紅多沫內含無數黴菌傳疫者卽此痰也醫士與看護者戴防疫面具可保安寧但若一滴痰涎落於旁觀者之喉中則其殺人等於砲彈吾人於滿洲肺炎疫而得一教訓凡患此者必須隔離而侍其左右者必須戴防痰之具凡入隔離醫院者必無生望但若醫士與侍者防衛適當則疫症自不致外傳鐵路爲傳布疫症之最危險媒介蓋一車之人狀似無病容或有一二業已

染疫之人此人閱一二日後卽成傳疫之中心點矣今山西之傳染病若係肺炎疫則中政府之職務無待贅言其第一要着爲設立隔離醫院而使有經驗者辦理之第二要着爲以自由辦事之權給予醫士俾可强令患者入隔離院可疑者入診候院第三要着爲禁止患疫區域之交通凡非經過驗視者不許出境而綏遠火車尤宜特別注意行客欲乘車者須先驗視始可入車肺炎疫雖極危險然防衛尚易蓋其傳染之道僅在痰涎非若結核疫症由虱類吸疫於鼠身或染疫者之身而傳諸他人者之不易防範也若中政府懲前毖後立行必要方法則肺炎疫當不致傳開今西醫已有數人自行効力於防疫事宜也

自晉邊發現鼠疫以來京中中外各界對之頗極注意政府當局現已派醫員前往視察並趕速辦理一切茲特彙誌關於鼠疫消息如下

熊希齡督辦分呈府院電云急北京大總統國務院鈞鑒頃見本月二十五日京津太晤士報載前者報載蒙古山西交界之處發生時疫今已審查的確知爲肺瘟其

現象與千九百十年至十一年滿洲鼠疫相同初發時起於胸部頭痛乾咳痰中帶血吐而不瀉自起病至死少則二日多則三日此疫已發見山西五原縣恐不久山西他處亦必波及欲使此疫不致蔓延則千九百十一年防疫會議所訂辦法非嚴厲實行不可查滿洲鼠疫盛行時曾將有疫區域斷絕水陸交通今京綏鐵路所經過者正在時疫發生之地須從速預防庶不致東趨及於直隸此時入手辦法宜飭山西邊界地方官嚴禁居民非有極要之事不許旅行一面趕派防疫專家往施防護直隸自受水災以來人民因凍餒而體弱又因避難而叢集感受疫氣最易一經發現勢且不可收拾中國政府若不照前防疫會議之法實行防範不獨不能對國人且無辭以謝外人也云云查此次直省受災奇重饑饉之後復有大疫一經傳播尤爲慘酷現値嚴寒已有此項時疫發見轉瞬開春蔓延尤速若不預爲防範不特數千萬人民生命攸關且爲中外觀瞻所繫臨時籌辦更非易易擬懇大總統國務院飭下內務部交通部派員切實調查迅即調取從前東三省防疫辦法分別趕速

近聞

籌防以免疫厲盛行重爲民累不勝迫禱之至督辦京畿水災河工事宜熊希齡叩

國務院覆電云儉電悉藎籌甚佩五原發現時疫昨已電晉確查尚未得復刻又分電歸綏詳查並由外內交三部選派醫員携帶藥料即往確查設法防護俟得確情再定杜絕之法院卅一

駐京英美俄法意日六國公使館附屬醫官特於一日午後六時假英國公使館內開會議臨時公推法國醫官古參氏爲主席討論各國關於防疫之提案當即議決五條辦法聞此等外國醫官協議之目的專在預防此惡疫之侵入北京但欲達此目的須迅速知悉鼠疫傳播之狀況故擬設置專報此項消息之機關而置二重城壁於張家口外將第一防禦線置之外城壁凡鐵道之往來之貨客概行遮斷至北京之最後防守地點擬設在西直門外停車場由日本醫師擔任如需預防血淸之必要則當向日本或美國定購四日夜復開第二次會議由協和醫學堂某教師將最近所得之報告傳示會員據其報告距豐鎭五日行程之地方業有新患者發生

美國宣教師一名刻已斃於此疫云云又聞外交團亦於昨日在英國公使舘關於根本的預防方法有所討論

昨日國務會議時特於議事日程外臨時提出關於預防鼠疫案件當卽將任命防疫委員以及遮斷交通等件議決內務部以職掌所在已呈請派任伍連德陳祀邦何守仁三員爲防疫委員卽時前往愼重辦理又據閻督軍致政府電略謂已電飭大同張鎭守使單道尹偕伍醫官到時卽行協助辦理防疫事務並與該鐵路人員隨時接洽云云

日本北里醫學博士爲鼠疫學者昔年滿洲鼠疫蔓延當時曾親至該地講演防疫方法其所言大致云元來鼠疫之危險殆謂爲無預防之方法亦無不可該病之潛伏期大約一星期內外凡罹該病者於此潛伏期內其身體因不感何等異狀故不知該病已潛伏於身內然預防該病之大要有二(一)將流行地之往來全然斷絕(二)務須早日發見患者是也斷絕流行地之往來一層在文化發達且區域極小

近聞

之地方固得完全實行惟遇地域廣大之地方殆無何等之效果於此惟有極力準備一切早謀發見患者一方法而已第此事行之亦非易易萬一行之亦極爲困難未克奏效則居民全滅之患終難免耳然發見患者之後卽施適當之處置同時得患病之家屋完全消毒或全行燒燬尤爲重要之辦法但最可慮者世上一般之醫師關於該病之智識頗多缺乏往往對之不知處置是也云云

公使團因山西省百斯篤病猶猖獗於前日開會議決定由各國公使館各派醫生一人會議預防之策此外另設一委員會介於外交團中國政府及醫生會議之間專事各方面之周旋此委員會中各國各舉委員一人協同辦公日本委員爲船津書記官法國委員爲辦利哇大尉英國委員巴爾東美國委員德尼醫生會議於日本開第一次會議

西直門外防疫檢驗所頃已成立京綏豐鎭通車因此停止

晉省發現鼠疫京師恐遭傳染閣議特任防疫專員依照傳染病條例辦理內部已

委出伍連德等三員馳赴綏屬五原薩拉齊等處調查外交團及各國醫官昨開兩次會議擬將京城內外劃作兩道防禦線並設專報此項消息機關俾迅知傳播狀況厲行消滅方法

五原薩拉齊疫務外交團極注意已各派委員組會辦理政府亦籌備在豐鎮張家口等站設檢查所

疫症已傳至豐鎮是處爲京綏鐵路之終點北京西醫極以此事爲慮主張催促華員立卽設法以防疫症一再蔓延並擬請政府停駛綏遠鐵路並實行檢查疫患隔絕交通之嚴密規則

各使署醫士昨日討論山西與內蒙疫患問題決議請外交團質問中政府防疫辦法西醫兩員數日前赴疫區調查情形報告尙未到京中政府亦派醫士一員前往調查至肺炎疫之說尙未徵實但恐係此症耳

自綏屬五原薩拉齊等處發現鼠疫中外人心異常驚疑深慮蔓延於都門政府因

近聞

接外交團照會決先設一防疫會議由內務外交兩部會同籌辦並邀聘外人到席連日紛電綏遠張家口山西各處詢問據綏遠都統稱病狀尚在疑似之間未能證實張家口田都統則稱包頭鎮已發生鼠疫豐鎮尚未發現現擬在豐鎮殺虎口等處設局防查並擬杜絕交通又據某通信社消息日前五原薩拉齊等處發生疫症內務部當即分電綏遠山西等處查詢詳情嗣得綏遠蔡都統覆電稱綏屬五原薩拉齊及包頭鎮地方發生一種病症犯者咳嗽頭痛咯血惡寒共斃三十餘人業派醫官分頭查驗據各地方電報傳染之勢已見稍平等語一月四日得伍醫連德報告云歸化城發現瘟疫亟宜設法防備以免流行等語內務部當日即提出國務會議與外交陸軍交通各部會商辦法由部呈請派伍連德陳祀邦何守仁三員爲檢疫委員一面籌畫切要辦法函約外交交通等部派員於七日到部組織防疫委員會以便分別迅速辦理防疫事項昨爲該部新年茶話會期當時因籌畫防疫事件衛生司各員甚形忙碌

近聞

北京醫院院長侯希民上內務部預防鼠疫意見書云爲呈請速派專員前往山西內蒙各處調查疫症以便預防而重民命事竊查本月二十二日英文北京日報及二十三日順天時報載有山西五原地方現有疫癘流行一經傳染咯血斃命人民惶恐異常據教會醫師稱此症乃係鼠疫勢甚猛烈等語循誦之餘惄焉神傷亦我衆生刼運未已比年水旱偏災既迭次見告兵燹慘禍又方興未艾固已流亡載道滿目瘡痍聞之心惻覩之淚下然此猶已罹者得設法拯救故未罹者得相率遠避爲害之烈尚有限度惟疫癘則於冥漠之中潛滋暗長其醞釀也茫無可測其發生也猝不及知治之則已悔其晚縱之則蔓延愈廣矧以年來交通便利鐵道汽車瞬息千里傳染之速至爲震駭近今東西各國對於此次預防至爲嚴重總其綱要不外二端一爲平時之設備考各國防疫行政由地方自治機關相助爲理且有常設之檢疫員無論有疫與否日有檢查月有統計故每遇疫病發生旋起旋滅一千九百零三年英國某海港有鼠疫立時撲滅僅斃二人數年前日本大阪發生鼠疫不

數日而全滅預防之效至爲神速彷而行之斯爲急務一爲臨時之設備若疫氣已熾勢方披猖則消防諸方亟宜着手例如防疫行政機關之組織病院隔離所之設立阻斷交通之執行水陸檢疫之設置疫病發見法屍體處置法以及清潔法消毒法捕鼠法個人預防法等無一不關重要稍一猶豫則鉅患立至尤未可以輕忽視之以上二則皆爲防疫絕要之端惟我國衛生行政尙未完全人民衛生知識亦未發達舉凡預防器械消毒藥品大都仰給於外國設非先事規劃則遷延時日疫氣愈張爲患將愈大設防亦愈難而耗費亦必愈鉅丁茲國庫奇絀民力凋敝之秋前途殷憂何堪設想有清末季東省鼠疫之蔓延耗國帑至千餘萬傷人命至數十萬推原禍始無非由事前之無防及衛生行政之未備嗣雖經毓汶等竭力設籌始得遏絕然躬歷目覩痛定思痛每一回溯輙爲凜慄今則晉省一帶疫癘又復萌動參以友朋之傳述證以外人之報告事實所見絕非風說使不及早籌防則始於一二人者繼且延於羣衆發之邊陲者久且傳之腹地其禍恐較水旱兵燹而尤烈毓汶

爲人道計兼於防疫諸務夙所研求用敢不揣冒昧籲懇大部迅速遴派學術優長爲精敏幹練人員前往疫地切實調查如果確係鼠疫即當從速執行預防庶星星之火不至燎原涓涓之水幸免潰堤芻見所及罔知所諱是否有當伏候採擇謹呈

內務部總次長

政府昨據派往薩拉齊等處查疫醫生報告稱該處疫症據經考驗確係發現一種肺疫並非鼠疫又據察哈爾田都統昨電外交內務交通三部略云奉支電敬悉已飭豐鎭喬鎭守使等照辦矣豐鎭爲鐵道終點若疫傳至該地則防範愈難請大部迅派醫趁此分赴殺虎口沙袋溝石匣溝三處設局防疫萬勿在豐設局以免豐民受此巨害並有礙交通之進行

綏屬發現疫症後外交團亦甚爲注意上星期六外交團曾開會議討論之結果由各使館各派醫生一名組織健康委員會再由外交團選定委員一人聞日本所派之委員爲船津書記官英國所派者爲巴爾登其餘各國亦均派有委員今日外交

近聞

團復開會討論預防疫症方法與中國政府聯合辦理

內務部現已組織防疫委員會昨日下午二時在部開會討論防疫辦法外交部派參事嚴鶴齡陸軍部派軍醫司司長及科長二人財政部派科長一人交通部派科長一人與傳疫病院院長暨內務部衛生司長科員等在部討論許久結果係依照傳染病預防條例以五薩等縣爲實行區域其東路豐鎭爲交通要道亦附在實行區域之內並於殺虎口清水河等處設防疫檢查所此皆昨日開會所議決者至下午五時方宣告散會云云內務部已派傳染病院醫官帶防疫器具及藥品多種由豐鎭到五薩等處散放施治另由部派出九人專辦防疫事宜又聞伍連德自派出調查疫症後聞昨有電到外交內務兩部謂京綏路暫時通車搭客均受檢查大同張家口南口等處皆設檢查站並設附有隔離病舍收留自西方來之病人以防傳染據從歸化來者言歸化並無疫症太原大同亦尙無疫症惟殺虎口一帶有幾人患疫者現在豐鎭到有醫生甚多一切防禦事宜布置尙稱完備

自晉邊發現鼠疫以來京畿人心頗爲震動政府當局亦非常注意現正極力設法防禦外間前傳右玉縣已發見鼠疫茲聞昨政府已接到伍連德醫生報告在豐鎮發見疫病患者一名已實行隔離云云是此病日有東侵之勢矣前日防疫委員會中原擬定如遇必要時即將京綏鐵路斷絕交通自得疫病東侵之報告自前夜十一時起已命該路全線停止運轉擬待沿路檢查所設備完全後再酌量開車昨日午後二時防疫委員會續在內務部內會議決將防疫區域分爲三路第一路爲歸化城歸伍檢疫委員管理第二路爲豐鎮歸何委員管理第三路爲大同歸陳委員管理與各地方官軍隊連絡辦理大同至北京之間歸內務部連合交通部陸軍部辦理又上次會議已決議在沿路重要地方如殺虎口石匣溝沙袋窪清水河等處設立檢查所由西而來之客商必經檢查無病方能放行此項檢查所日內即可一律設齊前內務部呈請任命之檢疫委員三人除伍連德氏已在豐鎮外何委員守仁（總統府軍事諮議）昨參列防疫委員會議後定於本日午後階內務部各醫

近聞

官携帶葯品器械等乘專車往豐鎮陳委員祀邦（京師傳染病醫院醫士）因有病尙未成行現亦定於三日內率醫官看護人等出發往大同十條胡同傳染病醫院派定常醫士率看護人一名於前日清晨携帶藥品器械往豐鎮協助伍委員辦理檢疫事務現又決定續派第二批醫員携帶看護人器械藥品於三日以內出發該院院長嚴智鍾君昨語人云肺配斯特在各種傳染病中最爲凶烈現時情形北京似尙無可慮惟恐有病疫在意外之地點發生故亦不能不備北京市民此時不必驚慌一面可信賴當局之防範一面應講求適當之衛生法以暫觀當局防疫之結果衛生上最宜注意者略有數端一力謀清潔二如有可疑之病症速覓良醫診治三若有傳染病速行隔離四各家宜備消毒葯水在厠所塵芥汚水處常常消毒云云又據新民通信社消息云昨晉督報告左雲縣亦有外來客民頭痛暴卒驗明確係鼠疫云云左雲縣又在右玉之東南與大同府緊接距太原北京均極近且其蔓延路徑係向東南進行進行又極神速蓋前日晉督報告僅右玉縣發現鼠疫昨日

報告已侵入左雲縣二日之間竟蔓延至二百里也

字林報七日北京通訊云美國醫士於一星期赴晉調查今來報告謂該處疫症之性質已不成問題確爲肺疫疫種種徵象皆與從前西比利亞與滿洲之疫患適同聞某一地點染疫待斃者現有百人此外有幾何死亡無從斷言但事之駭人聽聞者爲歸化廳官場之腐敗該處已有疫症多起而官場猶不承認其存在數日前山西督軍竟敢電告北京謂晉省無疫嗣後晉省北境官報自認有疫已死三十人左右而同時之外人教會報告則謂已死數百人且哀懇政府設法美醫士行抵疫區時防衛方法毫未施行美醫士亟以防疫進告乃官場不獨不理其言且懷憤意記者聞晉省官場向政府呈訴有外國醫生來晉危言駭害等語幸北京政府頭腦冬烘尚不若此昨夜已明發命令承認晉省數處有疫並委伍連德及其華醫二人爲防疫事務委員又諭伍等速行必要之防衛方法矣按肺炎疫與鼠疫(卽結核疫)不同肺炎症雖較鼠疫尤爲惡毒染者百無一生然其傳染之媒介僅在痰涎聞患

此疫者之痰涎必傳入他人呼吸機關中始足爲害故患者入隔離醫院而傳者戴防疫面具即可阻其傳染矣至於鼠疫之兇險則較肺炎疫爲輕患者約有半數可慶更生然其傳染之媒介乃鼠與蚤虱故鼠疫一經發見防衛極難著手印度前事可爲鼠疫可怖之證印度鼠疫初發生於喀爾喀特城時爲一八九五年記者適居其地此疫係由緬甸或香港傳來印度於未有疫前業已設立驗疫局查驗有疫口岸之來船迨鼠疫一經發現印度全境即厲行防疫規則但防衛縱嚴鼠疫竟蔓延四處死者共不下六百萬人據一般推測鼠疫發生始於雲南傳至香港後由香港傳至他處統計世人之死於此疫者當有一千萬人若肺炎疫苟防禦得宜決不致如是蔓延若疫區隔絕交通則傳染自必不廣今鐵路各站及往來要道宜設驗視局以防患疫者之潛行而中國北境宜留心察視有無此疫遇有病狀可疑者即行隔離辦法果能若定則肺炎疫自不傳開矣

字林報十日豐鎭電云記者昨從歸化城回此城內及四周村中今皆有肺炎疫傳

染甚速城東一村當記者初次經過時聞死八人迨記者返時相隔僅三日則死人之數已增至四十矣販賣羊毛之商人從包頭薩拉齊染疫區域而至鐵路者逐日有數百人若輩沿途佈疫而當地官場迄未設法阻止交通吾人曾力勸綏遠都統施行防衛方法渠竟不信該處有疫且不允吾人調查但吾人卒覓得帶血痰涎當以顯微鏡察之證明其爲肺炎疫都統之所以不信有疫者其理由蓋以每日徵收羊毛稅項五百元之欵由其手中經過也吾人曾告以苟不禁止交通則後果必甚嚴重前滿洲之疫死人若干萬人用銀若干兆可爲前鑑該都統僅一笑置之其態度直屬罪惡且無心肝目下疫症已傳至太原府各處京漢鐵路亦將危及京綏鐵路已見疫症自昨日起火車停駛但若不由有經驗且有統一專權之當道施行極嚴峻之防衛方法則肺炎疫或將傳至其他方面也哀哉中國兵災水災荒災疫災相繼發生而又有不能盡職唯利是圖之官場哀哉中國

字林報八日北京通訊云伍連德醫士電告內務部謂巳與京綏路局議定辦法所

有由豐鎮車站乘車之客皆須經醫士查驗後始許購票上車大同張家口南口三處行將設立查疫局並派醫士隨車察視暫時火車照常行駛豐鎮司令即當滿洲疫症發生時曾駐哈爾濱與伍醫士會同辦事者今已在通至豐鎮三條大路上設立查疫局故就鐵路而言所有目前必要辦法似已舉行隔離醫院今已在置備中檢查疫症隔絕交通之地今已議及三處目下豐鎮尙無疫症發見若果有之則適當方法以防傳至他處者卽可實行（字林報按此函發後豐鎮等處已有染疫之報告）英領署哈定氏在北方游歷頃抵歸化來電報告謂在太原與大同之路間未聞疫症但伍醫士則呈報歸化有疫此疫顯由西北兩方而而來尙未深入晉省南境今吾人所亟欲者中政府是否將採行適當方法以隔離患疫區域此舉較在鐵路施行防法尤覺困難蓋當地官場已有反對醫士計畫之表示也彼等指斥美國紅十字會醫士若干人未帶護照遽來晉省故對於美醫士冷淡視之大約亦因美醫士先未往商官場遽卽警告居民設法防疫耳北京已設防疫委員會由內務

外交財政陸軍交通諸部代表組成之與英日美法四使署代表所組合之委員會聯合行事應施行防衛方法之地點刻在討論中已决定以豐鎭爲東局至於西北方面則須俟接到詳細報告後卽决定應行事宜云

蒙古山西交界之處發生時疫今已審知爲肺瘟蔓延極速患者頭痛喀血吐而不瀉起病至死不過二日此可怖之消息傳來津人士類皆不寒而慄盖水災之後必有疫癘而人民因凍餒之故必多體弱最易感受疫氣萬一東趨及於直隸則慘酷必不忍聞熊督辦曾電呈中央請飭內務交通派員切實調查迅卽調取前東三省防疫辦法趕速籌防以免疫癘盛行現正由內務外交陸軍財政共同組織防疫會議有豐鎭以西阻斷交通之說若然則傳播東來或可倖免歟

直省長吏對於災區防疫事宜尙能切實辦理所有曾經浸沒之房屋悉由北洋防疫處派員消毒給有執照始准遷居其中近更加派檢診隊三隊每隊醫官一員巡捕二名夫役二名每日出發分赴城廂各災區檢察災民有無疾病以資就治並給

予藥品如有聞於傳染類病者概令夫役護送至西營門外防疫醫院醫治以預防傳染之虞以故水災之後尚未聞疫癘發生饑饉之餘咸深慶此不幸之中之大幸事也

天津地方審判檢察兩廳拘押囚犯日衆監獄之內似不易講求清潔之道衛生二字固非若輩所知也然職司監守者亦當惕惕於洪水巨災而稍爲防範日來盛傳發現冬疫非常烈速其染者立斃且視肺瘟尤烈昨有候審之甲乙二人未經三小時即先後斃命該廳即將染病之犯九名送至西營門外防疫醫院醫治距料甫送到醫院又立斃二名此症一發現市上頗爲恐怖聞曹督軍異常震怒申斥該廳長等不能先事防範現正由醫生研究此疫之起源及治療之方劑並加派檢診隊悉心檢察以滋蔓監獄方面則已飭法警隨時查驗矣

十二日字林報社論略謂今日豐鎭來電報告重要消息肺炎症刻已傳至太原危及京漢鐵路而山西官吏多頑固性成且有貪得暫時之小利不允禁止交通而不

顧及疫症蔓延之大損失者中政府固予伍連德醫士以防疫之全權但尤宜予以實行防法之全力就已往經驗察之肺炎疫不難限制阻其傳布但若任其南行而不立加阻遏則其罪大矣吾人於此未可因肺炎疫之易限制而漠視上海預防之必要工部局衛生處前辦理鼠疫成績卓著刻已注意察視稍有疫象即將施行七年前曾經採用之辦法今尚有一事爲吾人宜早注意者則浦口過江之火車是已該處似宜對於北來之車客施行查疫法也至於航路之檢查則極難辦理但鐵路爲交通較快之具亦爲傳疫較易之物故宜首注意之且較航路亦易管理也蘇督李純爲政界中之開通人物素爲世人所稱想滬人一有此項請求李當樂於俯從也

該報又追紀七年前上海防疫事略云今之肺炎疫先發生於內蒙古時爲一九一八年一月十二日甫閱六日此疫已傳行三百英里而至晉省在交通不甚利便之處其傳行之速已若是可驚況今已延至京綏鐵路安得不視爲重要乎七年前滿

洲之疫其初亦甚細微僅發生於吉林省西北之海拉爾與滿洲里兩處耳其時爲一九一〇年之冬奈以華員起初防範不力疫症竟躍至相隔數百英里之人烟稠密區域齊齊哈爾與哈爾濱遂以疫聞次年一月初旬北通州且有疫症迨一月二十七日上海恐疫症傳來乃頒行船隻從北方有疫口岸來者須在吳淞口外停輪候查之章程而上海工部局衛生處且爲北方製造防疫漿苗焉是年工部局史醫員曾演講防疫方法略謂疫分三類一爲結核疫(即鼠疫)患此者生死各半二爲血毒疫患者輒死三爲肺炎疫患者亦無救三者之中肺炎疫最罕見疫症百起中肺炎疫僅居其二患此疫者語時有疫蟲出自口中能至四十英尺之遙故此疫之傳染全由呼吸其防衛之道約有五端(一)患肺炎疫者不許出外致將疫患傳至他處(二)一遇疫症必須報告凡疑係疫症之病概須察驗(三)患者或疑係染疫者須隔離(四)種防疫漿以免疫症傳染其理與種牛痘以免天花同(五)凡接近患者之時須戴防阻疫蟲由呼吸而入之面具云云史醫員曾將防疫之簡單方法

數條譯成華文令若將此項文字再行佈告衆人俾共知避疫之道亦先事預防之一策也

肺炎疫於六星期前發見於蒙古南部之巴塞波期(譯音)繼傳染而東延至包頭薩拉齊歸化廳今已沿京綏鐵路而至豐鎭大同伍連德醫士之辦公總機關設於豐鎭伍之來此本屬調查疫情今不得不設法以防疫症之蔓延但伍未有厲行防疫法之充分權力耳法醫士約夫勒氏與伍同在此間已會同施行細菌學之察驗診明此疫爲肺炎疫今晨奉交通部之訓令京豐間之鐵路已不開車疫地醫士必須有聯合之行動與更大之權力方可掃除此疫

英法美三使謁馮詢防疫事現已將綏遠包頭五原薩拉齊認爲有疫區域依法防禦區內滯留各國商民請轉令速暫遷避

此間現信山西之疫確係肺炎症薩拉齊死者以數百計比國敎士某氏亦死於疫尙有一敎士染疫(按據上海比國敎會所接最近消息敎士之死者已有三人)北

方寄來之郵件現均於數處由華員火燻消毒疫患雖尙未延至鐵路盡端惟鐵路交通必已加以限制矣

北京與豐鎭間之貨車客車暫停行駛由大同至豐鎭之火車中查見一患疫之客近日豐鎭數英里內村中發現疫症多起而豐鎭亦多疑係染疫之人伍連德醫士請政府多遣醫員並派兵士以取締染疫者之行動

內務總長錢能訓呈綏遠五原薩拉齊兩縣及包頭地方發生時疫按照傳染病豫防條例請指定施行區域卽日施行等語綏屬五原薩拉齊等處發生時疫症應卽定爲防疫施行區域其東路之豐鎭係交通孔道應一併指定以便先事籌防卽日由該部督飭分別施行並交外交財政陸軍交通等部會同辦理餘如所擬卽責或檢疫委員切實籌辦以杜傳染而重民生此令

今日閣議(一)內務部提出關於防疫之辦法條例不日以敎令公布(二)財部報告山東財政廳長調京以該省政務廳長繼任未及時局秘長報告陳樹藩電收復

岐山黨人擊退又馬福祥電告盧占魁敗退此外皆主戰派請戰電

距豐鎭十八里之地點已有罹鼠疫者發生至昨日豐鎭亦發見患是症者大有蔓延之勢中國政府依公使團之聲請從本日起停止京綏鐵道之運輸聯合委員會連日疊開會議擬派法國醫生三四人赴鼠疫流行之地籌備救濟方法

伍連德醫士電稱已與京綏路員議定辦法火車仍照常開駛惟乘客須醫士隨行大同張家口南口三處已設驗疫局豐鎭趙司令即一九一一年曾駐哈爾濱者已在通至豐鎭之三條大路處開始檢驗隔離醫院與查疫局現已開辦內務外交財政陸軍交通諸部所組織之防疫委員會昨午後集議劃定疫區施行防法並決定以豐鎭爲極東車站通至豐鎭之三路今已堵斷

防疫命令中劃定區域五薩包頭豐鎭均在內已飭該處軍民長官一致檢查

鼠疫確向東侵京綏路線已嚴密檢驗英醫某昨報天津亦發見此疫由外團派員促警監速爲防禦

記事

一寒署

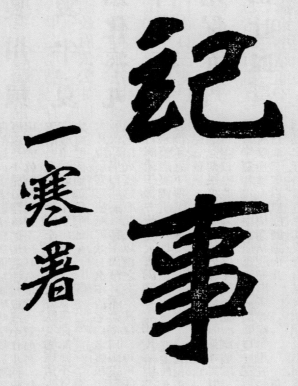

和濟藥局時令要藥八種

巖製川貝

專治燥火頑老鬱結諸痰而成咳嗽哮喘癲狂癇厥等症并治中風痰迷及小兒急驚痰閉蝦蟆頓咳或喉中作水鷄聲或咳嗆而聲不出者或乾咳見血者不拘日久年遠均效如神

每塊洋一角

巖製半夏

善治風寒濕水烟酒臭濁諸痰及痰飲痰喘痰瘖痰涎並痰迷痴癲痰厥頭暈老人中風痰潮小兒驚風痰閉服無不效凡屬痰飲者服之痰從大便如魚鰾即愈

每塊洋一角

節齋化痰丸

大凡濕痰寒痰燥痰涎痰飲日久不治名曰老痰根深蒂固致肺胃二脈伏結名曰結痰膠黏堅固滑吐不出名曰頑痰隨火上升為狂為癲名曰火痰急服此丸以滑之奏效甚捷

每兩洋一角二分

星香導痰丸

此丹溪先生秘方治無火寒濕痰嗽屢效凡寒痰濕痰頑痰宿痰糊痰水痰老痰濁痰及一切氣滯生痰痰壅喘息等症急用此丸三四錢開水送下屢試屢驗

每兩洋一角二分

小兒保赤丹

小兒急驚風十與熱二端居多尤以痰迷清竅為最多此丹開竅降痰鎮驚熄風專治小兒痰熱積聚胸膈脹滿不思飲食甚則氣喘痰壅目瞪口噤並治大人痰迷中風等症屢試屢驗

每瓶洋四分

立止吐血膏

是膏平氣和胃止血去瘀專治鬱火傷肝口吐狂血或痰中帶血及咯血嘔血唾血大便閉結脘脇串痛等症每用五錢或一兩開水調下日服二次以血除便通而止

每兩洋九分

噙喉王霜梅

每枚洋二分

咽喉之症最為危急其原皆由風火挾頑痰痺而為災呼吸之氣因之阻塞甚則腫痛難忍或小舌下垂大舌浮腫痰涎壅塞此喉風喉痺喉癬白喉單雙蛾等必有之症也即噙含此梅能立去惡痰毒涎

喉症（保命）藥庫

每具洋一元正

本局精選古今名醫治喉痧白喉喉痺喉蛾等症自初起至收功特效藥八種一一用瓶貯藏納諸一箱巧小玲瓏易於居家常備旅行佩帶并附喉痧證治要略一冊皆發明病狀及用法以使對書用之

（開設紹城縣西橋南首）

丁巳冬本分會奉本縣警務所函查城鄉各醫生履歷如下

(六七)二項從略

(一)姓名	(二)住所	(三)籍貫	(四)年齡	(五)種
王俊林	柯橋下市頭下岸方家匯頭	紹興	四七	傷科兼內外科
陳仲卿	昌安坊	紹興	五九	內科
馬叔循	馬山鎮小橋北岸	紹興	四一	專門瘡瘍
朱俊臣	偏門跨湖橋外	紹興	二三	內科兼婦兒科
胡瀛蟜	五雲門外梅龍橋東首	紹興	七三	專門眼科
陳馥安	姚家埭	紹興	五一	婦科兼四時溫熱等症
許堯臣	辛巷口	紹興	六一	痧科兼內婦科
錢柏初	東關	紹興	三七	產科兼婦科

本分會紀事

王傳經	北海橋	紹興	五〇	針科
嚴繼椿	安昌中市	紹興	六三	專門兒科
潘吉人	柯橋上市頭	紹興	四六	兒科
朱芳颺	馬安圓駕橋存仁堂藥店	紹興	六〇	內科
陳秋舫	柯橋廣豐染坊	紹興	三九	內科
張之光	昌安門外三官弄	餘姚	二三	專門眼科
張得意	東觀坊市門閣	紹興	三五	傷科兼外科
何廉臣	城中宣化坊	紹興	五八	內科兼婦產科
何筱廉	杭垣落渡橋	紹興	三一	內科兼婦產科
何幼廉	城中宣化坊	紹興	三一	婦科兼產喉科
邵紀康	北海橋桂屏弄口	紹興	四四	內科傷寒
俞錦川	樊江市	紹興	三一	內科

紀事

楊芝香	樊江西市寺弄內	紹興	四三	內科
吳詠堂	樊江東市	紹興	四九	兒科
胡幼堂	城區大路	紹興	五〇	內科婦科
李寶琳	小坊口	紹興	四九	外科
徐伯川	蓮花橋	紹興	五一	兒科
駱靜安	圓通寺前	紹興	三〇	內科
駱國安	東浦	紹興	三二	外科
謝人和	姚家埭	紹興	四二	內科
史久鏞	南門鮑家橋史大昌磚灰店內	紹興	二四	內科
孫保安	塔山下	紹興	一七	內科
傅克振	湖塘村	紹興	三一	內科
鈕養安	斜橋直街	紹興	三八	內科

本分會紀事　

駱保安	萬安橋	紹興	四九	內科兒科牛痘
傅伯揚	柯鎮東官塘	紹興	四五	內科兒科
馮北揚	後墅村	紹興	二三	兒科
許東山	東浦西巷橋	紹興	五三	內科
王瀾生	西咸歡河沿	紹興	五九	內科
馬子淸	道墟	紹興	五一	內科
李循南	仰盆橋	紹興	二四	外科傷科
楊蔭湖	繆家橋	紹興	四八	內科婦科
史愼子	大酒務橋	紹興	六四	內科婦科
周越銘	作揖坊	紹興	六一	內科婦科
孫浪三	昌安附郭	紹興	四一	內科
史逕南	和暢塘	紹興	六八	內科

紀事

陳子英	紫金坊	紹興	三五	外科
朱炳炎	華仙弄	紹興	三一	內科
周濟生	大郎橋	紹興	五一	內科
余炳章	府直街	紹興	五三	外科
葉堯臣	蕺蘭橋	紹興	五四	兒科內科
徐劍槎	西小路	紹興	二五	兒科
陳玉堂	西澤村	紹興	三五	外科喉科
陳養生	西澤村	紹興	二三	外科喉科
何寅生	拜王橋	紹興	二九	內科
包月湖	倉橋	紹興	六一	內科
曹炳章	府橋河沿	鄞縣	四〇	內科喉科
汪星槎	新橋河沿	紹興	四七	內科傷寒胎產虛損

本分會紀事

徐仙槎	石門檻	紹興	三七	兒科
錢少堂	石門檻	紹興	四一	產科
錢少楠	石門檻	紹興	三七	產科
王者輔	坡塘	紹興	三五	兒科
李守楚	諸善弄	紹興	五〇	外科
楊厚栽	諸善弄	紹興	四六	內科
陳心田	探花橋	諸暨	四七	內科婦科
孫康候	香橋	紹興	三〇	內科眼科
吳麗生	東府坊大營	紹興	三〇	內科
余月廷	香粉巷	紹興	五一	內科
余顯甫	府橋元吉衣莊	紹興	二五	內科
王景麟	大善橋下恒豐綢莊	紹興	二三	內科

張葆康	長橋石童坊	紹興	四六	產科
沈柏榮	大慶橋	慈谿	五五	內科
王京鎬	頭陀菴前	餘姚	六一	內外科
樊星環	謝公橋	紹興	六一	內科
單又新	北海橋	紹興	二〇	外科
王長順	瀝海鄉	紹興	五三	內科外科痘科
韓葆其	東街	紹興	六五	內科婦科
陸惠春	市門閣	紹興	五〇	內科產科
高純生	惠倉弄	紹興	六二	內科兒科婦科
潘文藻	東街大樹下	紹興	二八	內科婦科
裘紹良	新郎橋	紹興	四五	內科喉科
周監唐	攢宮	紹興	五八	內科

周安定	柯橋	紹興	五七	外科
楊幼卿	東浦	紹興	五一	內科
沈春泉	安甯橋	紹興	四一	內科
趙穗生	北京順治門外教場三條	紹興	六五	內科
韓樹人	陶里	紹興	四〇	內科
金槐卿	周家橋	紹興	四〇	內科
胡東皋	宣化坊	紹興	五〇	內科
湯少安	城中府城隍廟前	紹興	四九	胎產傷科
陳幼生	東浦	紹興	四三	內科
嚴紹岐	昌安門外	紹興	四一	內科
周子元	周家橋	紹興	五六	內科
裘吉生	北海橋	紹興	四五	內外兒婦科

本分會覆警署函一

謹覆者前奉
鈞函內開由省縣遞奉
內務部調查醫生塡注表格
貴所因無案可稽令敝會代爲查塡具報奉命之下即派調查員分任調查一面登報通告俾衆咸知惟紹興向無專門醫藥學校僅有前清光緒年間設立紹興醫藥學研究社每逢朔望開會各會員到會討論月出醫報亦設課試曾有紹興醫藥課藝刊行其實地研究足與學校相當茲就社員中調查除病亡改業外塡到表格〇〇名又查家傳世醫或從師習業曾經在本地行醫者塡到表格〇〇名合計塡到表格〇〇名此外遺漏尙多或未及調查或雖經調查而不願塡注蓋由醫生性質不一誤會者甚多其應塡與否應
貴所自行酌奪辦理茲將已塡表格〇〇名先行送候

察核伏乞轉呈實深公感此復

本分會覆警署函二

謹覆者前奉

貴所函開案准紹興縣公署咨文內開案據柯橋高前警佐轉呈樞里村理化學士

王雲程發明常備丹藥一種並據醫士邵蘭生已將原方開送復令敝會將是種丹葯依法化驗是否純粹國貨今據評議部審驗方係純正難攙西藥可無須化驗惟包括證治太多似欠允洽況方中葯多溫燥治寒溼之病固善治燥熱之症殊不相宜即如王雲程原稟內所列疫痢痧瘧腹痛頭暈喉痺泄瀉等症亦各有屬寒屬熱屬實屬虛之不同安得漫無區別而一律用之倘病家服不中機反失信用應令邵蘭生將葯性之溫涼病症之宜忌確切指明詳載引單俾得按症而投不致誤用斯爲切要敝會爲愼重衛生起見不得不據理直陳是否有當伏乞

鈞裁飭使遵行實爲公感此復

報價表

新報	全年	半年	一月
册数	十二册	六册	一册
定價	一元	五角半	一角

代派或一人獨定十份者八折五十份七折郵票抵洋九扣[illegible]

舊報	一至十三期	十四至十七期	十八至四十四期	四十五至六十八期
定價	五角	三角	八角	二元

郵費		
中國	日本台灣	南洋各埠
加一成	加二成	加三成

廣告價表

等第	地位	一期	六期	十二期
特等	底面全頁	八元	四十四元	八十元
上等	社論前全頁	六元	三十三元	六十元
普通	各襯紙全頁	四元	二十二元	四十元

注意　所稱全頁即中國式之一單面外國式之
一配奇如登半頁照表減半算

注意
各處如有函件寄
交本社務祈書明
一紹城北海橋紹
興醫藥學報社收
一倘寫個人姓字
郵局投遞不轉本
社而無論銀洋書
籍出入交涉均與
本社無涉特此布
告　本社啓

有關於醫藥事業之欲謀發達乎請登本報之廣告因本報銷行遍及國內外廣告之價又廉一查底頁裏面所列章程卽知大概但請按章寄稿附入登費卽當照登并將登出之報奉贈　本報廣告部白

添聘代派

本報出版已至八十餘期無論醫界藥界卽不業醫約者亦多愿購閱因內有問答一門不啻人人之顧問有病卽可函詢今爲各處來函訂閱者便利起見不拘前已設有代派處否再當廣爲聘訂凡愿担任者請示一明片卽當奉約至酬勞格外從豐

紹城紹興醫藥學報社啓

原八十一期戊午一月出版

紹興醫藥學報

神州醫藥學會紹興分會發行

第八卷第一號

閱報諸公惠鑒

敬啓者本報六十九期至八十期已於前月如數出版完竣定閱諸公將今年之八十一至九十一期報資請從早惠寄以便接續郵上至尚有數戶未付去年之報資及各代派處未繳者均祈格外見諒卽爲付下以維公益至前年報資尚有未淸者數戶尤望自顧名譽亦希迅賜淸償因知諸公或以區區之數未在意中不知本社積少成多頗受影響故不得不再四請求也紹興北海橋東本社啓

本社發行部特白

本社屢荷四方同志遠贈書籍自分受之有愧是以通告報中願將每年贈品移送代派本報者以資鼓勵茲查七卷之報代派最多者三名及贈品謹誌於左

第一名南京包薌村先生
引痘要略二十册　鄭肖岩君原贈

第二名處州何九齡先生
疹證寶筏十册　鄭肖岩君原贈
女科秘書一册　徐友丞君原贈

第三名松江査黃夫君
痘證寶筏五册　鄭肖岩君原贈

恭賀新禧

神州醫藥會紹興分會
紹興醫藥學報社編輯發行部同人鞠躬

六折

廉價券

陽歷二月終爲限

今寄上　銀　元　角　分　釐連
郵費一成在內至希查收即祈照下開單中發書
郵寄　省　地　君收
計開
紹興醫葯學報社照　月　日託

本社爲流通醫藥書籍起見。將出版各書廣爲推銷。俾一隅之書。得以四處流通。可保不致湮沒。茲荷各地購者來函。要求折扣。再定廉價券如右。凡有下列各項資格之一者。但請截下該券。塡明書目連銀（如五厘至三分郵票代銀一百零五分作一元）寄下。即當照奉。

一投稿於本社曾經登載者　一担任代派本報及書籍分售處者

一購閱本報全年已經付資者　一獨購一次上十份書籍者

誌謝

本報定價低廉銷數日廣因之經費需用漸大自八卷一號起承胡瀛嶠君裘吉生君每月各助洋五元何廉臣君每月助洋二元曹炳章君每月助洋一元際此百物昂貴辦理公益者無不自知辣手得此資助則本報免竭蹶之虞矣特誌此以鳴謝悃本社啟

第五大增刊出版

本刊內容益加豐足所刊完叢書至十餘種之多定價仍作一元另加郵力一角一個月內八折應酬五十部過期滿數不能照扣因近時紙價昂貴也　本社發行部白

在安徽有多年宿癮精神衰弱服用韋廉士大醫生紅色補丸得獲強健脫離煙癮矣

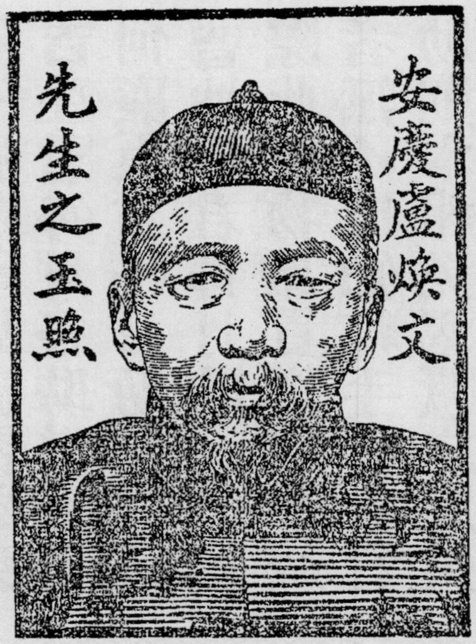
安慶盧煥文先生之玉照

韋廉士大醫生紅色補丸之中並無鴉片嗎啡及能成癮之雜質攙和其所以能戒除烟癮者全賴是丸有清血健腦之功俾得精力復原週身強壯故也敝局每禮拜所收到之謝函證書中每多云及賴是丸而得脫離烟癮俾得精神復舊者蓋是丸之功力甚爲奇妙能生新血使血氣充盈週身強健凡所失之原氣俾得復舊重獲康強之樂也即如安徽省安慶盧煥文先生之確據盧君向在官署爲書記其來示云鄙人年逾古稀素染烟癖現雖戒絕無奈身體發軟步履維艱每閱各報內載韋廉士大醫生紅色補丸遍行中國無論男女皆可常服能使弱者轉強虛者能健即赴中法大藥房購兩瓶照單吞服月餘之間果然精神倍於曩時行動陡然強健足見名不虛傳真濟世之靈丹實保身之良藥佩戴之至韋廉士大醫生紅色補丸爲天下馳名壯身健體之聖藥功力神速有清血健腦之奇功曾經治愈　血薄氣衰　諸虛百損　少年斲傷　胃不消化　瘋濕骨痛　臀尻酸楚　筋系刺痛　山嵐瘴瘧　腳氣浮腫等症以及皮膚各症對於婦女疑難各疾尤著靈效凡經售西藥者均有出售或直向上海四川路九十六號韋廉士醫生藥局函購每一瓶英洋一元五角每六瓶英洋八元郵力在內

烟癮早已脫離

贈送軟弱男子　茲有小書一卷名曰腦系疾病如欲索取即須寄一名信片至以上所列地址原班回件請爲留意郵票按新郵章須貼足一分半爲要

紹興醫藥學報第八卷第一號目次（原八十一期）

敬告治喉治痢之妙藥　錄衛生公報

咳嗽療治集議　古黟王壽芝

近聞

鼠疫續紀

社論

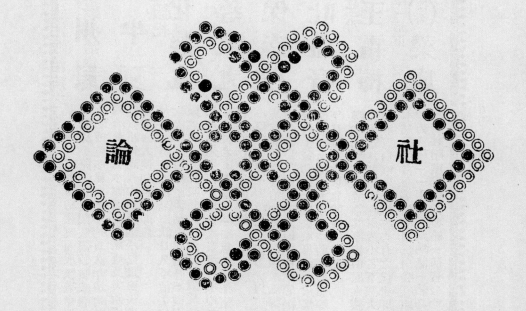

本報又一週年之書感

裘吉生

駒隙如駛歲華又更吾儕隨時局之奔馳亦虛度光陰又一載矣而臘盡春回圍爐兀坐則一種送舊迎新之悵觸以憶過去一歲中事不禁遠想及於世界近想返於個人也戰事風雲自歐西而蔓延亞東此世界之擾攘吾儕止戈乏術徒奮鬪鷄起舞之思救時既不能以古有治人與治國同功之語遂轉而言個人蓋個人者國家之份子也無個人以相積即無國家遑論世界二十世紀之謀强國者無不注意於各個人之身上以圖强換言之即强國必先强民民强國未有不强者也欲謀個人之强其道無他不外未病者講衛生已病者求醫葯斯最淺而易明之老生常談也矧好生惡死物之天性人靈於物豈有不未病者思不病已病者思不死於病也哉試觀吾國之上下竟皆背道而馳疫癘流行預防傳染病條例設而如具文僞葯充市管理葯商章程頒而不實行熱心者籌欵設學請求立案許可而遭斥（去年杭州醫藥界紳商籌欵創醫校稟准省長呈部立案竟遭批斥）司命者珍病處方一

本報又一週年之嘗感

任不學之徒以謀利（紹興有自稱吾本爲官爲幕今降格爲醫病者應加崇拜至爲人治病如出兒戲者重寫葯味之方本社收得甚多）此在上者之不以强民爲務也以酒爲漿以妄爲樂見淫詞穢本捧讀不倦（近來艷情小說一經出版到處風行青年讀之足爲戕身之媒）講養性衛生必却聞而走（坊間惟醫藥衛生書籍銷數最少）此在下者之不欲一己之生命圖强也考世界公例各個人自己之衛生責以爲人人應盡之義務並道德至國家機關之保衛各個人生命因之於醫藥衛生上有種種之規定尤爲責任之所在醫藥衛生之事業人之重視也如此我之輕視也如彼嗚呼同具此圓顱方趾之生命何貴賤自分至若是歟雖然吾儕不惜耗心絞腦敢將上下個人大多數所放棄之事業竭圖振興之豈有所愚耶抑別有所圖耶蓋亦欲循此世界公例以冀補救耳於是糾集社員發行社報舊學之足以發揚者盡力收採之新知之應當紹介者斟情輸入之備衛生之顧問續關問答之欄通千里之神交又增插圖之舉商榷進行社友通訊有錄研究學術命題月課

向徵。出增刊以完報中未竣之書。補叢書。更作國醫百家之刻。凡茲數端。胥於過去一歲間。本報中所表見。皆可覆按而得。非吾儕自誇之言也。惟查東西各國之於醫藥衛生事業。醫校醫院之遍設如林。藥報醫籍之出版不絕。無論矣。而醫藥雜誌醫藥學報與衛生雜誌等。有日刊焉。有星期刊焉。有旬刊焉。有半月刊焉。有月刊焉。有季刊焉。小則尺幅。大則巨册。一地方不祇數十種。每種發行之額。少則數千百。多至數十萬。所謂風行一紙。日試萬言者也。以吾國地廣人衆較之。宜有關於醫藥衛生之報紙數千種。每種之銷額。不必普通人兼購之。但以吾紹興一縣。有醫生三百餘人。藥舖三百餘家。推計之。則一國中惟醫藥界之購閱已需八十萬份。若百分之一減計之。亦需八千份也。詎知今之購閱者。比較此額相離甚遠也。至出版之數。統國中僅十餘種耳。此十餘種。猶且有早創辦而夕消滅。如桂林醫藥淺報。賴多數人之維持。方慶復活。神州醫藥新聞。祇百十日之發行。即成泡影。所持續而得見者。維中華醫學雜誌。（中華醫學會出版）中西醫學報。（中西醫學研究社出版）醫學衛生通俗報。（南京醫學衛生研究會出版）衛生公報。（中華衛生公會出版）此外惟博醫會出版之中華醫報。廣濟醫院出版之廣濟醫報又上海某國人售藥機關出版之藥學報。某函授校出版之中西醫學雜誌普利中西醫校之出版衛生報。暨本報而已以彼例此不幾渺滄海之一粟也哉。噫五千年來岐黄濟世之學竟成絕調矣推厥原因皆以自來稱醫學爲小道視醫者爲方伎孔子亦以醫與巫並稱世且以醫卜星相爲同流者是以宋元以前斯學尙有進步之可言洎乎明清之季直退步也除一二集大成之醫藥書籍出版外欲求有所發明者未之聞見也相習成風每況愈下迄今日而遂有此現象言念及此吾儕之正以自慰者因之轉而爲自傷也何我生不辰歟吾故對此本報又一週年之際本循例當有所紀念而爲紀念辭以自頌無奈溯往思來惟覺百感之叢生爰呵筆濡墨信手書此以抒所懷冀與海內外同社友暨閱者諸公同覘夫新屆之今年一歲中爲進步抑爲退步也已。

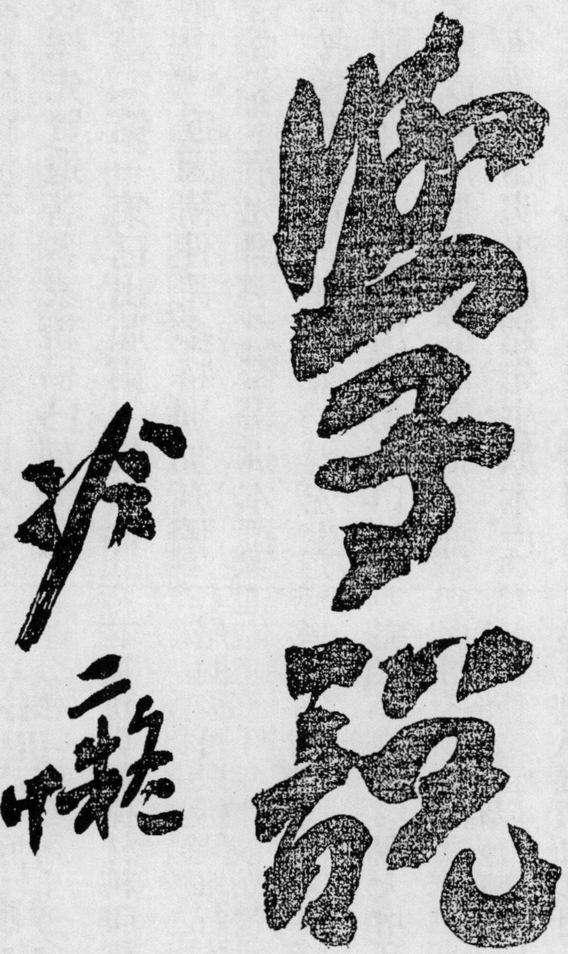
學說

國醫百家之廣告

本社組織流通醫葯書籍有限公司收採先賢遺著名家新稿已刻醫葯叢書（第一集已出版第二集已印刷中）近因積件甚多特別加刊國醫百家擇精究國學之醫書孤本撰稿按種發刊第一種爲葉子雨先生增訂傷暑全書現已出版用上白連史印成兩厚册中國裝訂定價每部六角該書爲明張鳳逵先生原本亡佚已久書中凡關於暑證之發明及收集之精密洵不愧全書以故儘先印行惟言明祇印一次售完爲止購者請勿交臂失之　本社白

第四大增刊出版

本報刊載各種材料印訂皆銜接首尾閱後可以拆裝單行本凡幅頁過多之件曾於增刊第一第二第三刊完二十餘種第四大增刊茲又出版如通俗傷寒論瘟痧證治要略等皆儘先刊入幅頁加多計一厚册定價一元郵力一成因紙價昂貴除八折應酬五十部外餘不折扣　本社白

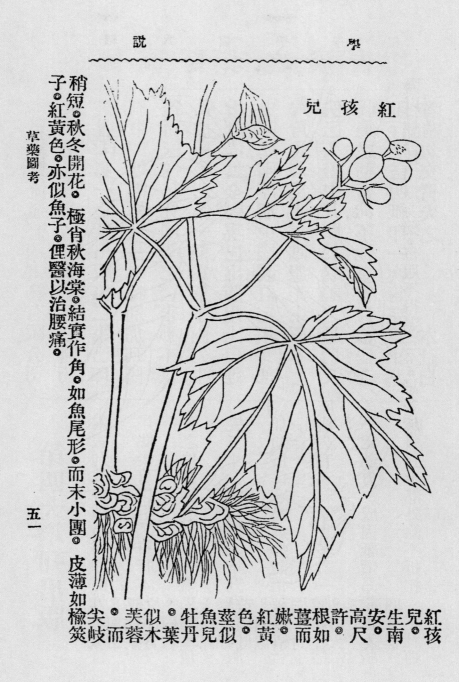

紅孩兒

紅孩兒◎生南安◎高尺許◎根如薑而嫩◎紅黃色◎莖似魚兒牡丹◎葉似木芙蓉◎而尖岐◎皮薄如榆莢稍短◎秋冬開花◎極肖秋海棠◎結實作角◎如魚尾形◎而末小團◎子◎紅黃色◎亦似魚子◎俚醫以治腰痛◎

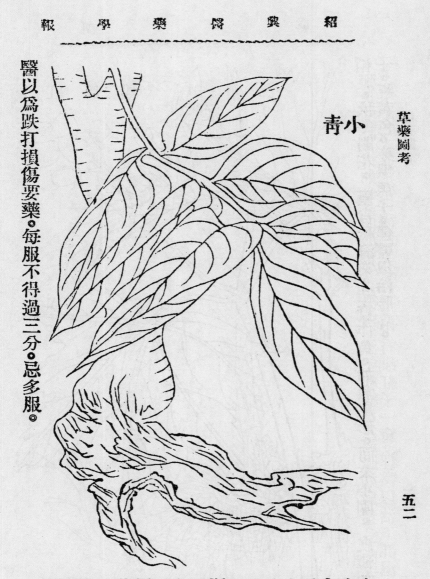

草藥圖考

小青

小青。生南安。與俗呼矮茶之小青同名異物。大根無鬚。綠莖粗圓。頗似初發梧桐。對葉排生。似大青葉。而短微圓。俚醫以爲跌打損傷要藥。每服不得過三分。忌多服。

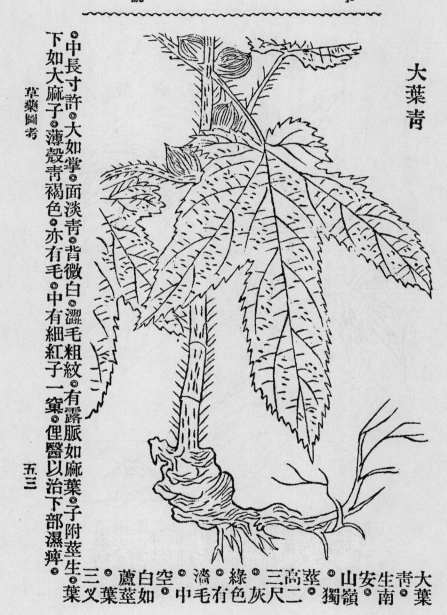

大葉青

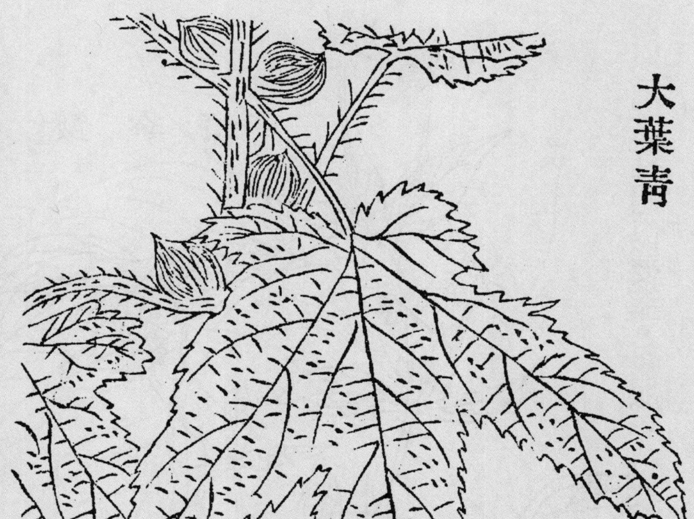

大葉青。生南安嶺山。獨莖。高二三尺。灰綠色。有毛。濇。中空。如白蘆。莖葉三叉。中長寸許。大如掌。面淡青。背微白。澀毛粗紋。有露脈如麻葉。子附莖生。下如大麻子。薄殼青褐色。亦有毛。中有細紅子一窠。俚醫以治下部濕痺。

草藥圖考　五三

草藥圖考

鐵拳頭

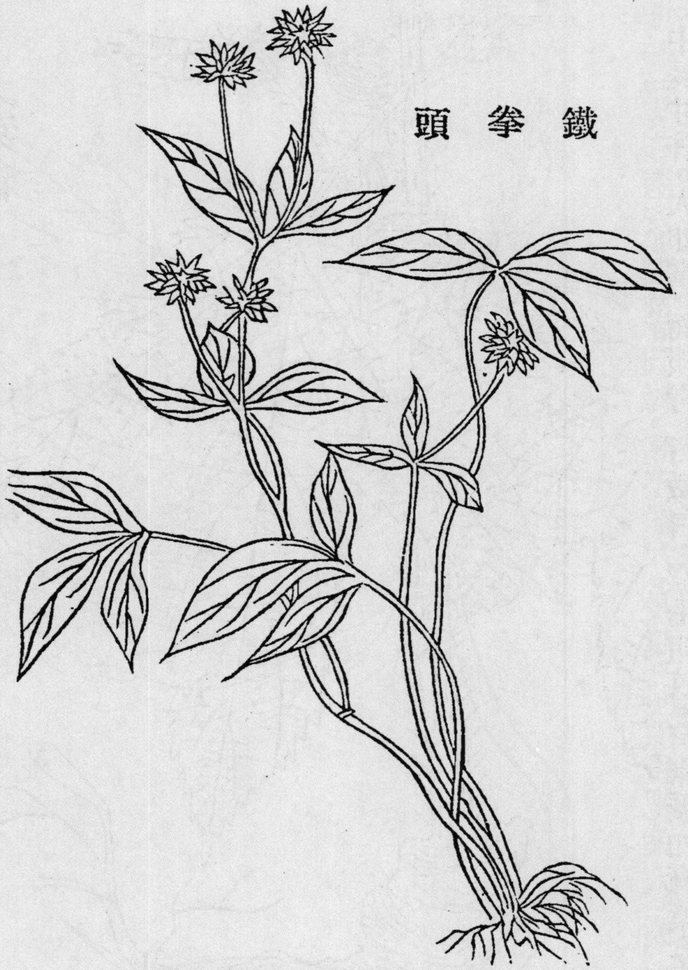

鐵拳頭。產南安。叢生柔莖。細綠。每枝三葉。葉如薄荷葉。中有赤紋。結黃實。如小毬。硬尖如蝟。略似石龍芮。惟葉無歧。爲異。土人採治失血。和豬蹄煮服。

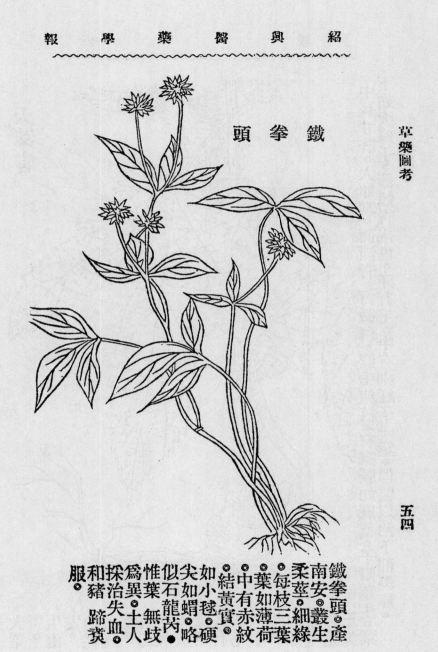

樓梯草

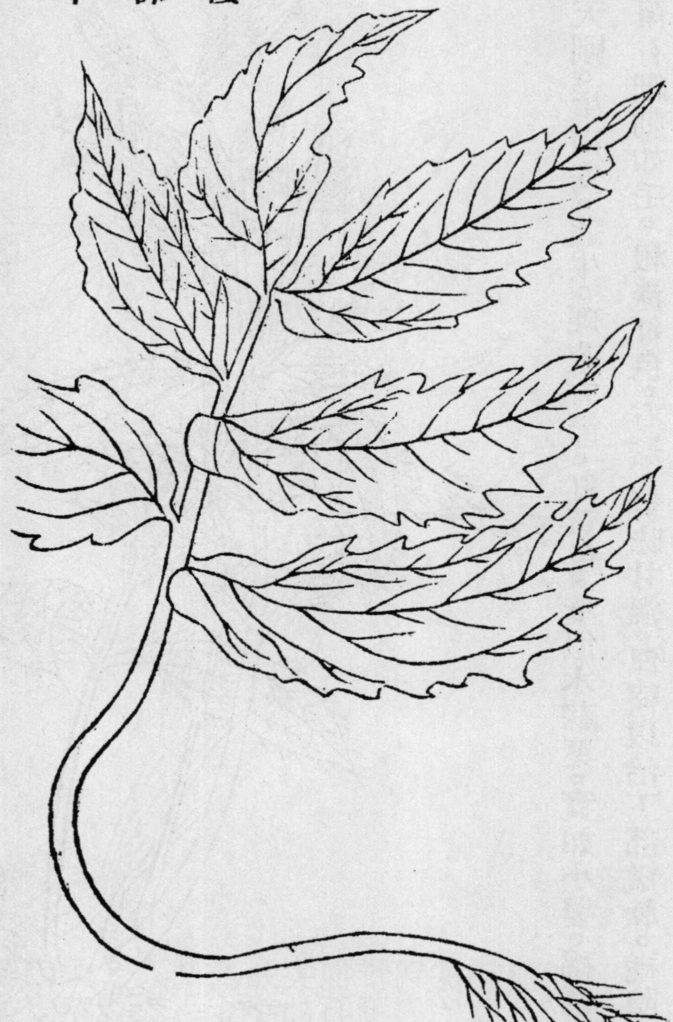

樓梯草。產南安。獨莖。圓綠。高不盈尺。長葉。略似枇杷葉大。齒尖稍粗。紋橫斜而青。背黃綠。土人採治風痛。跌打損傷。煎酒服。

草藥圖考

張天剛

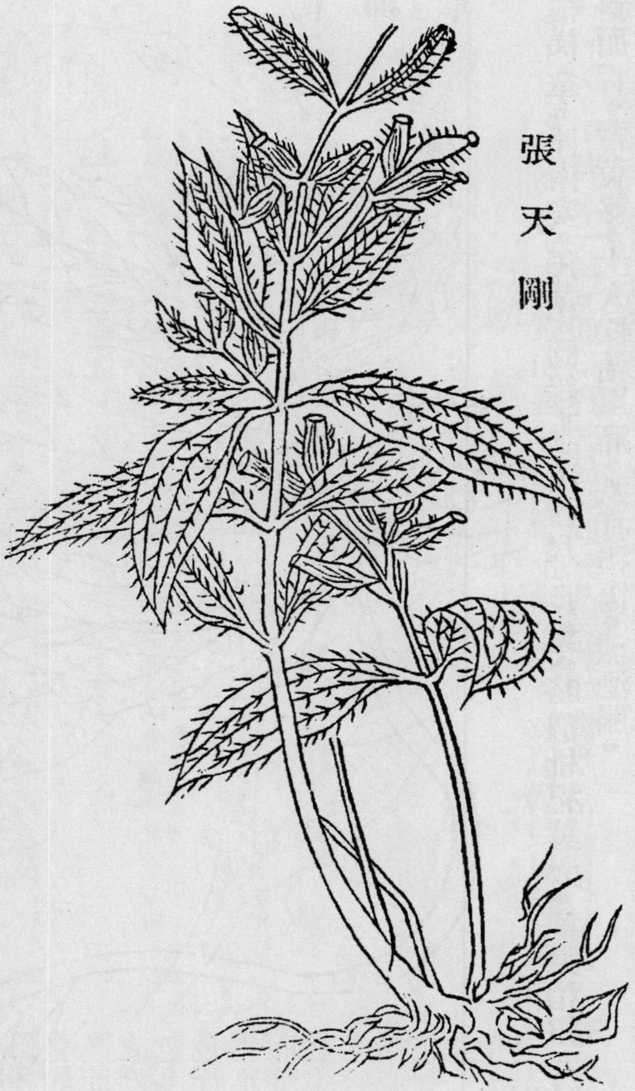

張天剛。生南安。叢生。硬莖有節。紅黃色。葉似水蘇葉。實如小嬰。褐色。莖葉實俱有細刺如毛。根淡紅色。有鬚。氣味甘溫。俚醫以治下部虛軟。補陰分。

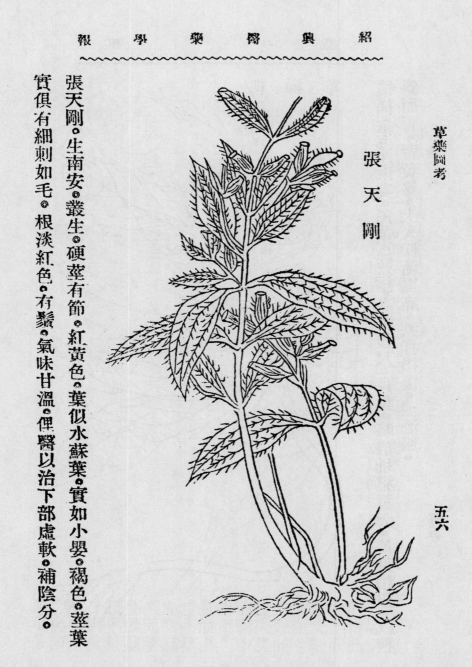

風車子

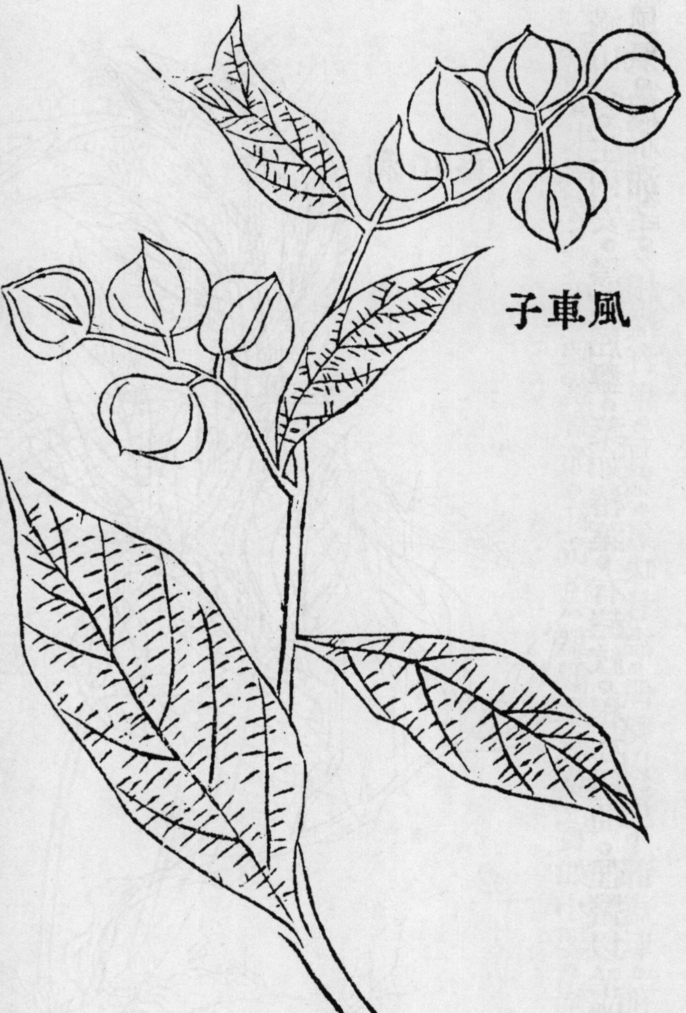

風車子生南安。一名四角風。長蔓如藤。而植立。赭色。葉長如枇杷葉。而薄中寬末尖。紋如楮葉。深刻細密。面凹背凸。面深綠。背淡青。結實如兩片榆莢。十字相穿。極似揚穀風扇。四角平匀。生青熟黃。中有子一粒。如稻穀。長三四分。皮黃如槐米。俚醫以祛風。散寒。療風痺。洗風足。爲風病要藥。

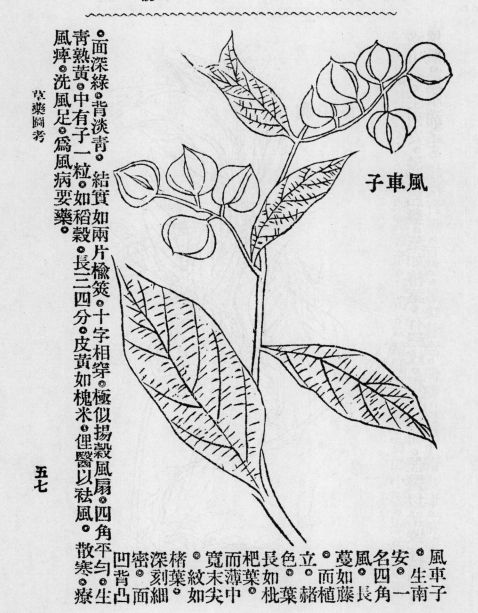

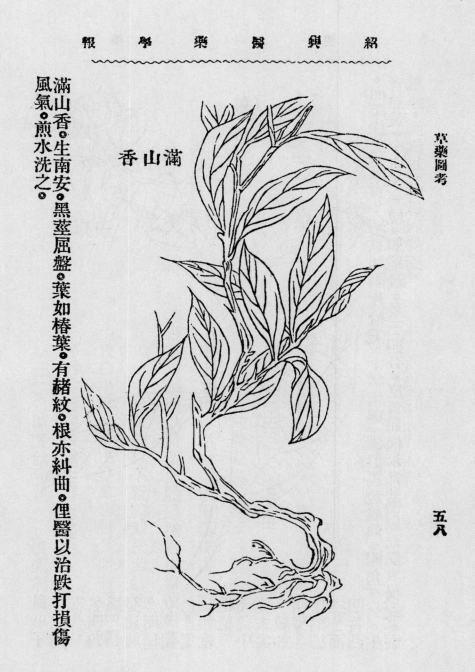

滿山香

滿山香。生南安。黑莖屈盤。葉如椿葉。有赭紋。根亦糾曲。俚醫以治跌打損傷風氣。煎水洗之。

第三十二圖

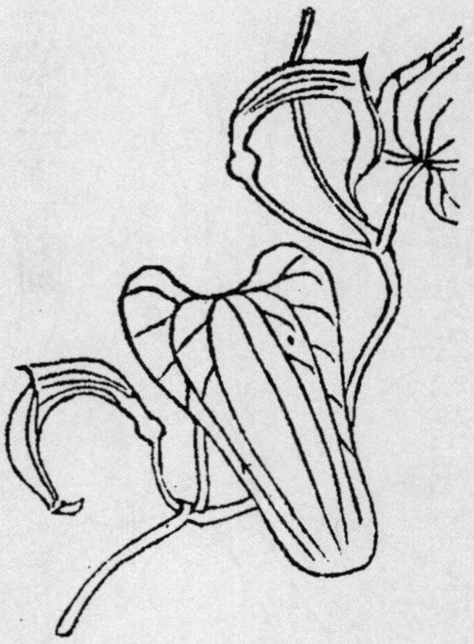

第三十三圖

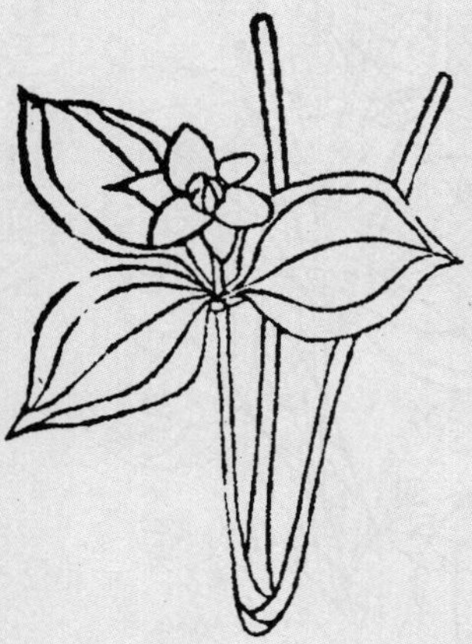

三二　馬兜鈴　　馬兜鈴科

學名　Aristolochia debilis

山野自生、爲多年生蔓草、纏繞於他物而生、葉圓尖、花生葉腋間、爲不整筒狀、萼紫綠色、根莖乾燥服用、能淸血通經、然爲有毒植物之一、不宜多服、與消化、及泌尿器有害、

三三　延齡草　　百合科

學名　Trillium smallii

宿根草、深山自生、高一尺、頂上有卵圓而尖之輪葉三枚、其花自葉叢中抽出、花三瓣、三萼、紫色、

採莖煎服、治腸胃諸病、

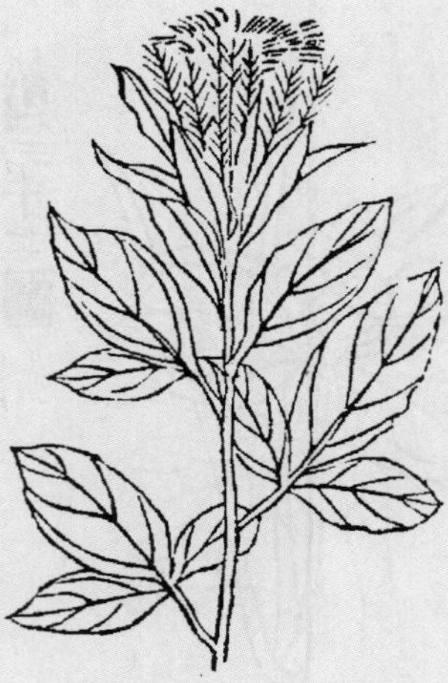

第三十四圖

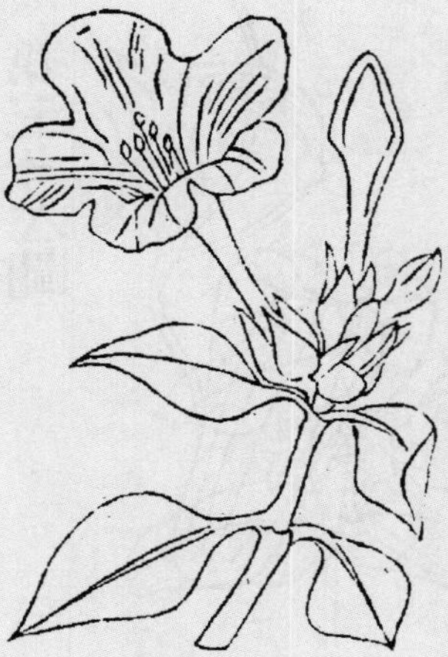

第三十五圖

三四　蒼朮　菊科

學名　Atractylis ovata

自生山中、多年生草、高達二三尺、葉有單葉、複葉二種、夏季稍上集生黃白色之筒狀花冠、採根作煎劑、能散鬱健胃、又入火取煙、能驅蚊、解瘴氣、

三五　白粉花　紫茉莉科

學名　Mirabilis Jalapa

原產於西印度、高達二三尺、多年生草、葉卵形、柔軟、呈淡綠色、對生有葉柄、花筒長如漏斗狀、五出、色白、紅、絞、不等、實黑色、採葉揉漬塗布、治疥癬效、

第三十六圖

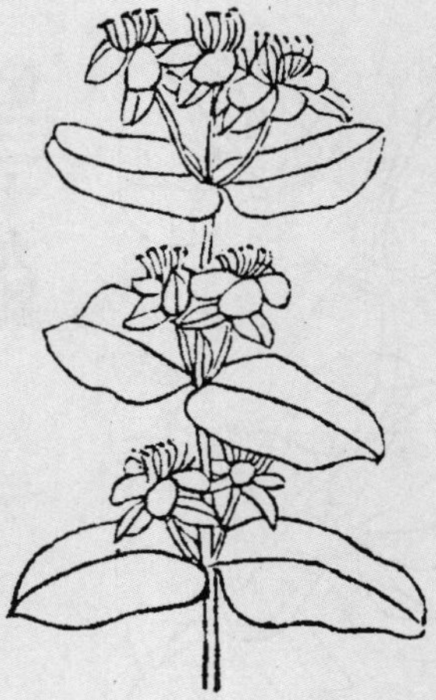

第三十七圖

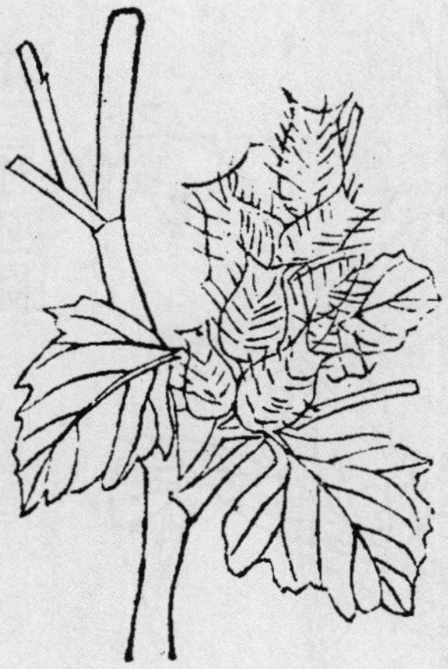

三六　弟切草　　金絲桃科

學名　Hypericum erectum

生於路傍原野、多年生草、莖高二三尺、葉無柄、對生、長卵形、有黑色之小斑、花五瓣、黃色、亦有黑色之小斑、

花葉揉汁、塗布治金創、打撲傷效、

三七　葈耳　　菊科

學名　Xanthiumstrumarium

多自生山野、一年生草、莖高三四尺、葉互生、卵形、周邊有缺刻鋸齒、花單性、同株生、雌雄兩花、雄花花序排列上部、雌花排列下部、

採莖葉、榨汁、作收斂藥、

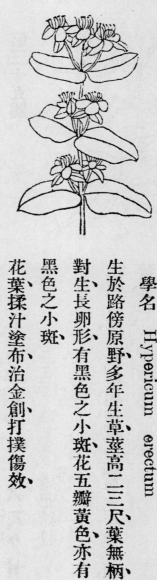

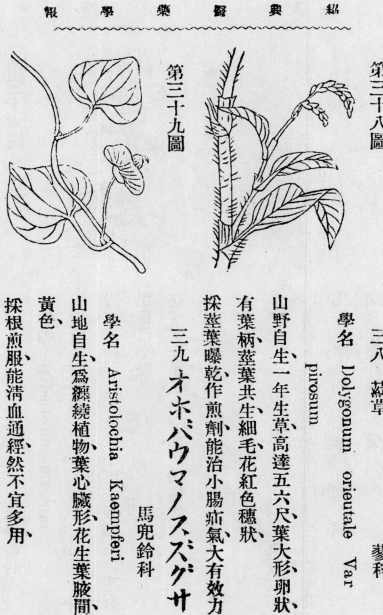

第三十八圖

第三十九圖

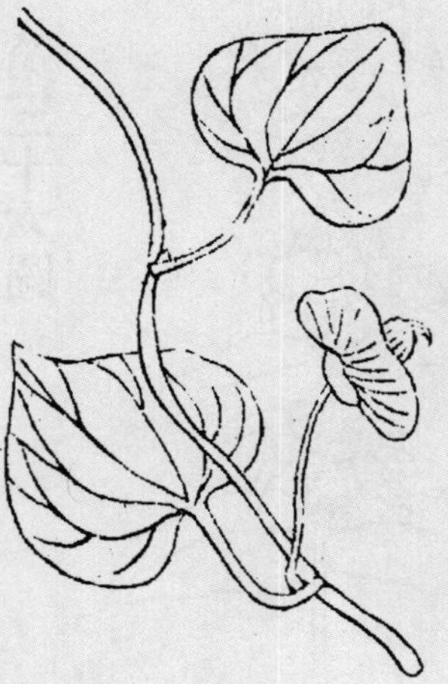

三八　葒草　蓼科

學名　Dolygonum orieutale Var pirosum

山野自生、一年生草、高達五六尺、葉大形卵狀、有葉柄、莖葉共生細毛、花紅色穗狀、採莖葉曝乾、作煎劑、能治小腸疝氣、大有效力

三九　オホバウマノスズグサ　馬兜鈴科

學名　Aristolochia Kaempferi

山地自生、爲纏繞植物、葉心臟形、花生葉腋間、黃色、採根煎服、能清血通經、然不宜多用、

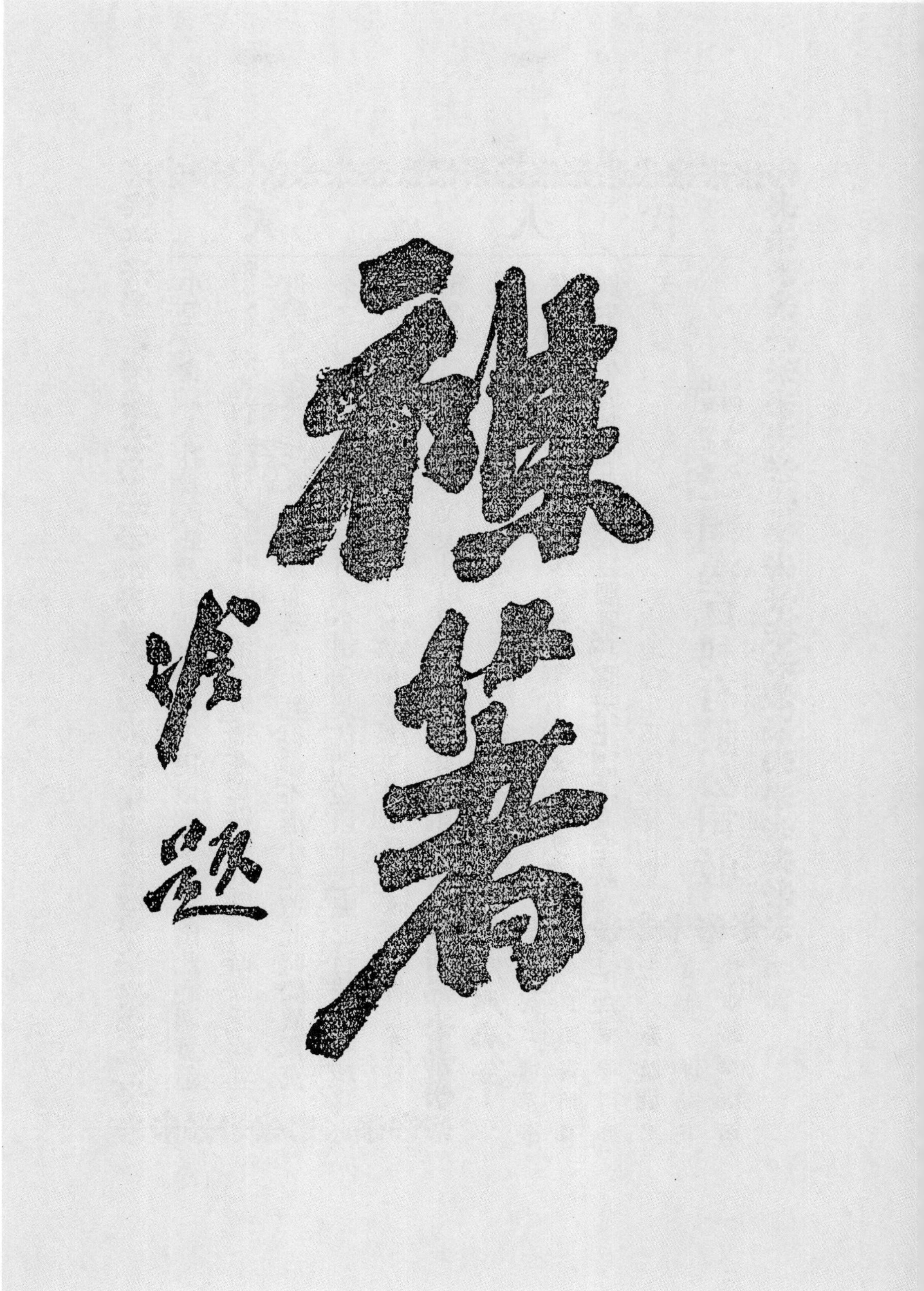

雜著

程陸生

竹芷熙

程陸生。咸陽富家子。幼讀書。不通之乎。既長。無所事。家中有湯頭歌決醫方集解等書。取而閱之。以爲學醫不難。世上之聲名赫奕。問病之車。不絕於門。延之至。必昂價以待者。皆在吾掌握中。今而後吾家疾。無勞若輩爲也。鄰鄉劉子靑。前淸貢士也。老於醫。與程有葭莩親。陸生信之篤。恒造其門而請焉。劉謂之曰子欲學醫。必讀仲景書。能記一百十三方。凡病皆能治瘳。後世之書。可無庸。否則趙養葵醫貫。張景岳八陣。尙有奧旨。蓋劉之治病。無論六氣七情。非桂枝麻黃。必人參熟地。於仲景之書。除太陽症麻黃桂枝二方外。若盡不記憶。問病者。慕貢士名。雖死不敢非。夏六月。程生中暍。邀劉不至。危甚。轉延高醫。高至。視程唇齒焦燥。舌黑神昏。壯熱口渴。六脈洪數。高用犀角地黃湯。進一劑。而高別去。未幾。劉至。見高方。忿然向程曰。爾體質本虛。吾所素知。此爲熱天傷寒。由虛而得。寒爲水。水極似火。非眞火也。故舌黑。今幸服一劑。若我遲遲吾行。而服二劑。爾今夜必就木也。仲景治百病。何嘗有犀角地黃哉。陸生此時。神識略清。熱稍退。聞劉言。急欲易方而飲。劉遂擬桂枝。附子。黃耆。人參。茯苓。甘草。一方。煎而進片刻。程能起坐。舌黑亦退。次晨。復邀劉劉曰。昨日之言。今何如哉。吾非大言欺人。世誠無良醫也。遂於前方加重桂附。曰。此方可一劑知。二劑已。無他求可耳。程服一劑。即語言明爽。與劉談時醫之良否。劉先生之妙手回春。迥非他人所及。未幾而欲起坐。不願在牀席間。未幾而欲出戶外。以憂屋之覆我。未幾而欲登樓。家人察其異。即着人隨其後。方至樓。向窗跳躍。驟登屋脊之上。朗聲高叫曰。劉先生欺我哉。劉先生欺我哉。片瓦亂擲。隨者不敢近。後以多人導之下。嘔血數升而沒。劉始狼狽遁去。

枕石主人曰。諺云。書看一頁。天下無敵。程生之謂哉。當其飲高氏方。一時無效。而劉方纔進。桂枝附子之毒。尚不敵犀角地黃。故舌退身安。次麢犀角地黃之力退。而桂附加重。不發狂。焉得哉。若劉子青。森羅殿前。必置油鍋以待。

高玉泉

竹芷熙

高氏世業產科。至玉泉已三世。家小康。玉泉懶於學。父沒後。問病者慕世傳名。仍然不已。故玉泉遂讀父書也。錢氏婦。西山人。夫行賈五月不返。錢婦染病。經水不至者二月餘。腹大如臌而痛。按之堅。嘔惡。食不下咽。錢與高。曾有瓜葛。遂邀玉泉診。玉泉斷爲血臌。以三稜莪朮。一派破血藥。擬而進。飲五六劑。病不退。然亦不加。雖臥不能起。腹中懊憹。婦無如何。幸餘無所苦。淹留以待夫歸。不數月。夫至家。問婦恙。詣高所。高再擬抵當湯。與抵當丸夾進。曰。服此再不瘥。吾無能也。錢持方貨藥回。煎而飲之。不一劑。呱呱者聲達戶外矣。母子亦俱無恙。經云。有故無殞。錢氏婦。其有故耶。無故耶。抑錢婦之孕。必宜若是之藥以藥之耶。玉泉有胞妹玉英。適沃洲李氏。李本農家

高玉泉

子。勤工作。玉英勞於家事。怠甚。一日。方爲炊。腹痛。姑知其欲分娩。命上樓入房。玉英登梯。思有物遺却。復下梯。持物又上。未及房。而兒手乞鹽戶外矣。婦人分娩時。兒手先出。俗云討鹽生。姑卽召王婦來。爲之收生。王婦至。視兒手。欣欣然問其姑曰。汝家大姑姑。必產麟兒。吾聞醫生云。左手爲男。今所伸之手。左手也。男何疑。然不割。恐不能保全性命。姑任其割。遂割去。不一時兒右手復伸。王婦曰。個兒郞太頑。未出母胎。而强欲乞物。豈不畏我割乎。爾不畏我割。我實畏爾伸。我只得割其一。若欲復割。請召他人。姑卽着人邀玉泉至。且視舅鄰有施婦。善收生。必與俱來。未幾。玉泉至。施婦亦至。大言曰。王婦何能哉。割其一。不割其二。若不割。此吾誓不收生。又割之。玉英氣急神呆。口不能言。目無所見。玉泉曰。若是。爲之胎死腹中。非平胃散加朴硝不可。速市藥。煎一劑以進。玉英尙無恙。胎亦不下。轉劑。則玉英氣急面青而逝。

枕石主人曰。醫不三世。不服其藥。以爲有秘傳也。玉泉之醫。非三世哉。人必貴乎博學耳。若能博學。古人立方。何一非秘傳。如不能學。而欲恃乎秘傳。恐父不能傳諸子。子不能傳諸孫。人命也。焉可兒戲爲。

勞六三

駱季和

西醫精於外症。吾國人每深信之。一遇跌打損傷等症。輒舁至醫院求治。凡跌傷腿足。不能舉步者西醫能接以木腿。如伯華醫談所述。有損壽之患。理誠顯然。以余所聞。不僅此也。圬者勞六三。本邑新興郙人。亦吾家之舊匠也。一日陸家埭倪姓營室。勞爲之傭。其宗族偕焉。工及半。將覆瓦矣。其姪拾級而登。偶不愼。失足墜。絕而復蘇。一足已損。勞恐邑之傷科素値昂。且其法或不良。欲改就西法。時邑中無西醫。而杭城大方伯梅氏聲名藉甚。遂西渡往就之。診視一過。醫謂腿骨中截已損。非截去碎骨。不能接。須住院。方許治療。其家人求內侍。許之。越二日。醫來。飲以藥。而病者神迷若尸。因出利刃剖揭其肌肉筋膜。次以利鋸截其腿之下半截。血如注。視其骨磷峋甚。復以鋸截平之。敷以藥。裹以帛。飲以提神之藥。而人已蘇。但言疲甚。亦不呼痛。當時家人皆慘不忍觀。至是方稍慰。又三日。醫復來。飲藥令神迷如前。視其腿潰甚。膿血淋漓。不堪觸邇。醫告其家人曰。此跌損時血漬入骨而爲膿也。去膿不盡。則接之無功。因用藥洗之。復出鋸截其骨寸許。仍爲敷藥提醒如前。自是間三日一來。皆同第二次所爲。家人漸慣視。不爲異。不半月。病者上腿骨鋸垂盡。將及胯。體瘠如柴。而醫者猶謂毒未盡。不可接。家人方大號。醫以妨病者。逼出院。不得已就院外賃居焉。越數日。往省之。而病者已奄奄一息矣。遂辭婦。不三日而殞。

魯毓麟

駱季和

東皋鎭之小皋埠村。有魯毓麟者。足部患瘍。腫痛而潰。明日將遷居就近之西魯村。親朋畢至。臨時懼無以爲酬酢。專舟詣西醫。求緩痛强步計。許之。視瘡孔已如錢大。醫以棉花蘸藥塞其孔。纏以帛。告以明日午後揭視之。能生新收口矣。比下舟。已能舉步。其痛若失。遂大喜過望。次日抵西魯。席間應接。舉止輕便如平人。幾自忘爲有足疾。傍晚賓客散去。忽憶醫言。遽揭視之。則潰孔倍深。沿口膿腐大如番餅。亟去藥。大痛若割。再敷之。不驗矣。方悟爲醫以刦法所悞。遂改就小皋埠之馬瘍醫。困頓匝月而瘳。魯與予叔少㵎先生爲舊交。得之甚悉。少叔爲予言之如此。

敬告治喉治痢之妙藥。。。。。。。。快快製備

録衛生公報

今何時乎。非將屆舊歷十月之時間乎。　諸君諸君。亦知於十月十一月之間有極好因時製藥之機會乎。時哉時哉勿可失。救已救人。惠而不費。事在目前。易知易行。是所望於　樂善諸君。預爲儲蓄之。　幷爲口傳之。以一傳十。以十傳百。百而千。千而萬。不特傳之於一時。且可傳之於永久。　閱者諸君。好善有同心。計必念茲在茲。釋茲在茲。逢人傳說也。凡得此方者。　或爲浙貼

通衢。俾衆周知。或照此刋送。以廣流傳。則本會區區一紙之傳告。可以化及萬方。豈不幸哉。豈不快哉。

▲每到初冬製蘿蔔纓爲備用治喉治痢之妙藥（製法）每到初冬。多買蘿蔔菜。連根葉。攤在屋瓦上。任其日晒風吹。雨雪霜打。不要收下。直到立春前一日。收取。（或云冬至日。將蘿蔔菜。置於屋上。淸明日取落。然可以不拘。）或將竹貯。或用繩掛。其內空鬆如纓。名曰蘿蔔纓。在無太陽處陰乾。二三月。收來切碎。或加醬。或加鹽。放在盌中。飯鍋上蒸熟。當家常小菜食之。甚妙。一家永無喉患。若有喉風等症。以此菜煑湯服之甚效。幷可治痢疾。　本會廣傳良方。以便人人皆有製備。故土牛膝吹藥。與蘿蔔纓。未有製送。特此聲明。

方義發明　友丞研究醫藥。知蘿蔔纓治痢治喉。屢見神效。然猶未知方義爲憾。近日購閱一得集醫書。見此方。著有方論。大慰我願。照錄如下。　蘿蔔纓爲治痢之妙藥論曰。夏秋間痢症最多。其病多由於暑穢食積而成者。蘿蔔纓治之最宜。蘿蔔性能消暑消積。又加以雨雪日晒。寒暑交攻。蒸受天之清氣。以解腸胃之濁邪。無論赤白痢俱極效驗。而富貴之家。厭其輕賤。棄而不用。惜哉。豈知物雖賤而效至神。若能製以施送。則造福無量矣。蓋是物至賤。存心濟世者。人人可以製送。願醫者廣爲傳說。則亦造福之一端也。

用效證明　予之親友患痢疾。嘗告以用蘿蔔纓煎服。試之屢效。且極穩妥。可謂治痢疾之第一妙藥。吾邑致和醬園。六府廟。寧波渡母橋蔡君琴蓀。會員左君小崖。年年製送。就地人士。用之獲效。均爲稱頌。用是證明。以堅人之信用。昔予印送衛生叢錄。(卽廣益良方)曾經刊入此方。後請名醫曹炳章張若霞諸同志。悉心批注。以期完善。茲錄曹君炳章(字赤電)批注於下。　炳章曰。痢疾之症。病狀多端。非普通數方所能治。如平時家常易備敬告治喉治痢之妙藥○○○○○○快快製備之藥。莫如初交冬時製備蘿蔔菜。此菜可治夏秋紅白痢水瀉及喉病。即將此菜二兩。濃煎溫服。價廉而效捷。洵可傳之一簡便方也。餘姚徐友丞證書

咳嗽療治集議

古黟王壽芝

咳爲氣逆。嗽爲有痰。外感內傷。則咳嗽之兩大綱。而主要總不離乎肺臟之爲患。中醫治咳嗽。率循古法。有辛散。溫潤。清降。補納各法。治肺之外。有兼及肝膽脾胃腎大小腸三焦。以肺因他臟他腑旁累所及。致清肅不降。金叩卽鳴。西醫之論咳嗽。肺本體之外。兼及喉頭。聲門。氣管枝。肋膜。神經等部。就局所而論。覺中醫之範圍廣。而西醫之範圍狹。究其病名。西醫之急性病患。則中醫之外感也。慢性疾患。則中醫之內傷也。中醫之論咳嗽。不過憑理想以推求。就其顯見之證而分。如胸疼喉痛。爲心咳。兩脇下痛。爲肝咳。右胠痛引肩背。爲脾咳。喘急欬血。爲肺咳。腰背相引而痛。爲腎咳。又有咳嘔苦水。爲膽咳。氣逆欲嘔。爲胃咳。小腸咳則失氣。大腸咳則遺屎。膀胱咳則小便

自遺。三焦咳則腹滿不食。此內經分臟腑之咳嗽也。西醫之論咳嗽。就解剖實驗。佐以打診聽診。分病竈之所在。聞吸氣之笛聲。則爲喉頭炎。聲音發斷嗄。聲門之水腫無疑。聲音缺斷嗄。聲門之痙攣可必。呼吸困難爲氣管枝炎。濁音部擴大。不發水泡音。爲肋膜炎。以及肺壞疽。肺膿瘍。肺結核等。皆咳嗽各別之病名也。試將外感內傷臚列於左。並附臆說療治而求攻錯商榷焉。

外感之咳嗽

風寒暑濕燥火。六淫之邪侵襲。皆令人咳嗽。療治之大法。如風寒初入。頭痛。鼻塞。發熱。惡寒。可用前胡。荆防。蘇葉等以散邪。暑氣傷肺。口渴心煩溺赤者。山梔。丹皮。牛 竹葉。通草。滑石等以清泄。濕痰膠結。乾嗽不爽者。枳桔。蔞貝。薏仁。茯苓。桑皮等以分理。燥火刑金。乾咳無痰。生地。蔞貝。竹茹。浮石。黛蛤散等以清潤。寒邪深入肺絡。非麻黃之品不能橫散托邪。此藥南方之人畏之特甚。不僅醫家不敢輕投。病家亦不敢嘗試。久之寒邪鬱熱。固結不解。則諺云傷風不醒變成癆之說也。

內傷之咳嗽

七情氣結。鬱火上衝。或眞陰不足。虛陽上亢。否則問疾共住。或由傳染而來。嘔吐傷津。或由失血而至。久咳不已。內蒸熱而脈細數或弦數者。雖其人能飲食行走。少年者易死。年老衰翁。夏平冬劇。尙能帶病延年。療治之法。不出葉氏指南。十藥神書。理虛元鑑。藥則甘平淸淡。如沙參。川貝。石解。山藥。穭豆衣。瓜蔞。麥冬。阿膠。骨皮。旋覆花。欵冬花。滋補。則燕窩。刺參。人乳。或用紫阿車。淸潤之品。服之既久。往往脾弱泄瀉。蒸熱脈數顴紅。或音啞氣促。此等現象。則去死期不遠矣。西人見此症難治。不惜重賞求方。而中醫尙規守舊法。所以肺癆種子之日多也。

咳嗽之臆說

咳嗽之疾初萌。或由肺葉喉頭發炎。只咳嗽不發寒熱者輕。咳嗽兼發寒熱者重。由傷風菌聚集肺葉。用辛散助其衛氣。其菌或由血分遞於皮毛。或由膜網滲於小便。或正氣剿滅。病菌自斃。倘菌活不死。卽肺炎不除。集滋肺間。阻礙肺管。吸入養氣。血濁不清。衛氣日弱。病菌生殖日繁。蔓延肺葉左右。雖用清潤之藥餌。只見病狀日增。直指方曰。治療之法。大抵以保養精血爲上。去蟲次之。去蟲則去菌也。周雪樵先生有用棺內對口菌治肺癆第二期。頗著奇功。對口菌能殺蟲。故能獲效。內經云。形不足者。溫之以氣。精不足者。補之以味。今西醫注意呼吸。敞病院於山巔。纖塵不染。受蒼穹之清氣。痼疾能療。僅慰肺癆第二期之希望。至第三期。恐不免有向隅之嘆矣。

咳嗽之療治

僕自臨證以來。如外感咳嗽。用前法獲痊者頗多。至內傷之咳。以幼時之見聞。戚鄰親鄰中患此。或曰失血纏綿。或曰久咳虛怯。不服藥尙能冀延時日。一服藥。朝甲醫而夕乙醫。識歧藥雜。更催促其不起。僕有侄媳青年患一瘀閉症。經四五年。服藥更醫不少。僕用都氣丸收效。經今未發。其餘則如石投水。上病治下。劑丸並進。終未得一獲效。西醫之收斂劑。如阿片。拕氏散。莫兒比涅。黃碧越幾斯。僅能痲醉神經。收效片時。今上海有一唐某自稱咳嗽專家。廣佈招帖。昂其診金。有友人就其診治。用自製藥水丸散與病人服之。見效一時。久則無功。恐亦收斂痲醉之術。欺世盜名耳。僕學術荒落。經驗有限。乞

社友中有發明此病之新智識。治驗之醫案。不吝而

賜教焉。則僕不勝馨香以祝。爲我醫界光矣。

醫藥雜著三集終

醫藥界近聞

近數月來。愛國之聲浪。鼙動於耳鼓者夥矣。殊不知愛國二字。範圍極廣。必須從實際上着想。卽如同是衣服。同是食物。必須從根本上審察。卽如同是服補血藥。必須鑒別其藥之性質如何。關於功效上之實際如何。故本藥房發行一種人造自來血。其性質之純粹。功用之確實。蒙海內外　愛國同胞。許爲補血強身空前絕後之聖品。故自來血信用所著。無論如何影射混充。煞費心機。於自來血之實際上。無絲毫之損礙。但凡事愈競爭。愈進步。愈進步。愈審愼。本藥房對於自來血之原料。特聘中西醫藥專家。從根本

自強：自強：愛國好自強

上切實研究。總期強種而後強國。況丁此世局艱難。國際多故。凡我同胞。各宜注重衛生。養成有用之精神。同扶國本。保我種族。至於自來血功用。養血滋陰。對於老年衰弱。壯歲精虛。婦女痛經白帶。小兒缺乳等。服用自來血之種種補益。經驗確實。函證詳載仿書。茲不贅述。

健腦潤精 樹皮丸　和中補氣 代參膏　通經活血 月月紅　清血解毒 海波藥

人造自來血價目　大瓶 二元　小瓶 一元二角　總發行上海四馬路五洲大藥房

鼠疫續紀

字林報社論云豐鎭傳來之警信讀者定極注意十一日以後晉省消息日趨險惡不獨疫症逐漸蔓延即調查疫情並在名義上有全權設法防衛之醫員亦處於辦理更覺爲難之地位十一日豐鎭訪員電稱伍連德醫士權力不足不能實行其計畫政府必須以全權授之十二日豐鎭訪員又臚陳綏遠都統不允禁止羊毛商人往來且裝聾作啞不承認有疫之情形晉省官場之腐敗早見於北京七日通訊就今日電信觀之其頑固可謂達於極點豐鎭訪員力請撤換交通部長與綏遠都統此乃極不得已之舉吾人前謂政府鑑於滿洲往事不可認眞辦理及今觀之殊不如是政府苟謂吾人所得之消息張皇太甚言過其實則未免荒唐試觀連日來電呼號之聲逐漸加厲非同無疾呻吟何得視爲危言失實苟醫員地位不危政府防疫倘力則有責任之醫士四人何致發警電於吾人耶今醫員竟有發電於吾人之必要則其所請求於政府者不爲政府注意亦從可知已茲無論應褫職者果爲何

人惟奮勇防疫刻處敵境之醫員必須妥加保護並採用其計畫銳意厲行以限制疫區此乃不可須臾緩者吾人唯希望其立見實行勿貽後悔耳疫症傳行甚速聞已延至太原附近太原有鐵路東至正定而與京漢路線相接肺炎疫與鼠疫相較防堵本易爲力若浪費寶貴時日任令疫症傳行危及京漢路線則直無可原恕之罪惡此吾人所宜用其全力以使中政府省悟也

前日某國人謁內務當局對於此次百斯篤蔓延願與政府締一合同以若干之代價予以若干日之期限撲滅此毒云云內務當局以防疫事務亦內政之一萬不可假手於他國且政府正在努力防止不久自當撲滅已向該日人婉辭謝絕矣又聞某國藥劑師發明一種專藥特爲注射中國發生之百斯篤屢試屢驗已由內務當局電致日使購買一大批尅日運到不知效果究復何如也聞自天津有發現疫症之說內務部已派傳染病院院長赴津調查該院長到津調查後已有電致內務部謂昨到津調查並無鼠疫惟監獄中發生傳染病患者二十餘人係發疹速扶司（一

譯音）宜消毒隔離云云

津函云熊督辦希齡近恐時疫傳染刻擬在河北設立臨時醫院以資研究醫治之方法直隸督軍兼省長曹仲珊亦以現在綏遠包頭鎭等處均發現疫病誠恐疫毒傳染津邑人民爲患非輕日昨召集軍醫課課長劉夢庚防疫處處長劉國慶交涉員黃榮良天津縣知事齊耀珹討論對於租界檢查消毒辦法以資籌備預防而期救急消毒一而又令審檢兩廳之看守所一律設法改良添設新式完全監獄拘留所以防疫病而重生命其天津分監拘押人犯多有患染疫病昨已派員檢驗將患染疫病之囚犯提送天津敎養院醫治又聞河北法廳內拘押之犯人於十日午後三時又斃二名當由後門抬出惟是何病症尚未確知耳北洋防疫處處長劉國慶以津埠疫病發生迭經籌備消毒檢驗防疫種種進行方法且關心桑梓竭力預防維持民生現已籌辦各區檢驗疫病留養院以期杜絕時疫昨又擬定特派劉黃二醫官督率防疫員凡敎養院育黎堂廣仁堂司法監獄看守所及各處災民住居之

窩舖一律認眞檢驗消毒而防疫病此外則陸軍軍醫學校校長全紹清近以各處發患疫病關係人民生命至重且恐傳染津郡一帶難以防範現已籌備挑選軍醫學生組織衛生隊分往車站通衢地方認眞檢查預防疫病而免傳染現正籌畫進行手續以便實行出發又據某西醫云津地監獄連日犯人以時疫斃命者甚多推其原因係時値冬令人之內部火盛監屋空氣少而人衆且素有疾病者同住一室由氣味而傳播再加犯人因悶性躁則易發生是症查此症發現七小時後週身起有小紅點類如西醫名稱石酸紅之式樣究未識是症之眞名稱故非時疫也姑誌之以作醫學家之研究

內務部昨因外間有天津發見疫病之傳說臨時特派京師傳染病院院長嚴智鐘君急行赴津察看是否鼠疫如果屬實卽當實行預防據醫界推測天津最近係因監獄囚徒一名中疫猝斃遂啓恐慌監獄與外界斷絕交通似無從傳染鼠疫也究竟如何專待嚴院長報告爲斷又傳染病院之第二次派出醫員劉東海已於昨

日奉命急行赴豐鎮矣又據津訊云此說之來原以南馬路分監唐監長素無疾病九日偶然染疫立時斃命防疫處當即飭醫員巡捕往唐之住室實行消毒而林檢察廳長以拘押犯人染疫斃命日見不絕亟應設法維持除將罪輕之犯一律先行令具保結開釋外擬添設犯人調養專所一處但津地疫症之發見是否鼠疫尚未得知目下正在檢查中

北洋防疫處於月之十日下午三鐘開開茶話討論會到會者爲縣長齊耀珹警察廳代表趙斯桐工程處代表王介臣津海道道尹姒繼先津海關代表朱燮宸交涉員黃榮良工程處長唐子奇以及本地紳商等首由劉處長報告開會宗旨並由省長電詢蔡都統山西閻督軍各處所來電報現在派員調查惟蔡都統電稱該處發生疫病甚烈與尋常之病不同大家有何意見徵求辦法以便咨請省長籌備進行手續當由黃醫官宣讀防疫簡章繼則杜小琴主張疫病關係生命諸君勿得觀望亟宜請屈顧問研究當經屈君表示取締房屋潔靜最爲要緊辦法李頌臣李星北

主張聯合各區紳董籌備恐官家辦理多不相洽研究各區設立醫員分所由紳商幫助檢察李星北主張預備藥品防患未然杜小琴主張於小戶尤當愼重其設立分所經費較重又由趙助理員報告要緊報紙及游行演說最宜重要杜小琴報告仍由各區紳董聯合警察按日留意檢察又劉處長表示近查街巷汚穢不堪將來臭氣必定薰蒸致染疫病杜小琴主張公布簡明防疫傳單裨益衛生劉處長表示業經咨請省長會同警察廳實行汽車稽查檢驗辦法又劉課長仝校長報告張綏鐵路業已停車而此項疫病向在奉省經驗此病毫無治法又劉課長擬定請籌臨時欵項組織臨時防疫會擬由紳商聯合防疫進行惟用欵由省長支領其特別欵項甚爲艱難黃醫官主張必須需用藥品應當預備聯合紳商組織分會及召集籌欵辦法劉課長主張咨請省長現災民對於衛生狀況並忠告災民遷移辦法請趙助理員向楊處長及衛生科工程處常常接洽研究暫用育嬰堂婦女戒烟所作爲醫院惟用房甚多難以安插李星北主張暫用宜興埠溫宅空房現在急不可緩應

當設法籌備房間以維善舉又蘇朶生主張進行團體防疫手續李星北主張擇日開一大會而同人皆為發起人其成立辦法不妨靜候部令現在預先聯合警董防疫進行又有李頌臣對於召集醫界之重要問題以調查海陸軍醫院入手以今日到會員紳皆作發起人定期在闔津會所仿照滿洲辦法開臨時防疫大會隨時研究進行辦法又劉處長主張各區可設一兼理醫官以便檢察治療而資進行又全校長主張委派醫官二員擔任檢察其所需經費無多以專責成討論良久至四鐘時宣布閉會

前日防疫委員會決議嚴防疫症之傳播八日已由內務部致電口北晉北各鎮守使嚴禁饑民入境昨日又據晉北鎮守使致中央電云庚電敬悉沿邊防疫事宜自發見時職使已督率軍隊縣知事於殺虎等要口設所檢禦嚴阻病人入境矣知關廑念謹電覆晉北鎮守使張樹幟佳印又張家口都統田中玉致政府電云本日京綏停止開車商民異常驚恐紛紛來署籲懇查晉綏瘟疫現在距豐尚遠若驟將火

車一律停止事起倉卒不獨張家口商業一落千丈且聞盧匪在綏又甚猖獗恐其藉此生心愚意以爲防患於未然宜將此路分作兩次辦理先照上呈歌電辦法在殺虎口石匣溝沙袋溝等處設局防疫看病疫來勢情形如何若漸至豐境則將由豐至張一段停開倘再不能防止則議由張至京辦法此循序漸進於防疫之事無妨而於商務裨益匪淺如此辦法是否有當伏乞鈞裁田中玉青印

英公使朱爾典氏於昨日下午五時親赴內務部謁見錢總長關於防檢鼠疫計劃協議甚久又法國駐京公使署日前派定醫官德瑞拉前往豐鎭協同中國醫生實行檢驗

字林報云本埠昨日傳說疫症已延至於漢口此說未經證實然亦未便遽指爲不確十日或十一日聞晉省肺炎疫區域猶距太原一百英里就此推察似疫症尚不致已至漢口但未雨綢繆防患未然及早籌備強制隔離之手續固無傷也若待疫發未免不及

報價表

新報	全年	半年	一月	代派或一人獨定十份者八折五十份七折郵票抵洋九扣滙兌空函恕復
册數	十二册	六册	一册	
定價	一元	五角半	一角	

舊報	一至十三期	十四至十七期	十八至四十四期	四十五至六十八期
定價	五角	三角	八角	二元

郵費	中國	日本台灣	南洋各埠
	加一成	加二成	加三成

廣告價表

等第	地位	一期	六期	十二期
特等	底面全頁	八元	四十四元	八十元
上等	社論前全頁	六元	三十三元	六十元
普通	各襯紙全頁	四元	二十二元	四十元

注意　所稱全頁即中國式之一單面外國式之一配奇如登半頁照表減半算

注意

各處如有函件寄交本社務祈書明一紹城北海橋紹興醫藥學報社收一倘寫個人姓字郵局投遞不轉本社而無論銀洋書籍出入交涉均與本社無涉特此布告

本社啓

添聘代派

本報出版已至八十餘期無論醫界藥界即不業醫藥者亦多愿購閱因內有問答一門不啻人人之顧問有病即可函詢今爲各處來函訂閱者便利起見不拘前已設有代派處否再當廣爲聘訂凡愿担任者請示一明片即當奉約至酬勞格外從豐

紹城紹興醫藥學報社啓

中華民國郵政特准掛號認為新聞紙類

紹興醫藥學報

原八十二期戊午二月出版

神州醫藥學會紹興分會發行

第八卷第二號

特別誌謝

本報第八卷起荷胡瀛嶠君裘吉生君何廉臣君曹炳章君按月各認助資以相維持已於前期報端鳴謝茲又蒙孫寅初君每月認助資二元王行恕君天寶堂每月各認助資一元除按月掣給收據外特誌報端以鳴謝忱

本社啓

紹興醫藥學報第八卷第二號目次（原八十二期）

近聞

社友潘壺隱先生玉照

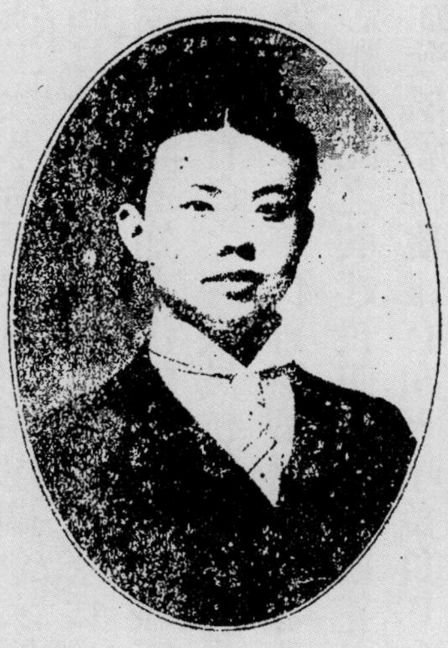

壺隱失候與　諸公也久矣稽生疏懶罪實難宥復蒙　大札先頒五中歉仄爲如何耶承詢略歷雅不欲宣恐辜　盛意爰約陳之願有識者勿笑我焉溯壺隱籍隸古越僑寓泉唐生自己亥之春迄今已十有九年矣襁褓時啞啞嘻嘻不知所事年五齡即授書之無不忘差慰親心既長卒業於紫陽書院榜發忝列前茅力求上進負笈瀛濱顧事有不幸哉二次革命軍起風鶴頻驚關念家園束裝旋里重敘天倫之樂不意病魔纏身五閱月始就痊翌春本即赴春申奈爲之親者不願愛子之遠遊也以故錢唐江上遲遲吾行時適知友洪君長柴校教職乏人徵及非材固辭不獲免承其乏乃遂爲江干鄉教育會之評議員杭縣縣教育會會員而吾身躍入教育界矣中日交涉起憤懣殊甚口誅筆伐日無暇晷復廣募救國儲金以備不時之需適葉子布師長組織志願軍鬨之興起投筆從戎殺賊正其時矣漸聞當道者委曲求全中心鬱結咯血症發夙願難償惟有向天呼負負耳自此養病家居每於夜半孤燈相對時因思教育既非吾願政商更不願入意擬身投醫界以養性而濟世故涉瀸醫籍者二年於茲矣顧醫理奧妙智者尚難窺其一二況愚拙如壺隱乎然吾必一志專心以期大成并希吾可敬之　諸公以孺子之可教也而辱教之則感激靡涯矣未識諸公其許我否壺隱再拜時在丁巳嘉平拾日夜午

社論

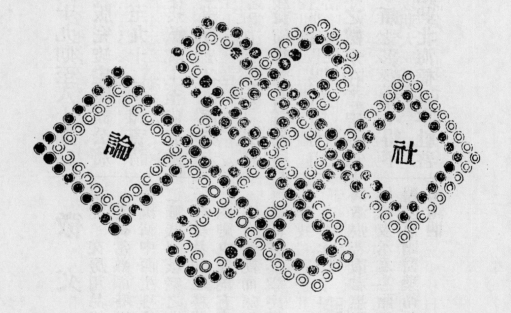

閱報諸公惠鑒

敬啓者本報六十九期至八十期已在年內如數出版完竣定閱諸公將今年之八十一至九十二期報資請從早惠寄以便接續郵上至尚有數戶未付去年之報資及各代派處未繳者均祈格外見諒即爲付下以維公益至前年報資尚有未清者數戶尤望自顧名譽亦希迅賜清償因知諸公或以區區之數未在意中不知本社積少成多頗受影響故不得不再四請求也紹興北海橋東本社啓

徵文

獎品　文房用品惟視收卷多寡後臨時酌定卷寄常熟顏巷四號報中揭曉

一編輯中西生理學之研究及體例說

二腫脹與咳嗽之關係論

三毒藥治病之釋疑（新聞報及貴報載仁丹六神丸等均有毒利害互見究竟毒藥治病古有明訓而病家因之生疑往往不敢服坐誤時機其執中辦法當如何請明白解釋之）

張謌汝偉氏

誌謝

漓渚張若霞君惠贈手著草藥新纂五十册餘姚徐友丞君惠贈醫藥衛生報一份天津盧氏醫院惠贈醫藥衛生淺說報一份合誌於此以鳴謝悃

本社啓

檢查鼠疫之感言

張汝偉

郅治之世風和雨調年豐穀稔芝草挺莖而生慶雲應時而見鼓腹嬉遊於光天化日之下黃髮兒童盡怡然自樂之趣門不閉關道不拾遺既無鳴盜穿窬之慮又無水旱干戈之患各安分數共盡天年戾氣不鐘無所爲疫惟是衰季民氣傑敖在上者失統治之尊嚴在下者啓爭奪之擾攘於是亂離愁慘殺運繁興地震山崩日蝕河決以示其變而猶不知悔則先之以水旱蝗虫繼之以內訌外患戾氣所至疫症生焉歷觀東垣論疫在金元兵燹之際又可治疫值明季顚亡之末師愚治疫適髮寇猖獗之時可見疫氣本無常有必在大兵之後戾氣所鍾也比年以來民氣獷悍政變百出用兵無已於是水旱盜賊無時無地無之而戾氣所結釀成大疫良莠分子竟遭無辜豈氣運之刦數歟嗚呼恫哉近讀各報載太原豐鎭一帶鼠疫流行死亡踵接醫士有告急之電　內部有檢查之令卒致紛擾居民不安枕席而統閱報載其所驗之手續甚煩表明鼠疫之證據則甚糊徒設苛刻殘酷之舉絕無澄本清

檢查鼠疫之感言　二

源之法吾恐檢查愈甚流行愈速蓋搜鼠而忌器顧此則失彼也蒙非西醫其于如何剖解如何實驗固不得而知至於疫之名義致疫之由及治疫之方吾中華書籍理妙法備可得而言之矣特疫之名鼠其說不遠前清末葉一見於滿州再見於中江當時檢驗搜查各盡其能雖不致於蔓延居民已受其累今當兵燹方熾水旱偏災之後又忽發生此種鼠疫有心人愁焉憂之然禍患之來蘊於平日而發於一朝焦頭爛額者固屬熱心救世而席處燕安者又烏可不曲突徙薪爲未雨綢繆之策定一勞永逸之計耶爰者閱余氏之鼠疫抉微羅氏鄭氏之鼠疫醫案及素盦彙編等書其論治其立方何者愈何者死一一參之於古實跳不出仲景所謂淸邪中上名曰潔也濁邪中下名曰渾也陰中於邪必內慄也歟何特鼠疫之異於常疫者爲起惡核爲吐紅痰爲頭項痛爲骨節疼西醫謂之肺膜炎中醫之巢源千金俱言惡核生於肉中不即治毒入腹即殺人由此可見本有所謂惡核症古無所謂鼠疫也按鼠小而善竄子出午伏秉厥陰風木之氣鼠死而腐人感其氣即子午痧之流亞

不治卽流行爲疫要亦偶然耳究竟其人平日自知保養精神充足氣血流行不食汚穢不嗅惡臭內經所謂勇者氣行則已雖有外邪侵入亦爲如油滴水油自油而水自水不能害也若平時不自知衛及乎禍已蔓延乃效羅雀掘鼠之計毀屋焚尸慘無人道不特有傷天和抑且無裨實事使果人不敵鼠古來豈無死鼠死鼠而必疫則古來無西醫之法無防禦之嚴史册未見載尸口因疫而幾滅也且致疫之由歸於行政董仲舒亦云堯舜行德則民仁壽桀紂行暴則民鄙夭有治亂之所生故不齊也今之世亂乎否乎其發生疫症也宜矣或者曰如子之言則此鼠疫之發生由於氣運由於刼數可不必治可不必檢查聽其死亡接踵歟得毋爲外人嗤笑衆人叶罵乎其傎乎余曰是不然余醫生也以治病救人爲宗旨豈作此駭人之論以自相矛盾耶不過欲凡爲醫生者共知鼠疫者亦是戾氣所鍾苟於未發生疫氣之地其爲人也存心宜和平處世宜溫良毋使口腹不淸毋使起居不節服淸血解毒之品以弭其端備辛香解惡之藥以遏其勢房屋之洒掃常潔衣服之洗澣宜勤井

河之水吸去穢物而後用竈厠之處拭抹清潔而後已務使人人曉、喻個個自衞疫邪雖厲無隙可乘此預防之法也其或於已發生之地則當廣備丸散按戶施送一見起點旋即照服其重者或則刺去惡血或則命服大劑涼血解毒之品（法參鼠疫驗案）如石羔元參丹皮赤芍大黃紅花桃仁以及中黃中白大青葉板藍根荊防羗獨之屬隨症而施萬不可遽徹隔離病所禁止交通視患疫者如牛馬防未疫者如蘊蒸謂已盡防疫之能事也今也見疫之處尚少特星星之火即屬燎原之本萬不可苟且因循不事預防但求勿臨事張惶紛擾秩序更勿泥於鼠疫之異於常疫專服西藥亦當參以古之瘟疫痧毒諸論則盡善矣謂僻處海隅見聞譾陋懸見所及其鼠疫之所以如是速而見吐紅出血等等者是風熱毒邪直中厥陰還肺而入心胞之症亦猶溫毒之重者仿子午痧治可也初起即宜用清瘟敗毒散原方視其偏營偏風中肝中肺而隨症增減。可十全八九也。安見其中法之必不可治耶。鄙見如是。未知防疫家以爲何如。

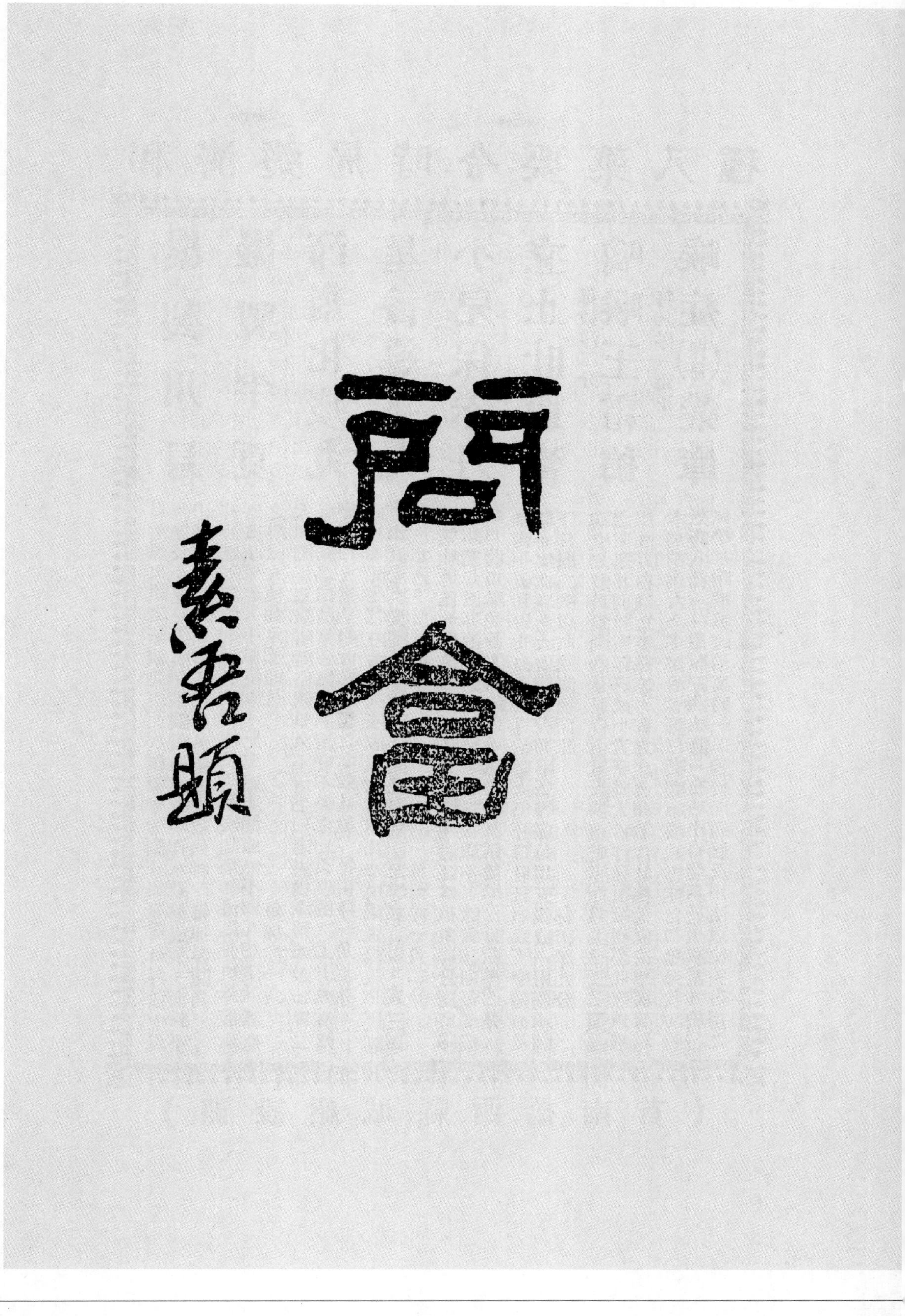
問會

和濟藥局時令要藥八種

巖製川貝

專治燥火頑老鬱結諸痰而成咳嗽哮喘癲狂癇厥等症并治中風痰迷及小兒急驚痰閉蝦蟆頓咳或喉中作水雞聲或咳一而聲不出者或乾咳見血者不拘日久年遠均效如神

每塊洋嗆角

巖製半夏

善治風寒濕水烟酒臭濁諸痰及痰飲痰喘痰涎並痰迷痴癲痰厥頭暈老人中風痰潮小兒驚風痰閉服無不效凡屬痰飲者服之痰從大便如魚鰾即愈

每塊洋一角

節齋化痰丸

大凡濕痰寒痰燥痰飲日久不治名曰老痰根深蔕固致肺胃二脉伏結名曰結痰膠黏堅固滑吐不盡名曰頑痰隨火上升爲狂爲癲名曰火痰急服此丸以消之奏效甚捷

每兩洋一角二分

星香導痰丸

此丹溪先生秘方治無火寒濕痰嗽屢效凡寒痰濕痰頑痰宿痰糊痰水痰老痰濁痰及一切氣滯生症痰壅喘息等症急用此丸三四錢開水送下屢試屢驗

每兩洋一角二分

小兒保赤丹

小兒急驚風十與熱二端居多尤以痰迷清竅爲最多此丹開竅降痰鎮驚熄風專治小兒痰熱積聚胸膈脹滿不思飲食甚則氣喘痰壅目瞪口噤並治大人痰迷中風等痰屢試屢驗

每瓶洋四分

立止吐血膏

是膏平氣和胃止血去瘀專治鬱火傷肝口吐狂血或痰中帶血及咯血嘔血唾血大便閉結脘腹串痛等症每用五錢或一兩開水調下日服二次以血除便通而止

每兩洋九分

噙喉王霜梅

每枚洋二分

咽喉之症最爲危急其原皆由風火挾頑痰痺而爲災呼吸之氣因之阻塞甚則腫痛難忍或小舌下垂大舌浮腫痰涎壅塞此喉風喉痺喉痧白喉雙蛾等必有之症也即噙含此梅能立去惡痰毒涎

喉症（保命）藥庫

每具洋一元正

本局精選古今名醫治喉痧白喉喉痺喉蛾等症自初起至收功特效藥八種一一用瓶貯藏納諸一箱巧小玲瓏易於居家常備旅行佩帶并附喉痧證治要略一冊皆發明病狀及用法以便對證用之

（開設紹城縣西橋南首）

答七　張汝偉

兒茶不用火煆。同燈心研。即鬆脆。

答三十　前人

無端哭笑。必得之於大驚大恐。痰濕陡入心胞。肺絡爲之阻蔽。神明遂失其常度。心氣開則笑。肺氣合則哭。皆由於痰濕之升降使然。所以能飲食如常者。尚未牽及肝風。不則癲癇之症成矣。 蔡公能未雨綢繆。 峻下痰氣。 兼清營熱。不使留戀。一劑若失。理固然也。當時愈後。即投安神益志之藥。 可以免發。次年復診。仍用棗仁沙參而愈。蓋可知矣。由是言之。即凡癲癇之症。俱當從痰熱着想。此可爲前事之師。 蔡公有何謙乎哉。有何疑乎哉。

答三十四　前人

今夫天地之大德曰生。而生之必以時。苟得其時。則春生夏長。秋收冬藏。 所獲必穩。苟失其時而求生。猶揠苗助長。惟有枯之而已。是人既患痁氣。 不特肝腎之陰素虧。而濕熱下注。精室不清。求子心切。房事多勞。人非金石。一日之間。能生得許多精液。而用之不節。則不特無藏。時呼庚癸。陰莖頭上時糊。乃腎中守藏之精。出于供用。猶且過服溫補。迫其肝腎之陰。使其龍相之火。炎炎欲燃。以陽強爲快。不知精液至貴。豈可用如泥沙。復爲唱籌之計耶。服澀精藥。莖弱不振。本無足怪。惟有靜養一年半載。待其來復。喻氏所謂能之而不爲。方成丈夫志也。則東隅雖逝。桑榆未晚。養兵千日。用在一時。天下無日戰不倦之兵。而有蓄養銳利之將。不求子而自得子矣。若徒躁急鑽營。心中戚戚。則以七八之年。精液將竭。尚有何法於施乎。刻服養心補腎之法。甚妙。鄙竟再加濇精。而絕慾又爲要務。想　明達如　孫君。諒不以我之苦口爲妄談。則幸甚耳。

答五十六　　前人

洩精之後。溺管作痛。乃肝火旺而腎陰虧也。六味丸不效。宜服龍胆瀉肝湯。

和金毛脊續斷杜仲菟絲等。服二三劑後。續服知柏八味丸。庶乎有效。請嘗試之。

問七十七　來函闕名

友人王君。今夏偶患痢。愈後復感於風。因爲疎解。一劑卽愈。但鼻塞發熱雖去。時有惡風之狀。故每日必着厚衣戴大帽。不則雖處密室。猶覺有風侵入肌腠。當時以爲病後衛氣大虛。數服參耆及玉屏風散之類。服後時而愈時而作。纏綿至今。密室之內。猶有寒風直刺肌骨。平時左手三部沉弱。而尺部尤甚。右手三部浮而較大較有力。時有陰虛發燥之病。病則服六味而愈。刻下六脈一如平時。飲食亦無差異。惟此惡風終未就愈。究竟是何病症。應服何藥。希高明諸君教我爲幸。

問七十八　裘吉生

疫氣不靖。由晉邊而延及直屬。消息傳來。近且駸駸乎有至楊子江流域之勢。

於是南京上海。次第設立防疫局。作先事預防之計。法本至善。惟多數醫家之投稿。每對隔離消毒等防疫手續。期期以謂不可。至理由不甚充足。但言隔離消毒。與小民不方便耳。間亦有謂疫症不防。亦能自止之說。其所持之論調。亦惟以正氣足。可以敵退邪氣之謂也。然僕於事實徵之。確有不得不實行防疫種種方法者。例如滿州一役。日本人之居留該地之戶口。有較本國人民爲多之區。而染疫死亡之數。反較少。又平時各處。疫症盛行之際。勞動者身體較强。而染疫致死者反多。此項往事。足爲鐵證。今若不以反對防疫方法者爲無知識。則於醫界上成一民命相關之大問題焉。對此問題。如欲解決。應請海內外同道。切切實實從經驗上。從事實上。研究其原理而見教焉。否則徒持意氣。以闢西醫隔離消毒之法爲不善。而中醫一方面。並不能列舉經驗與事實。何以折服於人。抑且遭人之駁斥。是則豈我中醫所欲保存中國醫學說之初衷耶。

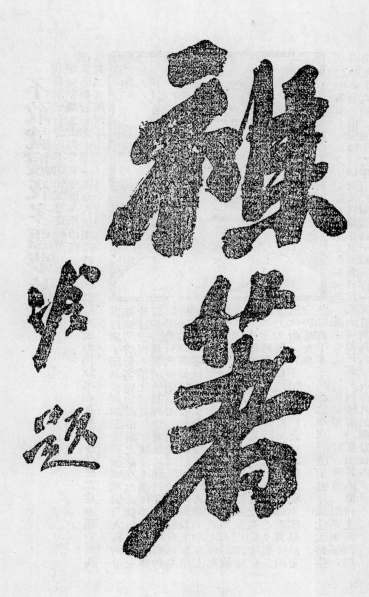

不敢就寢夜多惡夢故也

在新加坡有患胃不消化腦筋衰殘重症為韋廉士大醫生紅色補丸所治愈夜多惡夢致病之因不一而足大抵多緣飲食不消腦力衰弱所致也即如吳為子先生之症亦係胃弱與腦衰二者所致耳

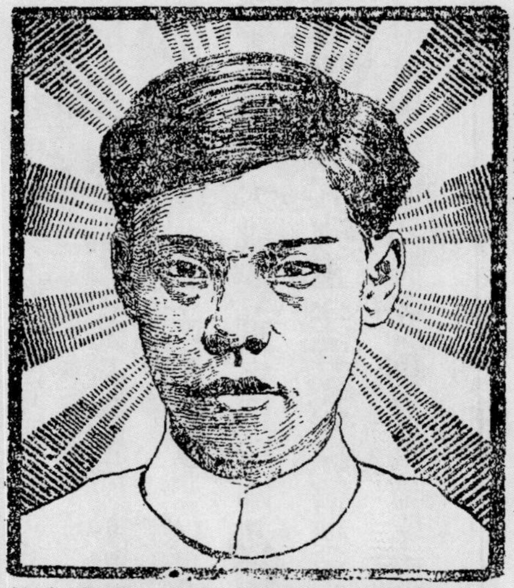

吳君為子籍隸廣東潮安係新加坡水仙門大蔦街卅五號門牌著名商號萬裕興之夥友也據伊自述云余昔曾患胃不消化胃氣痛與飲食不進夜不安睡惡夢頻多時為驚醒不能再作安眠以致日間神思懶倦難以從公且大便閉結頭痛欲裂神思恍惚腦筋衰殘易於動怒時常憂愁將來如何如是者日久以致氣血消耗殆盡形容日見消瘦余遂無可如何之際幸逢良友竭力勸余試服韋廉士大醫生紅色補丸彼云定可見功余因友情如此力薦故而購服是丸迨服未幾旋即見效余覺胃痛少減胃納漸增於是接連服用頭痛驟止夜睡安寧能睡至達旦始醒晨起甚覺爽適得能辦事有興余覺氣血暢旺精神充足余即耐心久服韋廉士大醫生紅色補丸直至身體十分強健此丸非但治余之胃不消化腦筋衰殘諸症且現下體量加重逾於曩昔也

吳君為子亦千萬治愈中之一份子也韋廉士大醫生紅色補丸具有峻補之力為補血健腦之聖品專治瘋濕骨痛腿肢酸楚腰脊疼痛筋系刺痛胸肺萎弱山嵐瘴癘以及皮膚諸患且婦科各症尤著神效凡經售西藥者均有出售或直向上海四川路九十六號韋廉士醫生藥局函購每一瓶英洋一元五角每六瓶英洋八元郵力在內

胃弱者贈品

敝局出版精美小書名曰何物可食如何食之 如欲索取只須來一明信片書明姓名住址原班奉送一本可也

醫藥雜著四集

醫書宜攷正字音公編醫藥學字典說

張汝偉

今夫士子讀書。首先識字。次明句讀。然後成文章。夫子所謂登高必自卑。行遠必自邇也。若不識字。何能明句讀。又何能成文章。後世宗陶五柳讀書不求甚解之言。於字學不甚講求。而魯魚亥豕。莫之辨正。甚或聚訟紛紜。解決無由。非藉東西言語之不同。卽據廣韻釋文之各殊。究竟名不正則言不順。於虛字上尙無大訛。若實字則所關甚鉅。而醫藥學書。一字之誤。生命攸關。此蒙之所以有宜攷正字音。公編醫藥學字典之說之所由來也。余讀唐立三辨金匱槃飪與槃飥之訛。及劉九疇噫字應作隘字去聲讀之辨。恍然悟字之難識矣。後讀世補齋醫書。陸九芝氏之訂正內難字義一卷。純從小學攷正。可爲精詳。惜乎限于篇幅。未能廣搜博徵。以成專書。有如莖字之讀痙讀恒讀徑讀芹。鼽字之讀求讀刃。此皆音義之不一。而莫能正者也。又有如痞字之明有一種

醫書宜改正字音公編醫藥學字典說　二

瘖病。而瘖字字典無確音。泣字不讀吃而讀濟。能字不讀甯而讀耐。蘗字之仝柏。蓍字之作芪。芁字之誤艽。痲字之誤痳。淋字之誤淋。諸如此類。指不勝屈。此皆於醫藥學有關。不可不編正者也。而今新醫學。有如腟腺𠬝胼等。皆新出之字。未有確音訂正。何能確晰病情。竊念欲登高山。豈有逾陵之術。欲行遠處。何來縮地之方。研求學問。萬無舍字義音諧之不講。而亟亟從事於診治方藥也。卽或僥倖取效於一時。而其爲禍生民。有不可勝言者矣。海內不乏博貫淹通之士。如不以蒙見爲妄談。其於醫學之字。必有所攷正而明辨之。尚祈亟爲付印。俾衆周知。謂引領竚足以俟焉。

改良中藥學說

胡友梅

西藥學之本於皆經　中藥學之宜改良　中藥學之編輯須根據於古今醫案　中藥學宜注重處方　改革中藥製法可以收回一部分利權　藥學改良只能照現在程度不可急進

西醫通行。而外藥之輸入日廣。丁幾也。舍利別也。越幾斯也。無處不銷售。無人不携用。五千年之良方治法。二千種之天產美品。行將歸於淘汰之列。而無復存在餘地矣。有志之士。爲挽回利權計。於是有改良藥學之說。雖然。改良一說。豈易言哉。維新者於提鍊之術。事事必本於西人。守舊者謂泡製之法。在在必遵夫古制。因是爭持歷數十年。而藥學改良之目的終不得達。漏卮莫塞。創鉅痛深。吾醫界同胞。其若何消融意見而有以拯之耶。

夫藥學者。本於經驗成績研究藥物性狀及作用之科學也。証之醫藥進化史。病理學藥物學之程度。尚未臻於完備。藥學之成立。亦惟就各家病牀實驗所得之成績。以事實上之價值。爲編輯之材料。蓋純正學術研究之方法。即在於是。若夫以學術証明之實驗。今日尚非其時也。茲特略舉西藥之現狀。以供參攷。

(1)西藥之合理者。爲數尚少。胃酸不足。則取人工製造之酸類以中和之。胃中百布頓缺乏。則取動物中之百布頓以資補助。此等合理之藥。在藥物學中。絕無而僅有。

(2)西醫藥之本於實驗者。多不可証之以學理。規尼湼一物。西醫所稱爲治瘧聖藥。而貧血退熱。應用亦廣。然多服則得規尼湼病。學者遂以爲能減少紅血輪。受養氣之職司。不知溺中且減其尿酸之數。究不可視爲效力所顯確實之証據。蓋藥物之類此者甚多。不僅一規尼湼已也。

吾國古代神農嘗百草滋味。一日而七十毒。其根據於實驗。從可知矣。自是而後。陶弘景。長孫無忌。陳藏器。劉翰。朱丹溪之徒。雖代有增加。亦不過就後醫所驗用者而採入之。並非個人之敢於臆造也。但藥書方論。充棟汗牛。一誤於好事空想。而某藥味淡。可入某經。某藥性輕。可走某臟矣。再誤於各執私見。而過寒過熱。攻擊不休。主表主裏。爭持莫決矣。學術證明之實驗。西人所不敢望之於今日者。吾國學者。乃妄斷之於數千載之上。其謬誤之點。不待辨而自明矣。吾故謂居今日而欲改良藥學。有首宜改革者三事。

(1)理論之迷信。功用之不確者宜删除。　如天痲能除鬼怪。　此迷信之理論也。秋石有消痰退熱治虛勞滋腎水之力。此不確之功用也。

(2)生理或病理作用之謬誤者。宜更正。　如茴香多服則致命。　而古書只謂其損目發瘡而已。此生理作用之謬誤也。黃連與龍膽草。皆開胃要劑。而古書以爲其性苦寒。瀉肝胆而瀉火。虛弱者禁用。此病理作用之謬誤也。

(3)性質相同而誤以爲異者。宜辨別。　如蒼朮白朮。　本爲同種。　天雄附子烏頭。係同株之植物。而國醫之用法。　乃顯然不同。　此性質同而誤以爲異也。

且吾國用藥。往往多至數十味。雖有微效。終不得爲眞實之經驗。聞之花柳病神效藥。德醫艾利氏所發明也。　試驗至六百零六次之多。　始公之於世。吾國既無如此勤敏之學者。　而欲圖藥學之成立。尤不可不愼之又愼。茲定原則如左。

(1)實驗成績。不限於一二人。

(2)實驗成績。不限於一時期。

(3)就國醫學程度之比較實驗成績。不依賴於他國人。

(4)依學術進步之階級實驗成績以最新者爲標準。

依上原則。就現代程度所及。以成適用之藥學。不事徵求。而衆人之意以集。不勞採訪。而古來之法以傳。不躬診療。而奇難之症以治。果操何術而得此乎曰。根據古今名醫方案。以事實上之價值。爲經驗之成績而已。我國藥學。雖代有名家。大抵虛僞誇張。少見實效。惟醫案一類。確係名賢實錄。信而有徵。果能博採旁稽。兼收並蓄。某種藥也。某賢若何加之而療某疾。某賢若何減之而治某瘡。某賢不加不減而呈何等病理之作用。如議會之議事。則古今名醫皆議員。而議案豈有不解決之理乎。

然有進者。西人用藥以單爲多。即有合劑。亦不過三數種。其斤斤於藥學非無因也。我國奇治之法。寥寥無幾。卽偶治一則。原方應用者亦少。往往任意增減。駁雜不純。苟非注重處方。立定標準將何以收其實效。茲分藥方之類爲二。

(一)奇治。 以單味奏驗而不可增減者。如陸氏以紅花蘸血悶之類是。

(二)偶治。 以多味奏驗而可以增減者。又分爲二。

(1)原方應用法。 照原方而不可增減者。如李東垣以滋腎丸治脊髓炎之類是。

(2)加減應用法。 照原方可以增減者。如羅謙甫以至寶丹加龍骨南星愈中風之類是。

若夫製藥之法。不過於泥古。亦不宜於維新。只就現在市而上通行之習慣。略加整理。卽於應用已適。蓋天然物之原料品正足以杜奸商之作僞。於吾國商情。固有不能急進者在也。

以上數則。皆就便利國醫而言。至於歐化東漸。全國醉心西醫學之教育。日益發達。而西藥物之應用。日益繁多。利源外溢。抵制無方。吾不得不於無可如何之中。籌一方法。亦曰維持國貨。以收回一部分之利權而已。其法如左。

(1)西藥之原料。爲吾國所固有者須自行提鍊。　如黃連蒲公英半夏杏仁遠志莨菪纈草之類

(2)西藥與中藥同品。而製法未精者須實行改良。　如硼酸朴硝輕粉硫黃之類。

蓋嘗論之學術未造極期。進步終無止境。綿馬有失期之害。倡自近人。皓樊奏鎮靜之功。誤於前代。以西人研究之精。討論之詳。尚不免此病。吾國藥學程度。極爲幼稚。而欲於俄頃之間。直躋上域。豈非甚難之事乎。此篇所論。只就現代程度。爲因陋就簡之計。若其務遠而荒。道謀築室。則改良終無其期。利權之喪失。莫堪設想。記者於前期報端。亦嘗有所貢獻。因所籌方法。迂遠難

行。而理由又不甚充分。茲就近見所及。重述於上。其他關於國醫學存廢之問題。則前論詳矣。故不復及云爾。

時疫治騐及其說明

徐相宸

時疫乃天地之厲氣。故其病最急而最險。投以尋常外感方法。每多無效。良以此病。古人猶未發明完善治法。無所遵循也。憶上海二次獨立時。天方盛暑。吳淞戰事既開。中國救濟婦孺會。留養婦孺。咸避紗業公所。有穆穆氏者。忽患疫。自午後起病。至夜十一時巳氣色大變。人事不知。呼吸之狀。亦與臨危無異。時不佞尙擔任義務。得信馳往診之。脈象巳亂。因思病勢如此之急。必係悶疫。非大開門戶不可。疏方用牛黃一分。麻黃錢五。石菖蒲三錢。生大黃五錢。芒硝五錢。蘇合香丸一粒。佐以膏連羚羊車前木通等。稱是急煎灌之。至翌日藥盡而人醒矣。改用輕劑淸理。漸以向愈。凡疫症告危最速。而見效亦速。然非有大力之藥。斬關奪門。必無濟於事。自問此法獨出手眼。前賢亦無此成法。然盡義務則可。施之出資相請者。則鮮有不畏其重矣。抑知重病。則非重藥莫救。畏首畏尾。病能待我不變乎。疫症類此者甚多（凡一時流行病狀相同。一二日即斃。其症爲人所不識者。皆類此也。鼠疫肺瘟。其即一種）（又此種疫症。發生不拘四季時令。非痧脹。非霍亂。非喉痧。痧脹霍亂喉痧。古有治法。人尙易識。惟此種悶疫。人皆不識。病人亦不覺其苦。然不發則已。發則難救。以大家不知有大開門戶之急治法也。即有見及此者。亦多不敢逕用。不用則無從實驗。而此症遂無治法。患者遂有九死而無一生矣。可勝憫哉）比年疫症各地常有發生。中西俱無切實治法。今者薩拉齊疫厲又見告矣。是否燎原。抑易撲滅。皆難預料。以無人識其症也。當此西醫雄長時代。防疫之權。可操於西醫之手。更無我華醫置喙之餘地。然病而死者明明我同胞也。坐視其死。而不知援手。又非我人所忍出。唯有貢其一得之愚。供當事者之採擇而已。所謂各盡其道。非有以一毫競爭之意存乎其中。則可自信者也。事非臆造。敢請刊登貴雜誌中。以告發生此疫之處。倘果能見效。未始非生命之新保障。醫學之新發明也。又按此種悶疫。不必拘其一二端之見症。如吐血加犀地血藥之類。須知病由疫毒而來。但使毒有出路。便可得生。在表在裡。在氣在血。皆非所急。以疫症傳變無定。且不能拘泥時日。凡拘泥時日。分別表裡。氣血皆治。普通六氣法。非治疫法也。

論大人疫痘

徐栢宸

治痘大要。不外托毒瀉火兩法。有宜先托而後瀉者。有宜先疏而後托者。有宜重托而輕瀉者。有宜重瀉而輕托者。然皆爲小兒言之也。至大人疫痘。則慾火與毒火交煽。有實熱而無虛熱。有瀉火而無托毒。未有大人體質虛寒而出痘者。此黃建中氏救偏瑣言。所以有用大黃石膏之法也。今歲天痘大小皆有。以治小兒之法。治大人則不效者。宜其多矣。西醫亦以大人未經種而自出者爲不治。蓋亦不知有瀉火毒一法也。毒去火淨。人安得死。

鼠疫危險不可不知

前上海警署醫員無錫周鎮

鼠疫危險數倍於霍亂。其捕鼠防疫之法。日報見之屢矣。無待贅述。茲但言鼠疫之易於誤會。以告衛生家識之。勿謂此症僅發於閩粵。要知南滿滬上。亦曾發見此急症也。

鼠疫之噩兆○病名鼠疫。以住宅或隣近斃鼠甚多。速宜注意。屢有疫病絕跡之數月或年餘。往往發見疫鼠。而社會懼於取締。多隱秘而不言。自願以貴重之身命爲犧牲。可爲隱痛。醫者臨診。宜婉轉詢問。以免傳染。(自註有疫之埠。不可不審。無疫之地。概勿妄言。)

核子瘟○鼠疫分三種。核疫其一也。其證頭痛昏眩。眼珠漲大。布滿紅筋。壯熱口渴。肢重痛痺。人事糢糊。妄言煩懊。其毒傳腸胃。則嘔吐痞滿。熱瀉結核。在腋下股間胯旁不一定。而以頸間者爲尤重。俗醫或謂瘰癧腿癰。然尋常外瘍。不致速死。此則變端莫測。即潰穿後。每每起巨大之潰瘍。週圍皮膚腫起◎迨毒入心藏◎妄言而躁◎魄汗淋漓◎易致虛脫◎但不潰而少延時間◎即斃者甚多◎另有週身起核◎或核發耳下肘膝等處◎症雖較少◎更宜防之◎（自註無疫之地◎勿妄引此說◎）

敗血瘟（西名百斯篤敗血症◎大都驟然而發◎熱度非常之高◎神迷譫語◎身强勁直◎不知疼痛◎並無結核◎而靑肢厥◎倉卒即斃◎華醫多指爲閉口傷寒◎此感染强毒之疫◎直接侵入血脈中◎　致心藏行血機能頓息◎　又有不甚寒熱◎身强神呆◎而色灰白◎微譫微搐◎迅即𡡉𡡉而危◎肌體呈黯黑色◎或以謂祟◎謬矣◎（按鼠疫良方彙編◎謂穢濁入心◎而無核者◎是鼠核之重症◎不可不知◎）

肺炎疫（即肺瘟◎　症狀戰慄◎高熱而靑◎言蹇◎咳帶囉聲◎痰帶紅色◎　氣促胸痛◎　三四日毒即入心◎昏糊而斃◎症多不治◎小孩患者◎咯痰不出◎鼻煽肺脹◎宛似夾驚肺脹◎甚易誤會◎（按肺瘟往年東三省◎曾一流行◎至爲慘酷◎）

小孩染疫易誤爲驚（以其先惡寒戰慄◎兼發高熱◎譫語似唱◎卒攣抽搐◎或兩

手憑空摸索。緣穉體抵抗力弱。核亦不現者多。疫毒易於內傳。瞬卽昏迷不省。百藥不效。俾醫以急驚治之。非是。（總之此疫變端極速。病斃至易。今閱日報。晉省患疫在疑似之間。爲此擬請 貴館登入報中。以冀該省明辯之士。一審察焉。如毫無斃鼠。卽非鼠疫。）

讀裘吉生先生一週書感書後

鎭江韓緒臣

立春日傍暮。有友携來紹興醫藥學報一册。已居八十一期。披閱一過。欽佩無量。讀先生之書感。不禁感愧交縈。第念創始維艱 觀成者竟百不得一。不才亦忝列醫界。難逃責備於先生。然蟄居甕城。雖同道多人。而熱心利濟。研求學問者。不數數覯。以致貴報風行數載。未聞道及一字。此等份子。諒不在先生推許之中。國粹淪亡。舉世黑暗。得諸君起而張之。標前賢之眞諦。挽既倒之狂瀾。厥功實非淺鮮也。不才學識謭陋。荒落自慙。而利已利人。頗思振奮。今幸前路可循。亟願長此追隨。執鞭恐後。 惟難免碔砆亂玉。 荆棘攙蘭之誚耳。倘蒙大雅不棄菲才。有以辱教之則幸甚。

個人防疫法

天津敬慎醫室丁子良

自西報登載歸綏豐鎭等處有疫之後。於是京津各報。亦轉載錄之。但前後所紀之情形。頗不一致。或云有疫。或云無疫。或云重。或云輕。一報之中。即前後兩歧。如果無疫。固爲國家與人民之福。假使有疫。亦深盼從速撲滅。勿使滋蔓難救。蓋六七年來。人民既遭兵燹之刦。復受水旱之苦。流離失所。轉塡溝壑。若再加之以疫癘之災。是眞無生存之希望矣。

無疫時之防疫法。時機已然錯過。姑且付之不論矣。疫已發現而防傳染。則人民不能不震驚。緣往事已足寒心。而後患尚方興未艾。因性命財產之所繫。不能不人人自危也。

斷絕行人之交通也。病人隔離也。檢驗疑似也。此皆防疫上必須有之公事。政府及諸當道。已然次第實行。此爲公共利害所關。亦非個人力所能辦也。人但個人防疫之法。亦不可不一研究之。

個人講防疫。豈止自衛身家。且減輕傳染之勢力。人人講防疫。安知疫癘不暗滅潛消乎。鄙人在醫言醫。對於社會。不能不勉盡一分責任。勿謂此卽可以防疫。但求於此防疫期內。不發生似疫非疫之病症。則人民已默受其福矣。前日北洋防疫處劉處長。曾出關於個人防疫之告示十餘條。如洗滌器皿衣服。潔淨屋宇等事。此皆對於個人防疫上。有益之指示。居民人等。皆當切實遵行。昨又見警察廳楊處長。示諭禁止外來之陳肉入境。尤爲扼要。蓋陳羹腐肉。最易使人病也。（論語鄉黨篇。食饐而餲魚餒而肉敗不食。色惡不食。臭惡不食。失飪不食。不時不食。是孔子亦最講衛生也。）今於警察防疫兩處長。示諭之外。再補數條。以期周密。

(一)屋內火爐不宜過熱也。按肺疫病。又名肺百斯度。卽中醫吳又可瘟疫論中之瓜瓤瘟也。蓋內熱醞釀既久。熱毒橫肆。臟腑沸騰。卽無疫癘之外邪侵入。亦未有不嘔吐血者。況內熱外邪相感召。變起倉猝。頃刻云亡乎。瘟疫論中。雖主以生犀飲治之。然眞犀角。每錢價値三元餘。貧者不能辨。僞藥亦誤事。即或服之得效。已屬焦頭爛額矣。究不如預先減輕體內之毒熱爲愈也。此疫多發於冬末春初。而身體內毒熱。實爲誘因。屋內火爐如炙。又爲造成內熱之一大原因。即以非疫論。屋內如烤爐。空氣已焦燥。猶復嚴閉門窗。不使吹入清氣。終日所呼吸者皆焦氣非但津液灼涸。而血液亦漸漸膠濁。屋內熱度過高。周身之毛孔弛張。一出屋門。又覺外間暴冷。非外間暴冷也。因屋內外之冷熱相差太懸殊也。毛孔弛張。寒邪易入。寒邪外束。內熱愈無出路。循血脈而上竄咽喉腦部。有不病且危者哉。救弊之法。第一。減輕屋內之火爐。第二。常開門窗。使空氣流通。第三。爐上常置一開水壺。使空氣潮潤。第四。不可過燒熱炕。(南方人無此弊)如此則屋內常存清潔氣。亦減輕瘟病之一法。

(二)飲食宜清淡也。屋內熱燥。既如上述。而飲食復煎炒濃厚。恣意無節。一且有病。未有不重且危者。救弊之法。第一。晚飯宜早用。宜素不宜葷。第二。飯後多緩步以消食。勿遽臥睡。第三。每早晚飯後半點鐘。宜食生蘿蔔三五片。飲杭菊花及香細茶兩三杯。第四。全家每五六日。服清瘟解毒湯一劑。養陰清肺湯一劑。（各藥店。皆有成方。價極廉）（洋糖洋點心洋鹹。皆不宜用。）

（三）水源宜清潔也。飲料爲人生日用所必需。於衛生上。關係最重要。普通人家。雖不能盡用蒸餾與砂濾之水。然用清潔之水。飲開滚之水。不難辦到也。本埠雖有自來水。而居民狃於積習。尚多有挑取河水者。挑水口。與傾倒穢水之處。相離不遠。則所挑之清水。未必潔凈也。今若因防疫問題。而强迫人民食自來水。非但無此辦法。且必怨謗四出。莫若訂出時間。則有益而無弊矣。白晝正午十二點以前。許由河內挑取凈水。不許向河內傾倒穢水。下午兩點以後。許向河內傾倒穢水。不許挑凈水。違者酌罰。其間以兩點鐘爲甌脫者。防差幾分鐘。而生狡展也。水缸內。宜放貫衆一個。赤小豆四兩。明雄黃三錢。

生大黃五錢。四物共盛於一新布袋內。置缸內。刷缸時取出。日久則另換新者。此小有解毒殺菌之能也。

（四）衣服宜檢點也。灰鼠領。絨巾圍脖。厚皮帽緊內衣。皆能助長內熱。宜變通而擇其輕鬆者。

（五）宜多涉獵中醫治疫之書也。雖不行醫。而醫書不可不看。孔子所愼齋戰疾。又謂某未達不敢嘗。皆愼重生命之意也。王侯將相。威震環球。一旦有病。而性命反懸之於醫士之手。其事豈不大可注意哉。卽以疫症論。凡傳染病。皆稱爲疫。皆由穢腐不潔醞釀而成。除急性之毒烈癘疫。不容救治外其餘不盡死症也。苟能於九死中求一生。豈非病人之福哉。若能探其來源。使其不生病。尤爲幸事也。中國醫藥之學。創興於四千六七百年前。代有發明。其中豈無精粹。蓋世上事。有徼幸成功。而無徼幸存立者。苟使一無可取。何以垂至今日。尙邀社會之信任哉。美國信用中國醫藥。世界傳爲佳話。而歐美及日

紹興醫藥學報　第八卷第二號

本之醫學士。近年多有研究漢醫漢藥之學者。日本某醫學士曰。中醫之傷寒論。千金方等書。皆有研究之價值。其方術。確有濟世活人之能力。又曰。漢藥中。尚有未開闢之世界。又日本醫學士。和田啓十郎先生。所著（醫界之鐵椎）一書。將中醫勝過西醫之長處。一一羅列指實之。可見學術無國界種族之分。惟求其一是而已矣。然吾中國之醫學。反江河日下者何哉。一由國家不重視此道。二由於政府不加以輔助提倡獎勵。三由於無學校以造就通才。故此人自爲師。家自爲教。甚至不讀書不識字不通文理者。皆可隨便行醫。而中醫之聲譽價值。掃地以盡矣。究其實。中國醫藥之學。並不壞。而行醫者實太濫。非但無進步。而且漸失眞傳。不行醫者。不讀醫書。猶可說也。不在其位。不謀其政也。而業醫者。竟有不懂醫書者。其事大可痛矣。五六十年前。外人在我國內地設醫院。純係慈善性質。今則醫藥之權。已成外交上一種政策矣。醫藥權之附屬品。卽生命權也。奇才異能之俊士。熱血愛國之男兒。生之殺之。操縱自如也。防疫權之附屬品。卽警察權也。自己不能消患於未萌。又爲怪人之推波而助瀾也。偉人志士。大夢未甦。趨時之流。更以排斥中醫。廢棄漢藥爲媚外之上策。豈悟此中尙有若大之關係哉。夫以中醫而振興中醫。難題甚多。且事倍而功半。吾惟望我習學西醫之衆同胞。以此優秀之資格。敏捷之腦力。又富有普通知識之基礎學。念我中國藥材土產之富厚。治效之成績。關係全國生計問題之重大。(外藥輸入。漏巵甚大。利權外溢。年甚一年。而軍隊仰給外藥。尤大可懼也)則對於中國醫學中之氣化學。尙望一研究之。二十年後。又安知我中國之醫學。不受世界之歡迎也哉。今就疫論疫。謹將關於治療外感病及傳染病者數書。開列於下。暇時權當小說看。幸勿以科學體裁。繩而求之可也。

疫證集說。鼠疫抉微。(以上二書。爲上海神州醫藥學會會長余伯陶先生著。兩書價約一圓。郵寄可購。寫上海老垃圾橋延吉里)洪吉人補註瘟疫論。(吳又可原本）（鄙人有增補瘟疫論之拙本。僅刊前半部。後半部尙未脫稿）周禹載。溫熱暑疫全書。羅芝園鼠疫彙編。陳辦巖疫痧草。王孟英霍亂論。張仲景傷寒論。以上各書。各書坊皆有。價且不貴。無論行醫不行醫。平時皆可瀏覽釋悶。所費有限。而受益良多。講衛生者。幸勿河漢斯言也

張聿青先生醫案行述序

衛鶴儔

蓋聞莫爲之前。雖美弗彰。莫爲之後。雖盛弗傳。緬維乃脩張聿青先生。韓表名家。常州望族。簪纓奕耀。翰墨流香。府君前朝以武孝廉稱。蒞任無錫而叨守備選。乃文乃武。宜雅宜風。既展韜略以匡時。復挾醫經而濟世。令名垂於竹帛。丕績著乎旂常。然而明德之後。代有達人。先生經史淹通。勇爲慈善。洪楊平復。郡縣瘡痍。自謂默守詞章。究之無裨時事。毅然棄帖括業。昭焉纖手澤光。抱良相之謀猷。易良醫之仁術。名其齋曰師竹。刻其銘曰湯盤。目不窺園。耳不聽樂。遠而追黃岐機遡之秘

旨。近而參薛徐喻葉之名言。別傷爲感。巽熱於寒。取冲淡以養和。雜芳香而逐穢。列柴胡於八陣。方嗤景岳之粗。竄暑熱於三焦。全守河間之法。復以濕蒸痞起。痢重瀉溏。辨氣血之實虛。審制消於水火。不貪汗下。微判淸溫。則以外感溫熱兼施。舉凡濕瘧瀉痢厲焉。與夫消渴嘔吐附焉。自是以還。不脛而走。執僞問明堂之訣。叩門求玉篋之方。而又删掇外臺。折衷診籍。以爲戶樞不轉。則痛擾諸官。主臟失調。則血凌百脈。重以鬱蒸成疾。癃閉爲災。州都無氣化之官。水府竊司冥之令。爰分痛血。逮夫濁淋。辨燥濕於疸遺。別風邪於喘咳。又何致軒轅失馭。濁黃溢於龍門。金火相刑。虛白傷其虎穴哉。或者謂扁鵲善醫。隨俗爲變。邯鄲貴婦爲帶下醫。雒陽重老爲耳目痺醫。咸陽愛小爲小兒醫。不知一本化爲萬殊。同條詢堪共貫也。矧先生平日讀書知握其要。斯臨症能闕所疑。恙無論輕重淺深。愼思焉而纖微不爽。藥雖分溫平寒熱。明辨焉而毫髮無差。由無錫以遷申江。起斯民而登壽域。坐令食德飲和之衆。可兗時災雜病之侵。鑠哉功普一時。夫固澤流萬世矣。迨至杖鄉稱耆。秘閣娛珍。尤復手著醫論某某門。治案某某頁。嗣君慕恃。克承父志。胞姪蕙生能讀伯書。周君小農。善體師意。搜括靡遺。彙集成帙。茲以什襲待刻。廣佈徵文。爰擬卮言。見嗤大雅。學慚仁傑。敢汚李杲之書。世有史遷。正續倉公之傳。夫而後家藏笥篋。人免祲氛。上以副

國務院洪範九疇。下以蔭億萬姓華封三祝。猗歟休哉。其道隆乎。民國三年四月神州醫藥總會會駐長崎華商會館醫業後學廣東番禺鶴儔衛松年謹序

擇醫辨

慈谿林華三

醫雖小道。然病家性命所關。原不易學。故軒岐創內經。發明陰陽五行之理。三才一貫大道。變化無窮。秦越人述難經。備人身臟腑經絡腧穴之詳。後漢張仲景。著傷寒論。謂風寒暑濕燥火六氣。爲發病之源。而律三百九十七條。立一百十三方。闡發經義。成醫門之柱石。後賢名家。著述不可計數。發其

未發之議。頗多足羽翼聖經。余喜習醫學。三十年來。案頭研究。凡陰陽五行之理。八風六氣之變。七情六欲。外感內傷。寒熱虛實。覺其精深奧妙。讀之有望洋之嘆。而明識高才之輩。恐猶不能洞曉。況余愚昧之人哉。甯郡人煙聚集。醫士衆多。富家大商染疾。多擇請名譽顯揚之醫診治。親友衆多。略識醫理。議論紛紛。當服之藥。見峻猛之劑。畏不敢服。不當服之藥。亂投雜試。病家惶惑無言。所謂築室道旁。盡之危殆。莫可挽救。吾見城鄉富戶。蹈此轍而斃者。不可計數。目擊心傷。甚可嘆也。蓋病家不知醫理。豈能辨醫之庸良。惟以名之顯揚者謂良。而晦暗者爲庸。若此。如蛾之赴燈。見光而投。斃者斃。來者來。燈不自知所以傷蛾。蛾亦不識爲燈所傷。仁者觀之。未有不惻然心動者也。雖然。醫之庸良。何法選擇。夫天下萬事。不出於理。要由平日略感微疾。請醫辨論。如語言通達。理明法善。引伸觸類。推測隅反。因證判方。變化隨宜。藥到病治。無不霍然而愈者爲之良。否則卽庸。醫之優劣在此。不在名譽顯揚晦暗之高下也。余乃微末之醫。素無名譽。治療諸疾。貧苦爲多。余惟虛心。不敢自負。蓋自負必自用。殺人於冥冥中而不覺也。須知天理昭彰。可畏哉。倘能於初病之際。擇醫一事。格外留意。則寶貴之性命。保全不少。誠斯道之幸。不獨余之幸也。

復南通石念祖

徐相宸

念祖先生講席。頃讀　來片。敬悉　盛意。此方不過當時治驗。無意之中。若有啓予者投之。幸而獲效。思之思之。又重思之。則於病源學理。倘不刺謬。然自此而後。此種閼疫亦未再遇。今見報載肺疫發生。遠在千里而外。弟知有此法。而無所用。病疫之處。又不知有此法。不忍坐視。遂求自由談披露。並非漏泄分量。恐症有輕重緩急。印定眼目。反難適合也。後又投稿紹興醫報。則主藥數味。均有分量。計牛黃一分。麻黃一錢半。石菖蒲三錢。生大黃五錢。芒硝五錢。蘇合丸一粒。然此法雖是。而此方配制。則事後尚不自慊。執事深於此道。又不期而爲異地神交。請再申論。所以以質高明。前言闘疫。不問表裡氣血。言其大概耳。疫毒無不由口鼻而入。口爲濁道。鼻爲淸道。由淸道而入則閉心肺。心閉則血凝。肺閉則氣停。開心必用牛黃菖蒲。開肺必用麝香氷片。（用蘇合卽所以開肺。然究以氷麝爲正法。）由濁道而入。則閉腸胃。當導之使出。可吐可瀉。可利小便。大黃芒硝瀉之也。車前木通利小便也。（中黃中白以濁導濁。亦爲正法。惟性稍緩不濟急。）原方惟未用吐劑。然千金慈姑。在上則吐。在下則瀉。又善解毒。極宜採用。（紫金錠。徐洄溪盛稱之。其功亦止如此。然治乾霍亂則可。治闘疫。則五粒終爲禁劑。）名之曰大開門者。取其醒目。人人可解。實則開心肺。通腸胃。一齊用到而已矣。疫毒不由表入。麻黃並非必要。然急症急治。多開一條路。偶一用之。當亦不致傷人。此原方所以有麻黃也。至如淸火。可佐膏連。凉血。可佐犀地。解毒。可佐犀羚。活血。可佐桃仁。藏紅花。（核疫用之）則開通主法之外者。當相其所宜以應之。初不能拘

復齋滴石念祖

執。非若主法之無可移易者也。茲據上述理由更定一方如下。西牛黃一分。石菖蒲三錢。當門子二厘。老梅片一分。生大黃五錢。芒硝五錢。千金霜一錢。山慈姑一錢。車前三錢。木通二錢。生白萊菔汁二杯。約八兩。共十一味。分量視病之可及日期爲轉移。不能及一日者準此。可及二三日者。分兩劑服。（據查疫報告肺疫。可及三日。）西人以爲吐血。其呼吸之氣能傳染。爲病在肺。吾則以爲此陽明胃家熱毒重也。前方再加犀角石膏中黃。當可見效。余師愚法治此症亦佳。惟少開通藥耳。前方與今方用意相同。制劑則異。學問之道。一年有一年境界。即今日之方。他日未必無憾。吾固重法不重方者也。法者母也。方者子也。因病而有法。因法而有方。法苟得矣。處方縱有出入。必能見效。所以古人治病。如不相襲。而有同一之效果。今世醫者。一以勦襲成方爲事。而十鮮一效。皆知有方。不知有法之弊也。專言法而不言方。尙有拙著。訂正鼠疫良方可資參考。請開明住址。函索可也。更有進者。疫病發生。西醫注重防禦。中醫注重治療。防禦必有傳於行政官之協助。計畫雖大。需費亦鉅。治療則隨時隨地。均可盡力。然時流。則未有不以爲苟且矣。更有甚者。西醫昌言肺疫無治法。祇有防禦。抑若未病者。是同胞當在保全之列。已病卽非同胞當棄之如遺矣。見其大。遺其小。智則有餘。仁則未也。彼旣知紅十字會。冒險救傷爲仁慈。而不知冒險救疫。則亦未達一間耳。至消毒一層。西醫惟薰燒硫黃。澆臭藥水爲不祧。臭藥水吾不知其性。然尙可耐。硫黃則大熱大毒。入火炮則爲殺人利器。用爲藥物。則僅能殺虫。未必消毒。燒之成烟。氣味植劣。善能傷腦。總之吾人以疫爲毒。西醫以疫爲虫。虫有形可見。毒無質可據。口衆我寡。辯亦勿勝。以此種種塞滿胸臆。得 君一言。遂不覺傾喉而出。拉雜至多。 執事見之。得勿笑其無謂耶。 執事愛重公理甚篤。如不以爲妄人者。望有以 教我焉。

與袁君桂生函

張汝偉

復南通石念祖

與裘君桂生函

讀七十七期紹興醫報。載　吾公致本社書一通。言之有理。洵爲要務。想　裘君利濟爲懷。保存國粹。其有背道而馳。不肯相從者乎。加之　吾公卓識。編輯完善。一出版後。自必不脛而走。不翼而飛矣。曩讀　尊著醫草。傾心向慕焉久之。今復有斯盛舉。小子不才。又得親炙手澤。不亦幸乎。嗟夫。人之相知。貴乎志同道合。謂前擬提創編輯問答學書。畏難因循。至今未動隻字。今　公擬輯論說學說及醫案等。又能提精纂要。志趣更宏。且有卽日從事之言。謂雖不敢頡頏　吾公。而竊笑鄙懷。則與　吾公殊途而同軌也。是以不辭冒瀆。復有私衷仰懇。未知　吾公其許我否。謂擬明春日暖。一准從事編輯問答學。每六十問爲一卷。至體例。前於提創書中申明之。惟　裘君之肯刋與否。及所答之折中與否。一已之見。斷難月旦之評。故待編成之後。謹當奉上。請　先生法眼鑒定。或稍加按語。然後付諸醫社。或有裨益。而　尊所輯之書。可否亦先惠閱。如蒙見有及。未審可附人驥尾。一切統希尊裁。(下略)

醫藥界近聞

疫聞再紀

大陸報云上海昨得私電據稱疫症已至漢口聞發見疫症兩起此說果確則中國中部與長江流域皆有危及之虞疫症近仍蔓延迅速也字林報昨發表政府醫士四人於十一日由豐鎭發來公電報告愚民聚衆滋事官場從中暗助之情形此電頗不滿意於北京政府其文曰昨日驗查疫症一起後愚民聚衆約八十人由患疫者之父爲首且得巡警之贊助侵入吾人住宅縣知事亦復暗中袒護暴民有一來此晤談之敎會友人被衆毆辱昨夜軍界威嚇醫士吾人在此爲衆注目兵士以爲吾人在此有害無益吾人已竭其所能以應付疫症乃爲此間暴民所辱而交通部且不許吾人撤回　陸易思　郁塞勒　愛克菲爾　伍連德

字林報八日太谷縣通訊云毗連晉省北部之蒙古境內發生肺炎症晉省官場乃施行防衛方法聞晉督刻在大同附近設立防疫局所可慮者疫症將由綏遠鐵路傳至張家口北京方面耳聞肺炎疫最初發現於五原縣其地在歸化之西約七百

八十里並不在山西境內但在蒙古草地歸綏遠都統管轄位於甘肅寧夏府與歸化間之往來要道晉督現請省中教會醫士襄助組織防疫局事宜按晉省全境僅有教會醫院七所而在晉省北部者祇代州一小醫院由英人浸理會經理除此教會醫院而外太原府雖有所謂陸軍醫院者數所第就實際言之晉省簡直未有新式醫院也

內務錢總長十一日晚間曾入府函陳辦理防疫事件情形及所擬辦法又呈遞防疫計畫書一件總統閱之亦頗謂然惟是英法美三國公使入府訪問防疫事希望我政府特加注意故總統已答以將特派大員專辦此事總統即以此意與錢總長會商錢總長遂亦有特派大員之請昨日閣議即提出任江朝宗爲防疫委員長當晚下令內務部自組織防疫委員會後對於防疫之進行甚爲忙碌昨日以委員會之決議以衛生司技正技士陳士剛傅汝勤等七八人編一衛生隊於昨晚九點鐘專車前赴豐鎮歸何守仁統率其伍連德醫士及西醫路易斯愛開弗爾脫約弗需

等赴豐鎮後以防疫之必要手續從事屍體之解剖該處風氣夙昔閉塞見之甚爲驚駭因而生一種反對前日內務部得伍君等來電詳述此項情形並聞現時已暫離豐鎮以避風潮內務部當即致電田都統吞鎮守使請其切實保護昨日所聞則何守仁來電謂因反對風潮之故伍醫士似罹心疾其實情如何尙待續聞惟綏遠蔡都統昨又電政府請速令伍連德醫官至綏早弭災禝又伍醫士電京綏路局稱已而見吞鎮守使所有辦理防疫事件請該路局各醫務車務警務人員先行切實辦理又交通部復察哈爾田都統電稱防疫會議決在殺虎口等處設局檢查與豐鎮商民無涉

據昨日北京各國醫士會所到之電報鼠疫已蔓延豐鎮大同朔州朔平代州正太鐵道沿線壽陽等處目下山西北半部幾成鼠疫流行地此際當局者若不積極防疫則病毒之襲來恐遂難免故各國醫士會依美國醫官之提議將在公使館區域爲防疫之設備以期毫無遺憾不日卽將提交公使團會議以便實施又日本人方

而因多數居留民散布市內特由小菅軍醫正鈴木軍醫等主要醫士會合於川田醫院商議防疫事宜近日卽向居留民會提議以免或有遺誤又聞京師醫學會因綏北一帶發見鼠疫京師亟應預籌防治之法庶免將來束手無策故擬邀請中西名醫及該會會員等定期開一防治鼠疫研究會討論治療以及消滅疫菌等法云

津函云直隸督軍曹錕近日以各處喧傳發生時疫誠恐地方上辦理有不適當之處是以擬在本公署內添設防疫處以資辦理津郡地方防疫一切事宜現正籌備手續日內卽可成立北洋防疫處日前約請邑紳及各機關各團體開討論會議一節茲悉是日與會者多係委託代表劉處長當場所報告者四端一曰注重聯合警察二曰預備藥品三曰延請醫員四曰籌欵問題然各代表所討論者皆非所提出之四端故是日未能得有結果該處昨致警察廳函云查綏遠五原薩拉齊包頭鎮等地方發生時疫等情我津邑災民聚處苟有此項時疫傳染其慘酷誠有不堪思議者本處當卽嚴飭各檢診醫員嚴行檢診恐仍有由各染疫地方赴津之人住居

災民窩鋪及大小各旅店以內或致傳播此種時疫尤屬不可不防擬請貴廳飭知各分區派警嚴查各災民窩鋪及大小旅店內住居之人數設法取締實紉公誼云云

字林報十二日北京通訊云防疫情形令人極不滿意當地官吏不實行政府醫員伍連德及西醫之計畫而法美醫士因在豐鎭察驗患疫而死之屍身兩具且被愚民凌辱聞此二醫士已離豐鎭伍醫員亦因阻力橫生頗有去意同時疫症方蔓延不已大同與豐鎭間之火車中發見患疫者一人車客在途中受其傳染而散佈於他處者更不知凡幾若中國官場早聽外交團之言而立停鐵路交通則此種不幸之事實又何自發生今北京與豐鎭間之全路業已停駛想疫症之傳佈當可爲之稍殺矣欲防疫之有效當先有辦理防疫事宜之全權主任此主任旣洞悉疫情之利害又得適當之輔助且有權力指揮文武官吏要求軍警扶助則卽可厲行一切挽回大刼惜日下無此全權主任也以言現時實狀接奉政府飭令遇事襄助伍醫

員之通諭者惟文官耳若軍事當道則方集矢於伍十日英使在內務部遇見部員若干彼等以防疫一事將如何切實辦理爲言英使方以爲依此實行定可滿意詎知未幾忽來晉省官場頑固阻撓之電信於是英美公使與法代使請謁總統十一日向總統面陳各情總統允卽發電告誡今日使館方面之委員會遂以總統之言轉告疫區各西醫請其暫留但若防疫情形仍無改良之望則西醫將回京呈報一切也記者今日聞某華人論防疫事其言頗饒趣味略謂內蒙常生一症名曰冬溫雖甚危險然在居民視之殊不以爲奇異每年常死數十人今之傳染病居民似視爲冬溫而不重視之日前教會消息謂死者數百未免稍嫌失實目下尙未見有死者數百之確證故無足爲慮云云華人此言似輕視貧民之死亡而重視綏遠鐵路停車後每日所損失之一萬五千元要知此教士三人已死於疫彼等久居其地曾傳電告警指爲疫症而不謂爲冬溫茲無論冬溫與肺炎疫是否同爲一物然比教士之高聲疾呼亦足見彼等亦爲此次傳染病與尋常者逈有異點矣華人素信氣

數遇禍則諉爲天災苟他人不爲設法則華人必聽疫症自生自滅而不加以防衛再一九一一年滿洲之悲慘教訓尙未深入華人腦筋而晉省人民或且未聞滿洲前事第外人思想較遠不能坐視延至北方大城之疫症而不出力阻之況肺炎疫辦理較易僅施行極簡單之方法即可以堵絕之此外人之所以尤不能聽其蔓延也華人觀念偏於金錢方而以綏遠鐵路停駛進欵無着爲慮豈知疫症果延至京津則損失爲尤鉅乎蓋京津有疫外人必嚴重要求北方鐵路一概停駛果爾則京奉京漢津浦三路皆將停車損失之大較諸一萬五千元且十倍而不止縱謂人命不足恤矣商務上之損失亦當令人驚心動魄一旦京津疫作船路不開商務全停其損失不當以億兆計耶今晉省肺炎疫若不阻遏則疫症必傳至京師而釀成上述之時局外人爲自衛計爲救中國計勢必出其全力以積極防疫問題責諸政府而防大禍之來記者惟望總統有鑒於此速約束官僚中之腐敗頑固者勿使其爲防疫要政之梗斯可矣頃聞長城以南通至太原之人烟稠密商旅必經之大路巳

發見疫症此誠令人不懌之消息吾人深慮其傳至張家口等處而入直隸境也
大陸報載一月十五日伍連德博士自大同來電云現局極爲嚴重肺炎疫雖經余診斷及經法美醫士三員分別證明然京綏鐵路當道及中央政府之官員仍竭力否認科學之證據令死者以數千計疫患已傳至巴塞波朗（譯音）薩拉齊包頭朔平歸化及通至豐鎭與大同之沿路不日將達太原且有延及揚子江流域之虞軍人權力甚大中央政府不敢施行嚴厲之防疫法據最近電稱歸化全未籌議防疫該處都統頑固已極覩於其惡遇美國醫士思維斯與愛克非爾特二君可見一斑余與外國醫士三員自一月三日起至六日止均被軟禁不能回京報告眞相今日之阻力與缺點較前在滿州所經歷者尤見其甚伍連德印

按臨時防疫用隔離法使疫線不致蔓延已爲現在世界醫家所公認至中國氣化之說如內經勇者氣行等言須在平時保衞完全精神充固然後正足可以抗邪是亦西醫所謂免疫質者近因投稿者多不以晉省之防疫爲然爰略誌之

報價表

新報	全年	半年	一月	代派或一人獨定十份者八折五十份七折郵票抵洋九扣寄空函恕復
冊數	十二冊	六冊	一冊	
定價	一元	五角半	一角	
舊報	一至十三期	十四至十七期	十八至四十四期	四十五至六十八期
定價	五角	三角	八角	二元
郵費	中國 加一成	日本台灣 加二成	南洋各埠 加三成	

廣告價表

等第	地位	一期	六期	十二期
特等	底面全頁	八元	四十四元	八十元
上等	社論前全頁	六元	三十三元	六十元
普通	各襯紙全頁	四元	二十二元	四十元
注意	所稱全頁即中國式之一單面外國式之一配奇如登半頁照表減半算			

注意

各處如有函件寄交本社務祈書明一紹城北海橋紹興醫藥學報社收一倘寫個人姓字郵局投遞不轉本社而無論銀洋書籍出入交涉均與本社無涉特此布告

本社啓

本社出版醫藥書籍七十餘種皆世所罕見之孤本及名家未刊之精稿又代售各處社友手著最新醫書二十餘種定價皆廉因宗旨不爲謀利專爲流通也凡醫藥爲業者固宜爭先購閱以輸進學術於臨證治病大得裨益卽普通人民購閱此種書籍稍備醫藥常識未病時得明保衛之法已病時勿爲醫藥所誤費小功宏較之購他種書籍其損益不待贅述印有書目奉送不取分文函索卽寄

添聘代派

本報出版已至八十餘期無論醫藥界卽不業醫藥者亦多愿購閱內有問答一門不啻人人之顧問病卽可函詢今爲各處來函訂閱便利起見不拘前已設有代派處再當廣爲聘訂凡愿担任者請示明片卽當奉約至酬勞格外從豐

紹城紹興醫藥學報社

中華民國郵政特准掛號認為新聞紙類

原八十三期戊午三月出版

紹興醫藥學報

神州醫藥學會紹興分會發行

第八卷第三號

國醫百家第二種琉球百問出版廣告

本叢刊第一種傷暑全書爲明張鳳逵先生原書版已久佚經清葉子雨名醫增訂未刊遺著蒙哲嗣仲經君寄印出版後不數月即已售罄第二種琉球百問現又出版是書爲前清道光間吳郡名醫曹仁伯先生答琉球門人呂鳳儀之所問江陰柳寶貽評選四家醫案中之繼志堂醫案亦即曹氏之作序中曾及是書惜未得見今社友張汝偉君由舊肆中購寄付刊且加之評按則論症設治愈見精詳書用本國連史紙印成大版一厚册定價每册四角不折不扣凡屬社友及各地圖書館閱報社暨醫會會員同時并購二部加贈一部書印無多售完爲止惟爲流通起見准人翻刻如上百部可委本社代印祇取料工

第三種辥案辨疏不日出版特此附告

紹興城內紹興醫藥學報社啓

紹興醫藥學報第八卷第三號目次（原八十二期）

社友張野逸先生玉照

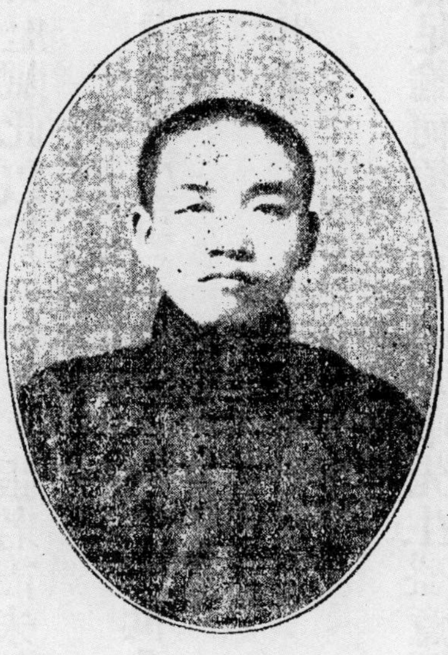

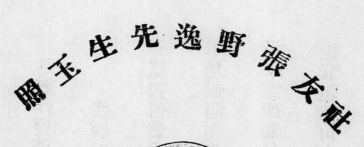

神州醫藥分會長裘吉生先生來函索照并囑自
述履歷賦此以答　張若霞未是草

一紙書傳爲索照半生事業等塵灰難將身世分明寫
本是螭陽謭劣才
過眼雲烟無足論何須記載社刊中先生盛意難裁答
捉筆題詩句未工

社論

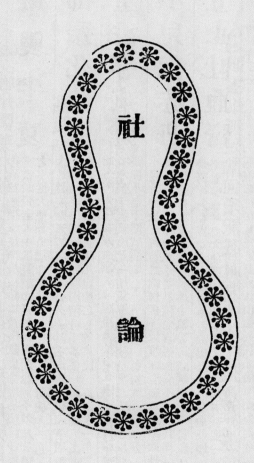

和濟藥局時令要藥八種

巖製川貝

專治燥火頑老鬱結諸痰血成咳嗆哮喘癲狂痫癇等症并治中風痰迷及小兒急驚痰閉蝦蟆瘟咳或喉中作水雞聲或咳一而聲不出者或乾咳見血者不拘日久年遠均效如神

每兜洋喻角

巖製半夏

善治風寒濕水煙酒臭痰諸痰及痰飲痰喘痰痞痰涎並痰迷痴癲痰厥頭暈老人中風痰潮小兒驚風痰閉服無不效凡屬痰飲者服之痰從大便如魚鰾即愈

每塊洋一角

節齋化痰丸

大凡濕痰寒痰痰涎痰飲日久不治名曰老痰根深帶固致肺胃二脈伏結名曰結痰膠黏堅固消吐不盡名曰頑痰隨火上升爲狂爲癲名曰火痰急服此丸以消之奇效甚速

每兩洋一角二分

星香導痰丸

此丹溪先生秘方治無火之濕痰嗽屢發凡寒痰濕痰頑痰宿痰糊痰水痰老痰濁痰及一切氣滯生涎痰壅喘急等症急用此丸三四錢開水送下屢試屢驗

每兩洋一角二分

小兒保赤丹

小兒急驚風十與熱二端居多尤以痰迷清竅爲最多此丹開竅降痰鎮驚熄風專治小兒痰熱積痰胸膈脹滿不思飲食甚則氣喘痰壅目瞪口禁並治大人痰迷中風等痰症試屢驗

每瓶洋四分

立止吐血膏

是膏平氣和胃止血去瘀專治鬱火傷肝口吐狂血或痰中帶血及絡血嘔血唾血大便閉結脫肛串痛等症每用五錢或一兩開水調下日服二次以血除便通而止

每兩洋八分

噙喉王霜梅

每枚洋二分

咽喉之症最爲危急其原皆由風火挾痰痰與血爲炎叫以之氣因之阻塞甚則腫痛難忍或小舌下垂大舌浮腫痰涎壅塞此喉風喉痺喉痧白喉雙蛾等必有之症也即噙含此梅能立去惡痰毒涎

喉症保命藥庫

每具洋一元正

本局精選古今名醫治喉痧白喉喉痺喉蛾等症自初起至收功特效藥八種一一用瓶貯藏納諸一箱巧小玲瓏易於居家常備旅行佩帶并附喉痧證治要略一冊皆發明病狀及用法以便對症用之

（開設紹城縣西橋南首）

社論

論百斯篤病（又名黑死病又作鼠疫）西醫只知預防不知療治

王壽芝

甚矣哉。西醫鼠疫之論調。僅片面推求。執粗遺精。以悬意測之。甚無價值之可言。氣候違和。由天空熱力鼓盪。地質惡臭上蒸。疫癘斯生。其生者必有所由生。不能舍其生之因不究。專惟其果之是求。不揣其本而齊其末。可乎。考西醫論百斯篤有三。一名腺腫性。一名敗血性。一名肺炎性。呼吸氣道。爲傳染之略徑。路痰唾液。爲施播之種核。至預防。血清或用哈扶金氏法。或用葉爾杉氏法。當西歷一千八百九十四年。印度香港等處。哈扶金氏用血清試驗。効力甚富。雖其中有抵抗力薄。復相傳染者。未收牛痘血清美滿之效果。較之中醫間二間三之治。相去有霄壤之別。其餘圈禁區域。斷絕交通。毀焚屍物。種種强硬手段。其用心本未可厚非。詎知圈禁僅限於地而而空氣蕩漾。依然流通。有形之媒介可限。無形之媒介難防。此西醫所不知也。百斯篤既患。僅有對症療法。推而充之。頭痛則用安腦劑。熱高則用解熱清涼劑。冲血則用止血收斂劑。諺稱頭痛醫頭。脚痛醫脚。其西醫之謂乎。在略識中醫者。采薪之

論百斯篤病又名黑死病又作鼠疫西醫只知預防不知療治　二

疾。亦知難瘳。況猛烈之大症。而西醫則津津樂道之。所以歐洲向來瘟疫一發。如盜賊入無人之境。橫衝直撞。莫攖其鋒。除血清圈禁法外。任疫菌蹂躪於病人臟腑。束手無策。坐以待斃。死亡籍枕。亦由西醫不究心療治之故。今之粗習西醫者。略窺其中門徑。畢業於醫校三年。凡中醫二千年之薪傳。數百聖哲之論治。玉函金匱。從未寓目。漫謂百斯篤之預防法。消毒法。治療法。中醫完全不知。此等讕言。無異鄉曲狂徒之武斷。誠如習西醫者言。而中國四百兆人。羣早被疫菌侵害。幾無噍類矣。中醫自宋以來。目爲小道。列於九流。受此波折。早爲社會所輕視。不幸疫癘發生。療治得法。醫生視之。爲本身天職。社會視之。亦無甚奇功。非習醫者。苦心孤詣。鎔鑄古今。豈易與疫菌戰勝於方寸之間。中醫發明療治者。如吳又可所謂瓜瓤瘟。疙瘩瘟。喻嘉言所謂雞瘟死雞。豬瘟死豬。牛馬瘟死牛馬。劉松峯所謂葡萄瘟。芋艿瘟。陳素中謂凶暴大病。死生人在數日間。戴天章謂中人人病。中物物傷。揣形度意。何常不寓百斯篤桿菌之狀態。不過中醫當時以概括言之。西醫以光學洞悉若球。若斷毛。若螺旋等形。標新領異。燭照無遺。究其原始之發生。由空氣不潔醞釀而成。斷非由鼠類血液中自產。此其理可斷言也。嘉言之療治。其法乃最精最神。其未病也。預須芳香正氣藥。其既病也。則以逐邪爲要。上焦如霧。升而逐之。兼以解毒。中焦如漚。流而逐之。兼以解毒。下焦如瀆。決而逐之。兼以解毒。其升之。流之。逐之。佐以解毒。則勦滅疫菌之法。去其邪。不傷其正。藥有君臣佐使。水煎入胃。微絲吸管吸入。無異兵至掃穴犁庭。使匪類無餘孽之存。彼西醫對症療法。徒使一二濃厚藥味。屯潴胃中。顧此失彼。吸管或斂縮或弛張。濃厚藥液不能吸入。那及吾中藥馥郁甘凉。活潑流動乎。前年無錫發一種獄疫。(見本報六十期)鄙人任司療治。其症狀腦痛如裂。咳嗽頻伸。熱度高張。繼則口鼻冲血。成盆成碗。病十餘人之多。均用釜底抽薪。佐以凉血解毒之品。撲滅疫菌。俱獲全效。可惜當時未用光學法。將冲血點滴。一探有百斯篤桿菌否。今山西鼠疫見告。政府派員防範。不惜鉅金。而吾儕爲醫界一份子。宜節取西醫之長。如哈扶金氏之血清。研其有無效驗。以及隔離預防等法。診衣面具相對須斯。

杜其傳染。集我國粹神聖方法。合羣力而研究進步。焉登斯民於壽域。庶西醫不敢輕視。而政府亦悔漫然崇拜外法矣。

忠告國醫宜保存國粹平議

鎮江韓緒臣

古之醫也拯危。今之醫也博利。學術因之不振。世人遂目醫爲小道。殊不知吾國醫學之深。雖以牽絲萬丈。恐難汲引其源流。二萬萬方里之廣。四萬萬同胞之衆。遞嬗繁衍。關鍵於醫。醫之一道。乃至重至大之道也。自黃帝問歧伯究醫理以療民疾。是黃歧爲醫學傳世之祖。嘗藥辨性。始自炎農。而能闡發古人醫藥之微者。漢張子一人而已。立法傳方。師稱百世。洎夫國祚運移。人事代謝。頻遭兵燹。古粹幾亡。幸賴一火薪傳。於是歧分逐衆。治醫經者。晉有皇甫謐。（字士安著黃帝三部針經十二卷載唐宋藝文志甲乙經八卷載清四庫）隋有巢元方。（隋之太醫博士著諸病源候論五十卷載唐宋藝文志清四庫）全元起。（著內經註八卷載隋經籍志宋藝文志）唐有王冰。（著素問註二十四卷載唐宋藝文志清四庫）鬬角鉤心。各闡玄與。治經方著。魏有吳普。（著華陀方十卷載隋經籍志）晉有葛洪。（字稚川著肘後方二卷載梁七錄玉函煎方五卷載隋經籍志肘後備急方八卷載淸四庫）唐有孫思邈。（著千金方三十卷千金翼方三十卷載唐藝文志千金要方九十三卷載淸四庫）宋有徐叔嚮。（著雜療方二十二卷載梁七錄解寒食散方十五卷載唐藝文志）寒溫適當按病追源。補本草之不足者。劉宋有雷斅。（著炮炙論三卷載經籍志）者梁有陶宏景。（著本草十卷本草經集註七卷載梁七錄）唐有陳藏器。（著本草拾遺十卷載唐宋藝文志）宋有寇宗奭。（著本草衍義二十卷載晁氏讀書志）明有李時珍。（著本草綱目五十二卷載淸四庫）釋仲聖傷寒之奧旨者。宋有成無已。（著傷寒論註十卷載宋藝文志淸四庫）金有劉完素。（字守貞著傷寒直格方三卷傷寒後集續集別集各一卷載金藝文志傷寒標本心法類萃二卷載淸四庫）明有陶華。（字節庵著傷寒全書五卷載明藝文志傷寒全生集四卷民間行本）淸有張志聰。（字隱庵著傷寒論集註六卷民間行本）歷代著述。未盡搜求。

留傳者有之。湮沒者亦復不少。致古訓昭垂。不知循途以徑。良可慨已。皆因廢學者固不講求。好學者鄙夷其謬。數千載醫學之精華。將亡於新舊學過渡之時代。識者謂吾國醫宜對於固有之國醫學。力求發揚。共相研究。庶幾本立道生。然後於新醫學亦能觸類旁通。審證設治。乃有左右逢原之妙。能如是方可謂保存國粹矣。一得之見。願同志有以采納焉。

謹告嬰兒彌月不宜剃去胎髮

餘姚康維新

嬰兒彌月。俗例剃去胎髮。積習相沿。實屬有損無益之舉。蓋髮係血之華。嬰兒氣血未充。肌膚嬌嫩。腦筋輭弱。全賴髮蔽。一經剃去則腦無所護。而風寒易侵。且剃髮之際。兒多啼哭。費盡無量腦力。彌月以後。間有得病者。安知不由剃頭而致受邪乎。況剃頭固遵清律。現今清制已廢。共和建立。凡吾同胞可勿再染此陋習。以殘兒體。務望同胞具愛子之念者。當留兒髮。既可護腦。又省煩愁。待長大而後剪之。豈非一舉而數善備乎。

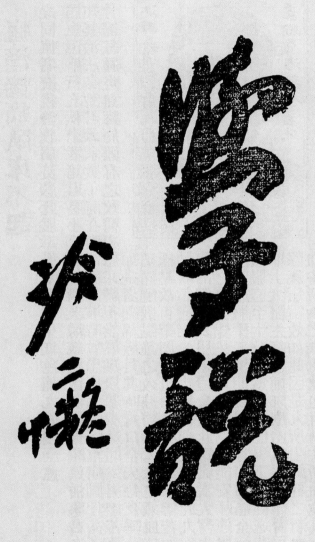

瘋溼慘痛臥床不起

幾同瘋癱統稅徵收局員患此服韋廉士大醫生紅色補丸而獲全愈

現屆瘋濕盛行之秋患者諸君曷不細閱江西吳城統稅徵收局查驗員潘璘君之證據便可知其治法矣潘君云余數年前在南洋新加坡時曾患瘋濕骨痛重症脚骨甚痛足踝脚腕骨節紅腫炎熱疼痛難忍以致精力憊甚脚不能屈難以舉步幾同瘋癱慘苦莫可言狀

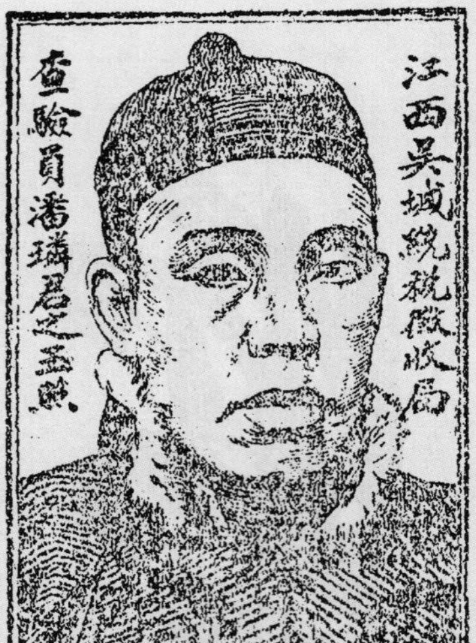

如是者纏綿數月其時胃口全失每夜睡臥不安必須痛醒數點鐘之久據醫士云余之氣血枯乏已造極點故百藥罔效也余之契友見余慘苦如此竭力勸服韋廉士大醫生紅色補丸據云此丸為補血之聖品強余試服之迨余服此韋廉士大醫生紅色補丸之後即覺見效胃口頓開夜能安睡連服數瓶即能起床服藥二星期後足骽骨節腫痛全消余耐心續服直至十分全愈而後已現下強健逾昔皆　韋廉士大醫生紅色補丸療治瘋濕骨痛臂尻酸楚腰際痠痛靈效如此因是丸所生鮮紅之新血能驅除血中所涵之酸毒故也且所生新血極其有力曾經治愈　胸肺萎弱　血薄氣衰　腦筋衰殘　少年斲傷　胃不消化　山嵐瘴癘　皮膚各症　凡婦女經水不調各症尤見神效凡經售西藥者均有出售或直向上海四川路九十六號　韋廉士醫生藥局函購每一瓶英洋一元五角每六瓶英洋八元郵力在內

韋廉士大醫生紅色補丸可保絕無嗎啡鴉片等雜質因按照英美法律所不許也閱報諸君請索精美小書名曰血之疾病即須來一明信片書明住址姓名原班即送

通俗婦科學卷二

周越銘輯著

不孕

（原因）婦女不孕。查西醫說有子宮缺如。有子宮一角。有子宮閉鎖。子宮狹窄。子宮偏歪。及子宮前轉後轉之類。此殆生質之偏。非人事所能挽救者也。若尋常之婦。生殖器完全無憾。夫妻伉儷亦深。房事未嘗懈怠。而配合之後。竟有數十年不孕。甚且有終身不孕者。此何故哉。或形盛之婦。下體肥胖。子宮縮入。難以受精。或恣啖酒食肥甘。軀脂充溢。閉塞子宮。或形體瘦怯。性又褊急。子宮乾澀少血。不能攝受精氣。或平日淋濁帶下過多。下元虛憊。不能聚血成精。或縱慾無度。陰液過洩。下部必滑。而不能藏精。此皆不孕之由也。又有素性好潔。不欲近男。勉與交接。而情致淡泊。陰陽不相和協。安能成化育之功。此外或脾胃虛弱。或胞宮寒冷。或痰飲停留。或瘀血積滯。或奇經損傷。或肝火熾盛。血氣未能調和。熊羆亦難入夢。經云。女子二七而天癸至。太衝脉盛。月事以時下、故有子。夫必月事時下。始能有子。可見經事不調。必無成孕之理也。

(症候)食量稀少。嫌惡動作。全身倦怠。或心中煩躁。面呈赤色。腹部反冷。常患泄瀉。或腰痠膝痠。或小腹作脹。子宮發烈劇之疼痛。月事或滴瀝不下。或延長不止。或成塊成條。行房之後。或兩目昏暗。或頭暈如旋。甚且臥床不能起。此衝任督脈皆虧斷難成孕。若因循失治。患且無窮。

(治法)先天之本在腎。後天之本在胃。腎爲作强之官。胃爲水穀之海。欲培生育之源。必以益腎水。扶胃土爲最要。但腎水之虧。必由相火之盛。胃土之弱。必由肝木之强。故清少陽相火。平厥陰肝木。尤當相輔而行。然平日亦宜平心靜氣。以安養其精神。調和其血脈。戒怨怒。戒憂鬱。戒勞動。戒多言。戒夜坐不眠。戒注目針黹。而尤當切戒者。莫如不適宜之房事。大抵經行旬日以外。務須堅壁清野。不宜爲無益之舉動。迨氣充血旺。自然一戰而捷。此不治之治。勝於治也。無如世俗婦人。不知治病。但知醫生。或偏聽炙婆。燒以艾火。或誤信時醫。投以熱藥。卒致液灼津枯。斷成癆瘵。不死何待。女界中似此者實多。可爲浩歎。

（方劑）

脾胃虛　加味參苓白朮散

潞黨參　二錢　白朮土炒　二錢　茯苓　三錢　廣皮　一錢五分　甘草炙　八分　淮山藥　三錢　砂仁　三分　川芎　一錢　石菖蒲　四分　湖蓮肉留皮去心　十四粒

右藥水煎。溫服。

六君子加芎歸湯

潞黨參　二錢　白朮土炒　一錢五分　茯苓　二錢　甘草炙　八分　廣皮一錢　半夏製　一錢五分　歸身　三錢　川芎　一錢　香附製　一錢五分

右藥加生薑一片。水煎服。

胞宮冷　溫胞飲

白朮土炒　三錢　巴戟天鹽水浸　三錢　老東洋參　三錢　杜仲炒黑　三錢　兎絲子酒浸炒　三錢　淮山藥生打炒　三錢　安邊桂研　四分　附子片三分　補骨脂鹽水炒　二錢　南芡實　四錢

右藥水煎服。若改湯爲丸。朝夕吞服尤炒。

肝氣鬱　開鬱種玉湯

白芍酒炒　二錢　香附酒炒　三錢　當歸酒洗　五錢　白朮土炒　三錢　丹皮　二錢　茯苓　三錢　花粉　二錢

右藥水煎服。

合歡丸

當歸酒洗　二兩　熟地砂仁少許拌炒　二兩　茯神　白芍　各一兩　酸棗仁炒　遠志肉製　各五錢　香附酒炒　甘草炙　各三錢

右藥爲末。蜜丸。白湯下。

痰氣盛　蒼莎導痰丸

蒼朮製一兩　香附製　陳皮炒　茯苓　各一兩五錢　枳殼　半夏製　南星製　甘草炙　各五錢

右藥爲末。用生薑自然汁浸餅爲丸。淡薑湯下。

腎水虧　清骨滋腎湯

地骨皮酒洗一兩　丹皮　沙參　各五錢　麥冬去心　元參酒洗　各五錢　北五味　五分　石斛　三錢

右藥水煎服。

相火盛　一陰煎

生地黃　熟地黃　各三錢　白芍炒　麥冬去心　丹參　各二錢　牛膝　一錢　甘草　八分

右藥水煎服。火盛煩躁。加龜膠二錢。心虛不寐。加茯神棗仁各三錢。

知柏地黃丸

知母 川黃柏 生地 山萸肉 淮藥 茯苓 丹皮 澤瀉

右藥分兩隨酌研末爲丸每服三錢至五錢。或作湯劑亦可。

陰虧血少 增損三才丸

西洋參 三錢 生地 五錢 天冬 三錢 遠志肉 二錢 枸杞子 三錢

北五味 四分 續斷 三錢 當歸 三錢

右藥水煎。溫服。

當歸補血湯

黃芪炙 一兩 當歸炒 五錢

右藥水兩碗。煎至一碗服。

瘀積胞宮 蕩胞丸

丹皮 桂枝 赤芍 茯苓 桃仁去皮尖

右藥各等分。生研末。醋糊丸。梧子大。每晨用紫花益母草煎湯。送下二十丸。此方雖有蕩胞之名。而藥非峻烈。與蕩胞湯大不相侔。

脂膜充塞　加味二陳湯

冬朮炒焦　一錢　木香　五分　川芎　一錢五分　當歸　香附炒　各二錢　半夏製　三錢　橘紅　八分　茯苓　二錢　甘草　一錢

右藥水煎。溫服。

帶脈拘急　寬帶湯

白朮土炒　二錢　巴戟肉酒浸　二錢　補骨脂鹽水炒　一錢　西潞參　三錢　麥冬去心　三錢　杜仲炒黑　三錢　熟地　四錢　肉蓯蓉洗淨　三錢　白芍酒炒　二錢　當歸酒洗　二錢　五味子炒　三分　建蓮子不去心　二十粒

右方水煎服。

下元虛滑　千金種子丸

沙夕蔾　四兩　山萸肉　三兩　覆盆子　二兩　白蓮鬚　四兩　白龍骨

五錢　南芡實　四兩

右藥研細末煉蜜爲丸。每服三四錢。日二次。

任督爲病　十補丸

熟地　山萸肉　鹿角膠　淮山藥　各二兩　白茯苓　澤瀉　丹皮　各一兩

五錢　肉桂　熟附子　北五味　各五錢

右藥爲末。蜜煉丸。每晨淡鹽湯送下三錢。

血寒氣鬱久不受孕　吉祥丸

明天麻煨　川芎　桂心　丹皮　桃花瓣　柳絮　白朮　熟地　五味子去核

白茯苓　各一兩　兎絲子　覆盆子　楮實　各一升　桃仁　一百粒

右十四味爲末。蜜丸。豆大。每五丸。空心苦酒下。日三服。是方君以天麻者。以其有遊子十二環於外。結子透虛入莖中。瀦生土內。複芎藭下行血海。通子宮。治血閉無子。桃仁丹皮補肝活血。桃花輕薄。柳絮顛狂。功皆下行走泄。其性可以辟除穢惡。其情足以感發春心。佐以白朮地黃。補脾腎之正氣。再使以菟絲覆盆五味。皆蔓延多子之品。茯苓入陽通氣。楮實入陰通神。俾交構之際。精氣神混合爲一。自然受孕矣。

虛寒不孕外治方　金鳳銜珠

蛇床子　四錢　母丁香　肉桂　杏仁　白芨　吳茱萸　菟絲子　北細辛

薏苡仁　砂仁　牡蠣　川椒　各三錢　麝香少許

右十味。各研細末。再合研勻。生蜜爲丸。櫻桃大。每一丸納玉門中。

滑胎

(原因)任脈繫乎胞胎。胎之不固。皆由任脈爲病。雖因事跌扑者有之。邪熱傷胎者有之。氣虛不攝者有之。血少不能養胎者有之。而房事不慎。最爲大忌。古人一經受孕。即退居側室。不與夫近。所以胎元堅固。無或墮之憂。今人逞情縱慾。既經受孕。猶不知戒。敲門撞戶。以致橐鑰不嚴。加以飲食不節。起居不愼。或生冷油膩。炙煿煎炒。惟圖悅口。或登高越險。行遠負重。未嘗稍避。夫氣體雖有强弱貴賤之不同。獨至胎孕在身。不容兒戲。况母子一氣相貫。母既受傷。胎亦安得不墮。故有三月而墮者。有五月而墮者。有七月而墮者。且有屢孕而屢墮者。味者猶謂胎氣使然。其實皆不知保胎之法故。

(症候)兩腰酸痛。小腹拘急。或腹痛如墜。或漏血不止。或時時如欲小便。食量減少。行動汗出。倦怠思臥。口吐清涎。或心中煩熱。體反覺冷。種種見症。皆是脾胃虛弱。血氣衰微。爲墮胎之預狀。

(治法)凡孕胎三五等月墜者爲多。二四六等月墜者爲少。可見陽常有餘。陰常不足。故保胎以滋陰爲第一要義。又婦人患是病者。其血必虧。血虧則生內熱。故治尤宜清熱。若不求病原。妄事升提。或過用止濇。反易變生他患。而胎亦卒不能保。所以保胎之法。必審定何經何絡。在血在氣。爲實爲虛。對病投劑。始爲確切之治。而孕婦平日亦宜薄滋味。節嗜欲。愼起居。避寒暑。斯藥可奏功而胎不致墜。

（方劑）

胎熱而滑　凉胎飲

生地　二錢　白芍　一錢五分　黃芩　一錢　當歸　二錢　甘草　七分

麸炒枳殼　八分　石斛　一錢　茯苓　二錢

右藥水煎。食遠服。如熱甚加川柏一錢。山梔二錢。

胎寒而滑　溫胎飲

草子煨　二錢　白朮炒　一錢　陳皮　良薑炒　各八分　木香　四分　甘訶炙　七分　扁豆炒　二錢

右方水煎。食遠服。腹痛加砂仁五分。泄瀉加白豆蔻一錢。帶下淋濁加淡骨脂二錢。脾虛下陷。加升麻二分。

血虛而滑

大熟地　三錢　當歸　白芍炒　各一錢　杜仲炒斷絲　三錢　白朮　一錢
五分　甘草炙　一錢

右藥水煎溫服。

血瘀而滑　蕩胞丸

方詳上不孕門。

氣虛而滑　歸脾湯

潞黨參　二錢　黃耆蜜炙　一錢　白朮土炒　一錢　茯苓　二錢　棗仁
遠志　當歸　各一錢　甘草炙　五分　龍眼肉　七枚

右方水煎食遠服。

氣滯而滑　紫蘇飲

大腹皮　川芎　白芍　陳皮　各一錢　蘇葉　五分　蘇梗　五分　當歸

一錢　甘草炙　五分

右方加生薑二片。葱白一莖。水煎服。

枳殼湯

枳殼麩炒　黃芩酒炒　各一錢　白朮蜜炙　五分　陳皮　一錢　茯苓八分

右方水煎。食遠服。

肝盛而滑　加減逍遙散

當歸水炒　三錢　生白芍　一錢五分　白甘菊　二錢　軟柴胡　三分　黑山梔　三錢　冬桑葉　一錢五分　青子芩　一錢

右方水煎。食遠服。嘔吐加竹茹一錢。括蔞皮錢半。脹悶加枳殼八分。砂仁二分。

痰多而滑　滌痰湯

當歸酒洗　二錢　白朮土炒　一錢　白芍炒　一錢　半夏製　二錢　陳皮一錢五分　香附炒　一錢　甘草　八分　茯苓　三錢　川芎　一錢五分

右藥加生薑三片。水煎服。

胎氣下墜不能升舉　八珍益母丸

西潞參　白朮蜜炙　各一兩　當歸　熟地　各二兩　甘草炙　五錢　白芍一兩　益母草　三兩五六月採取止用上半截帶葉者

右藥研末爲丸。空心白湯下三四錢。

帶脈虛弱約束不固　固元湯

台黨參　白朮　各一錢五分　歸身　白芍　各二錢　熟地　三錢　阿膠二錢　知母　錢半　川黃柏　條芩　各一錢　甘草炙　艾葉焙　各五分

右藥加薑三片。紅棗二枚。水煎。食遠服。

預服方　安胎飲子

紅蓮子杵碎　台州青苧洗去膠　白粳米　各三錢

右三味。水一碗煎至減半。每日清晨服。懷妊兩月服起。至六個月止。可免墮胎。

滑胎多因房勞過度損傷足三陰腎傷則精氣不固肝傷則血熱妄行脾傷則胎元自墜紅蓮子清君相之火而能固濇眞氣靑苧利小水而通子戶淸淫慾之瘀糯米補益腎陰能實陽明空竅使肝氣不妄動而胎氣自安以五穀果實爲方誠王道之劑也

泰山磐石散

台黨參　黃耆炙　川芎　黃芩　川斷　各一錢　白芍　熟地　各八分　砂仁　炙草　各五分　白朮土炒　二錢　糯米　三錢

右方水一鍾半煎至七分食遠服但覺有孕三五日常服一劑服過四個月可保無虞

千金保孕丸

厚杜仲　四兩切片用白糯米炒斷絲　川斷　二兩　酒拌炒

右二味共爲末以山藥六兩煮糊爲丸如桐子大每服八九十丸米湯空心下

玉環丸

生地切碎同薑炒去薑不用　丹參去頭尾酒洗炒　各四兩　全當歸　三兩　川芎　童便炒　一兩　四製香附　赤芍酒炒　各三兩　陳艾絨雞子二枚同煑水乾炒黑　一兩

右七味研末。以黑驢皮膠三兩。酒烊化。和搗丸。梧子大。每服二十丸。凡屢屢墜胎者。墜後先服蕩胞丸。七日第八日接服此丸。服至十四朝而止。

惡阻

(原因)婦人本原素弱。懷孕之後。氣不宣通。或停痰積飲。挾衝任之氣而上升。或胆火肝陽。乘脾胃之虛而上逆。以致惡心嘔吐。如物阻止。蓋因胞胎之脈絡於胃口。此時精氣方結胎。火漸動。故一引卽發。聞飲食之氣。而泛溢不得自主。平時曠達少而抑鬱多者。其受累爲特甚。

(症候)煩躁滿悶。頭暈眼花。四肢倦怠。胸中若有逆氣上沖。食則吐食。飲則吐水。口

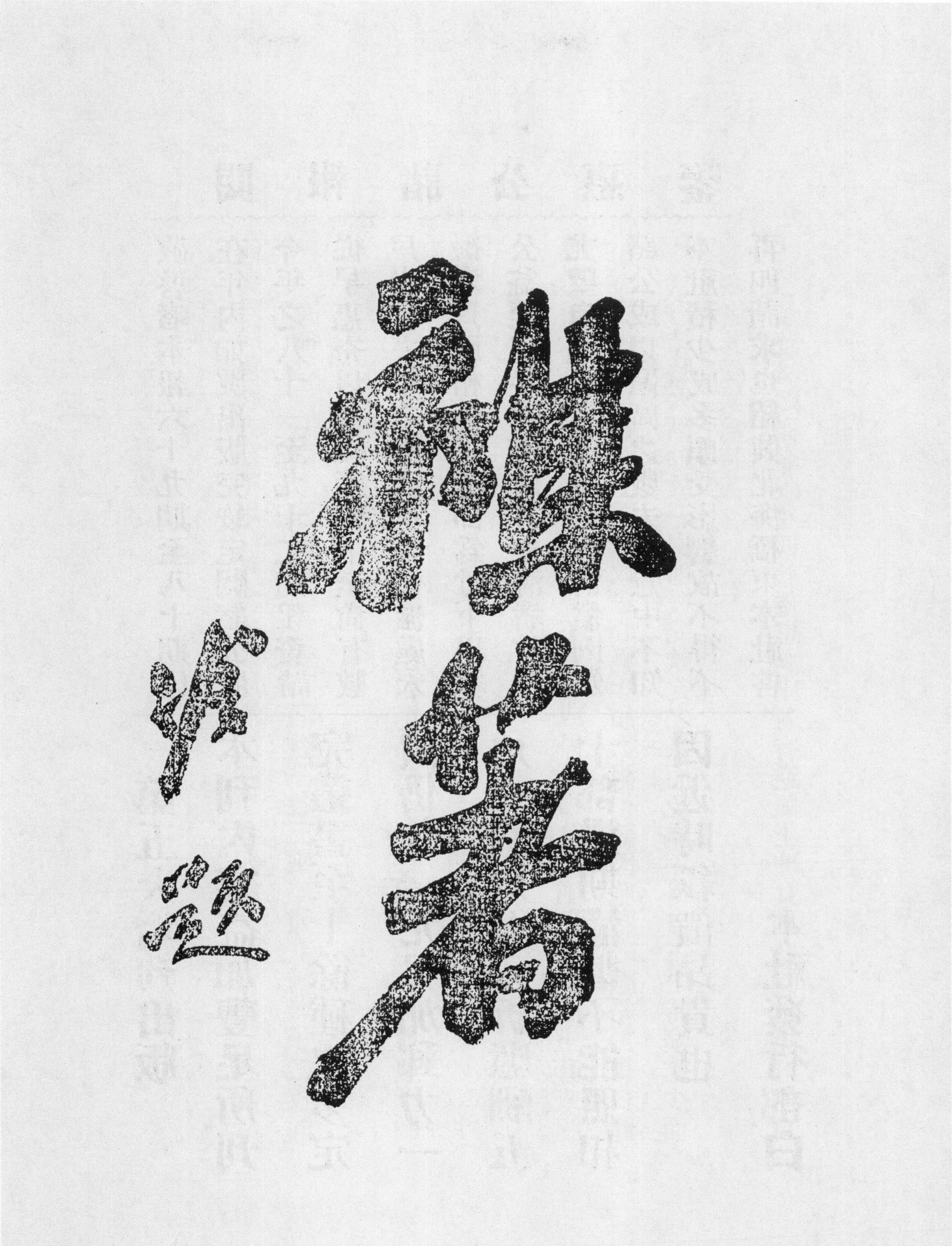

閱報諸公惠鑒

敬啓者本報六十九期至八十期已在年內如數出版完竣定閱諸公將今年之八十一至九十二期報資請從早惠寄以便接續郵上至尙有數戶未付去年之報資及各代派處未繳者均祈格外見諒即爲付下以維公益至前年報資尙有未清者數戶尤望自顧名譽亦希迅賜淸償因知諸公或以區區之數未在意中不知本社積少成多頗受影響故不得不再四請求也紹興北海橋東本社啓

第五大增刊出版

本刊內容益加豐足所刊完叢書至十餘種之多定價仍作一元另加郵力一角一個月內八折應酬五十部過期滿數不能照扣因近時紙價昂貴也

本社發行部白

藥店宜檢方配藥勿誤殺人說

錄上海醫報

餘姚康維新

嗚呼。人命至重。世但知庸醫足以殺人。而不知藥肆之夥。其粗心浮氣。亦往往致人於死地。而莫知或懲也。蓋自賣藥爲商人營業之一部。而藥店與病家。遂有直接之利害。苟上櫃之配藥者。鹵莽滅裂。顚倒輕重。則雖選採極眞。泡製合法。店主與經理人之苦心孤詣。可使全歸無效。且因是受莫大之損害。釀不可救之慘痛。如往年某藥鋪。用巴豆霜一味。雖原方尙在。（原方係柏子霜）藥渣未傾。兩相檢對。咎有專歸。而病者則固返魂無術矣。其近事幸未貽禍者。有抛球場口面東之某藥鋪。誤以豆卷代元參。經病家楊姓查核。始往調換。執此以推。該藥鋪平日之大意可知。夫有市貨之店。而爲之夥者。不當自居於市貨。（吳諺所謂老市貨面孔）而儼然傲慢。了不經心。矧藥店之所以發達。正惟其選製精良。色色研究而後得負此盛名耳。若經劣夥之率意妄行。指鹿爲馬。豈不令人裹足。而反以破壞該店之名譽耶。我用是警告各藥鋪之主人翁。暨有經理之責者。隨時詳細查察勿以人命爲兒戲也。

按我國藥材。向分優劣數種。甚者膺鼎雜出。以僞亂眞。病家倉猝之間。尤難辨別。亦有沿用既久。習非勝是。而性質功效。迥乎不同。鄙見宜由藥業公所。切實調查。凡低劣且僞者。一律不准攙雜冒充。或昔有今無。當以何藥相代。通告醫家。共同研究。免致假藥誤人。亦愼重民命之道也。

溫病非傷寒論

竹梅醫隱撰

世嘗以溫病混爲傷寒。皆由王叔和寒毒藏於肌膚。至春變爲溫病。至夏變爲暑病之語誤之。夫寒熱不同。氣業云寒矣。能變而爲熱乎。難者將曰。冬傷於寒。春必病溫。叔和之說。原本素問耳。曰素問之所謂傷於寒。非叔和寒毒藏於肌膚之謂也。金匱眞言論。夫精者。身之本也。故藏於精者。春不病溫。是藏於精者。爲不傷於寒。傷於寒者。爲不藏精。蓋精者水藏之所蓄。而相火之所胎。冬時寒水蟄藏。陽氣下潛。人於此時。宜順天時。以藏水精。使相火不泄。和煦在內。淸肅在外。肌理腠密。骨髓乃充。若夫富貴之人。衣裘擁爐。飮醕酒。近婦人。水不藏。相火發泄。是當凉冽之時。已具炎蒸之勢。將爲外寒所束不得卽發。及至冬去春來和風一襲。孔竅大開。燎原之勢。遂不可遏。其病全係熱而非寒。至於貧賤之人。負重遠行。役動相火。亦得是證。蓋不藏精。非僅房室之謂。凡勞其筋骨者皆是。而溫病出於富貴驕恣之人常多。出於貧賤之人常少。出於富貴驕恣之人常重。出於貧賤辛苦之人常輕。至內經所謂兩感於寒者。則驕恣之人恒有。而辛苦之人所絕無也。或曰兩感於寒之寒。非獨寒乎。曰。此寒字當訓爲病。難經曰。傷寒之證有五。有中風。有傷寒。有溼溫。有熱病。有溫病、素問熱論。黃帝曰。今夫熱病者。皆傷寒之類也。是皆傷寒爲外感病之總名。而絕非謂傷寒卽係溫病。溫病爲傷寒之一種。而斷不容謂溫病卽係傷寒。至於冬傷於寒四字。則又與僅以傷寒兩字列名者。尤爲風馬牛不相及。且卽以夏傷於暑證之。夫夏傷於暑。秋必痎瘧。試思秋時之瘧。有不因夏時貪凉飮冷脾陽受傷而致者乎。素問瘧論。夏傷於大暑。其汗大出。腠理開發。因遇夏氣凄滄之小寒。藏於腠理皮膚之中。秋傷於風。則病成矣。可知暑時不遇凄滄之寒。則不病瘧。寒時不動鬱攸之熱。則不病溫。義相同也。且春必病溫。亦言大概之理耳。嘗見冬令應寒而反大熱。則往往而病溫者。不待春風之發也。至夏至後之熱病。肝氣素盛。及觸熱勞苦者。亦往往而得不盡由冬傷於寒也。總之傷寒是傷寒。溫病是溫病。仲景先師特揭其義曰。太陽病發熱而渴。不惡寒者。爲溫病。心苦分明。括盡要領。惟嚴禁火薰而實未處方。內經刺熱篇。又僅論針法。故後人益無所措手。 溫病多於傷寒。 而尤難治於傷寒。奈何混視爲一而使死於病者。復死於藥哉。先德謂傷寒無死法。溫病半死半生。其說良驗。蓋傷寒裏氣無病。而溫病則裏氣先病也。諺曰。沃春三。凍八九。此可當辟溫之寶符矣。

諸躁狂越皆屬於火說

甫里朱賁三

煩者。熱之甚。躁者。煩之甚也。熱有陰陽內外之分。躁根於熱。故亦應之而曰諸躁。病而見肢體躁擾。熱甚於外也。若覺神志躁煩。則必熱甚於內矣。此卽內外躁症之大概。進而論之。熱能化火。火能化熱。火入於肺則成煩。入於腎則躁。以此較之。已見煩躁輕重之別。何也。蓋肺居上焦。而位在藏府之頂。主於皮毛。病在肢體。而熱現於表。症乃屬於輕者。故或治以淸解。得汗暢洩。邪卽隨之而散。熱因而退者之類。此卽經中所謂少陰之勝也。病之見證。心下熱。嘔逆煩躁。煩躁者。乃少陰心火上刑肺金耳。嘔逆者。母病及子。蓋心火甚而累及胃土矣。胃居心下。受火之侮。邪蓄於中。蘊而爲熱。其熱在心下。卽胃府所處之位也。腎者居下。屬水而與膀胱爲表裏。且能兼將兩藏。其脈上連於肺。三焦之下腧。屬於膀胱。膀胱爲腎之合。故三焦亦合於腎。但三焦爲際上極下之府。包合諸藏者也。所以少陽病。則爲心熱。煩躁。便數憎風之類矣。此卽經中所云。少陽之復也。心熱者。乃少陽上升。合胞絡而通心火也。上言心邪刑肺。今則肺受邪而傳之子。子者腎也。腎水不能勝火。故爲煩躁。若便數者。乃腎中之火幷於膀胱。表裏同病也。斯時而不治腎之火。則必再遺之子。子者肝木。木者風化。故其病而憎風也。從中推測。少陽之復。實由於少陰歟。以上諸症之原因。是皆火盛所致而爲躁者。又如歲水太過。寒氣流行。民病心熱。煩心。躁悸。陰厥。譫妄之類。雖爲陰之所勝。實則寒水之邪。侵害心火也。該證之名。則曰陰躁。揭其要言。內熱而躁者。爲有邪之熱。外熱而躁者。爲無根之火也。故欲治躁症。其從此乎。狂越者亂而失其常度也。談是症者。首當論本。蓋其病有邪實而狂。正虛而狂之別。邪實而狂者。如病入於陽。重陽者狂。血流狂妄之類。此乃陽盛而病狂也。正虛而狂者。則因肝肺不能安其魂魄。蓋藏魂者肝。悲哀動中則傷魂。魂傷則狂妄不精。不精則不正。但悲哀者乃肺之志。傷及肝者。金伐木也。藏魄者肺。喜樂無極則傷魄。魄傷則不能鎮靜而狂。意不存人。但喜樂者心之志。而傷肺者。火乘金也。總之狂者不論何藏。皆在陽分病也。故與躁者之一因少陰心火盛而累及他藏。因少陽合胞絡而通心火致病。探本求源。莫非同一火之不平耳。故經云諸躁狂越。皆屬於火。不亦宜乎。

儆人年幼識淺僻處鄉隅見聞鮮少在家自修於醫學一道自知毫無門徑今草此篇意欲就正於　諸先生之前倘蒙見許加我斧削俾得從　敎而進不勝榮幸之至

薛案辨疏序

嚴鴻基

醫籍自靈素以下。至仲景傷寒金匱。學醫者莫不奉爲圭臬。取爲師資若醫案則瞠乎後矣。殊不知靈素諸書。雖爲學醫者所當取法。而醫案則更爲學醫者所宜借鏡。係醫案就症立案。擬方施治。得失易見。非同泛觀。故更深切著明也。雖然。歷代以來。醫案多矣。求其廣行於世。膾炙人口者。誠難數覯。惟葉氏薛氏兩種。爲近今所尚。而葉案爲尤甚。誠以葉案爲天士先生及門所刋。純駁互見。經徐靈胎先生逐案詳批。而後謬誤明。純粹見。蔚成完璧。若薛立齋先生之醫案。雖流傳于世。猶不滿于陳修園。然修園先生。雖極力詆薛案。而不能指薛案之所以失。仍是私心自用。非可爲定論也。今徐君蓮塘。出秘藏無名氏著薛案辨疏一書。余披閱一過。不禁狂喜。無名氏者。能將薛氏之案。不明晰者而辨明之。不可通者而疏通之。於是薛案與葉案。可以後先輝映。俾陳氏亦無所用其詆排。然則無名氏者。實薛氏之功臣。而徐君能不秘所藏。公諸同好。尤爲薛氏無名氏之功臣也夫。慨自世變日亟。國學淪亡。東西載籍。日流中土。黃鐘毀棄。瓦釜雷鳴。我國醫學。其有式微之懼乎。徐君此舉。不特有表揚先賢之盛志。抑亦有保存國粹之熱誠也矣。

中華民國六年丁巳歲冬月慈谿嚴鴻基謹序

古籍選刊

周氏簽題

大增刊第一目錄

大增刊第二目錄

馤塘醫話序言

吾越魯封張景燾先生。儒而非醫也。其先世由魏公隨宋南渡繼世。卽南軒從祀。
文廟。累代多經術世其家。其高曾均祀名宦鄉賢。幼穎悟。咸以神童目之。嘉慶戊寅。 先生年弱冠。受知於高郵王氏。 引爲經學大儒。遂登賢書。惟其性至孝。以親病不赴禮闈者十餘年。服闋後。始應春官。三薦不第。旋就京職。未久歸里。修身踐言。表先賢。獎後進。爲鄉里所矜式。 當時與李侍御蒓客潘殿撰祖蔭皆爲知已。博學多能。著作宏豐。凡經史外。河渠。律歷。兵政。醫方。術數。無不精通。績學所致。已成書十三種。惜罹咸豐兵燹。晚年好學益勤。又著四書補註。韻字綜釋。十三經分類字略。妙香館古文駢文。 聽天民雜禮詩。廌廬日記。馤塘醫話各種。其孫子京先生去世後。 後嗣遂斬。遺著散亡殆盡矣。熊幼時卽知 先生名。苦不能得其書。 曩年曾識其族裔鵬飛君。君以昭穆後先生。過房時。僅存一舊書簏。已破壞過半。其中故紙充塞。蠹蝕有年矣。君固不治詩書。於　先生遺著。初不甚經意。及熊知其情。急求之。始檢得厲廬日記八卷。𥡴塘醫話一卷。其餘顛亂。不復可檢。挾而歸。細閱一過。知其立論平正。推勘頗精。雖未能獨闢門戶。然於古人佳境。所得已多。學醫至此。亦可謂升堂入室矣。因念　先生生平。於醫學著作甚富。前既成書十餘種。不幸與他種著作。同遭兵火。晚年遘肝病。手自調劑。因著肝氣論一帙。其中多所發明。可與東垣脾胃論作對勘文字讀。此卷醫話。特爲　先生醫學之緒餘。然其他既不可復得。卽此數則。而　先生學問之深邃。已窺一斑。遺金碎玉。良足貴已。惟其原本已非先生手筆。魯魚亥豕。觸目皆是。卽其破碎處。字跡遺落。亦爲不少。因不辭檮昧。就其語意。爲之考正補綴。以臻完善。什襲藏之。俾朝夕觀摩。亦庶足以盡景仰先賢之意云。

中華民國七年戊午春日駱應熊季和謹識

馤塘醫話

會稽張景燾魯封著　同郡駱應熊季和校

余年十七。患瘧幾及半年。通議公恐其勞心。不令讀經史。習詩文。因授醫書數種。令於養病時閱之。俾知保身立命之道。及病源藥性。可以自相印證。曰。古人之折肱而爲良醫。醫固病者所宜習也。受而讀之。頗有會心。未幾先慈勞嗽。百治不痊。次年棄養。痛天命之不留。恨時醫之無識。因是愈加研究。徒以舉業相牽。終未深造。迨三十外。間爲人治病。輒應手取效。或他醫誤治已危者。亦多挽救。然久而愈不敢自信也。蓋醫之爲道。廣大精微。實無涯涘。淺者見淺。深者見深。嘗博采諸家之說。參以管見。著述十餘卷。悉遭兵火。蕩焉無遺。偶錄數條。苦於無書可徵。幸精於斯道者賜教焉。

手足十二經脈。配合陰陽表裡。猶河圖洛書之數。出於天然。蓋五腑屬陽。五臟屬陰。手太陽爲小腸丙火。陽明爲大腸庚金。足太陽爲膀胱壬水。陽明爲胃戊土。少陽爲膽甲木。此五腑也。手太陰爲肺辛金。少陰爲心丁火。足太陰爲脾己土。少陰爲腎癸水。厥陰爲肝乙木。此五臟也。手少陽三焦。厥陰心包。雖無所主。實與足經之肝膽相通。乃知腎與膀胱爲表裡。與心小腸固相通也。脾與胃爲表裡。與肺大腸亦相通也。手足之氣。上下相應。有如此者。昔人乃云傷寒傳足不傳手。眞瞽說也。

十二脈相爲表裡。分配十干。人皆知之。而不知合五行者。亦應八卦。肺屬金。應乎乾天。天覆萬物。肺爲華蓋。乾之象也。脾屬土。應乎坤地。地育萬物。脾藏水穀。坤之象也。心屬火。應乎離。離主南方。心居中宮。離之象也。腎屬水。應乎坎。坎主北方。腎屬系關。坎之象也。是故肺金喜凉潤。脾土應溫燥。治肺病者。欲其下通乎脾。無取過潤。治脾病者。欲其上通乎肺。無取過燥。有子母相生之義焉。則地天之泰象也。心火宜下降。腎水宜上滋。治心病者。欲其下交乎腎。勿使上炎。治腎病者。欲其上交乎心。勿使下竭。有嬰姹相依之義焉。則水火旣濟象也。善治者必令相資相濟。不善治者每至相尅相傷。深於易理者自知之。

若夫肝膽屬木。應乎震巽。膽陽主震。先天離位。故膽能生火。肝陰居巽。巽木屬風。故肝能生風。治肝膽病。較難著手。仍不外從脾肺心腎四經治之。

東垣專重脾胃。有十二經脾胃病之說。縱横博辨。自成一家。但自乾嘉之交。至於今日。天下男婦。多患肝氣病。隨人賦禀之陰陽寒熱。各有所受。其症變幻百出。醫家率無把鼻。余謂即脾胃病之變相。而要不能以東垣法治之者也。

夫脾胃爲後天根本。人皆藉以生養。豈能爲他經作祟。其病皆肝爲之耳。肝爲五藏之長而屬木。一有病。則先尅脾胃之土。脾胃受尅。無所生施。而諸經之病蠭起矣。約略數之。則有如胸腹脹懣左。脅牽痛。上連頭頂眉稜等處。易驚易怒。煩躁不寐。寒熱往來。晡後潮熱。喘促燥渴。乾欬痰嗽。呑酸嘔吐。小便淋閉。大便或鞕或溏而瀉。吐血遺精。腰膝痠疼。皮毛灑淅。肌膚枯瘦。筋骨拘攣。各症分屬十二經。而一一皆係肝氣之所變也。余著有肝氣論一帙。似較之東垣脾胃論。更爲確當。

肝經血多氣少。而病曰肝氣。氣者火也。經云。火生於木。禍發必尅肝經屬木。木鬱則火熾。惟其鬱而爲火。故能遍擾諸經。而四體百骸皆受其病。蓋肝氣上炎而心火生。木尅土而胃火生。木强反制金而肺火生。肝腎同源。腎有相火。君火不明。則相火失位。而腎火亦生。內經所謂諸病皆屬於火。丹溪所謂氣有餘便是火者此也。但火亦不止一端。果係有餘之火。則知柏丹梔。甚至蘆薈龍胆草。皆可用之。如屬虛火。則當以補爲瀉。甚或用附桂熱劑。引火歸元。而火症自愈也。

世人每謂肝爲五藏之賊。宜瀉不宜補。因有平肝伐肝之說。不知肝木屬春生之氣。如無此氣。人何以生。豈可伐乎。善乎經曰。木鬱達之。達之者。木喜條達。遂其條達之性。而生機自暢則肝得所而不爲病矣。故善治肝者。不專治肝

醫藥界近聞

大增刊第三目錄

大增刊第四目錄

鼠疫續紀

大陸報又載北京某教士一月十一日私函云疫患逐步蔓延昨日華字報謂已傳至大同恐尚更遠於此蓋北京前門今亦設立檢疫所以防疫患傳至京外此舉由使署壓迫施行而歸洋員主持之據傳北京亦發見疫症惟恐人心驚惶故未宣張今在疫區調查之醫士尚未能感動政府使之嚴施防疫計畫以全停北方來車故致疫症傳至北京恐日內尚有發展政府既不注意而民間復任其自然則其患必靡所底止自疫症發生已向東蔓延約三千英里今後尚將傳至何處不能預決亦無一人計及之也據華字報載稱疫患已向南侵入秦晉二省各報並勸人民焚燬西北二方寄來之信件

路透社一月十五日北京電云豐鎮美國醫士華生偕助手三人現方出發希圖堵塞通晉北之三山隘俾阻疫患傳入長城以內何守仁醫士報稱彼與黃醫士驗視伍連德醫士所稱患肺炎疫症者兩人之唾涎與脾臟第一人查見細菌但與疫菌

不同第二人並無細菌僅有紅血球第一人之細菌與黃醫士於一九一〇年在天津衛生處主持細菌化驗局時所查見之疫菌適然不同故此二人是否因患肺炎疫而死似屬可疑云云伍連德醫員刻患胸痛政府已允其回京

晉北鼠疫由右玉侵入左雲續由左雲侵入大同府據晉督報告大同民人感染鼠疫死者已有數人均由外縣染疫中途斃命甚至運柩人亦傳染病歿疫勢現極猖獗又據內務部消息豐鎮方面之報告罹疫者僅有二人並未傳染前日豐鎮得大雪一次疫勢可以減殺大同地方則已設檢查所多處辦理甚爲周密云云但此爲官場所傳布一般人對之要自疑信參半茲述閻督與田都統兩電及內部所組之防疫委員會之內容如下

晉督閻錫山報告疫情電云前據左雲縣稟稱客民染疫身死等情已於庚日（八日）電陳在案茲又據該縣稟稱有客民自口外來定襄者四人內有杜姓一人在店染疫身死狀同前情已飭令抬埋不准扶柩入關又派警士數名檢查有來自口

外者先令往南關外檢查所留住七日確查無病方准放行又據右玉縣稟稱有客來自紅土嶺者內有番販一人亦染該疫身死除飭令嚴爲防範毋致蔓延知注謹聞云云

察哈爾都統田中玉十一日電院部云警務處長張錫元呈據張垣紳商各界來處呈稱火車停止羣情惶駭商業凋零自不待言最可慮者本口所用米糧燃料全恃火車轉運源源接濟若火車久停是張口十數萬生靈不死於疫而先死於防疫矣且慮匪雖經官軍擊敗而伏莽潛滋時時覬覦一聞交通斷絕難免生心祈轉懇照常通車本埠商民無異再造等情又據豐鎮番鎮守使黃知事蒸電(十日)稱豐鎮現在並無疫症發生殺虎口石匣溝沙袋溝等屬爲西來要道派警分赴該處檢查務使流毒不及於豐最爲妥善現伍醫官在豐鎮南門外設隔離所並在車站附近設檢查所已派警帮同照料等語玉查該紳商及番鎮守使所稱各節確係實情擬請迅飭伍醫官查照內務部電派醫分赴殺虎口石匣溝沙袋溝清水河右玉縣五

處設局檢查勿僅在豐候檢致令疫毒漸近愈難收拾至於停止火車似不應因公使一言即將全路皆停至啓外人干涉內政之漸查由豐到張五百里由張至京四百餘里擬將該路分爲兩段辦理此時暫停由豐至張火車其張京一段仍請先飭照舊開行於防疫事宜决無窒礙而於商民生計裨益實多是否有當伏乞電示田中玉眞印

內務部所組織之防疫委員會會長一席已有令任命江宇澄其會員則由府院及有關係各部分別派任至事務員亦已由內部令派衛生司司長劉道仁爲防疫委員會事務主任秘書余詒爲副主任規定自早十時至晚八時爲辦公時間星期亦無庸休息並輪班値宿茲錄其會員及事務員分任職務之名單如左會員名單內務部總長錢能訓內務部次長于寶軒國務院諮議徐恩元公府諮議何守仁外交部參事嚴鶴齡外交部僉事宗鶴年財政部參事黃贇元財政部科長鄭寶賢陸軍部司長姜文熙陸軍部科長張修爵陸軍部科長王琨芳京綏鐵路管理局局長丁

丗源交通部僉事黃贊熙交通部僉事鄭厰防疫區域視察員金紹城傳染病院長嚴智鍾傳染病院醫長陳祀邦內務部司長劉道仁內務部秘書余詒內務部技正韓鈐堂內務部僉事王煥文內務部僉事劉駒賢內務部僉事夏循垍內務部技士傳汝勤事務員名單文牘延齡吳之翰（兼庶務）王煥文（兼技術）陶洣張之輿（兼庶務會計）顧儀曾吳瀛志林趙之沈方立記錄葉于蘭邵在方王作新謝盛厰相偉技術葉于蘭（兼記錄）王煥文（兼文牘）嚴智鍾夏循垍韓鈐堂繙譯劉駒賢夏循垍淩啓鴻吳祖耀慮宗孚庶務（會計附）張之輿（兼文牘會計）吳之瀚（兼文牘）嚴家幹劉駒賢（兼繙譯會計）夏循垍（兼繙譯技術）

大陸報云日昨因上海傳說漢口有疫特電詢漢口英文楚報是否已發現肺炎疫茲接十五日覆電據云醫士言無疫至於蘇督擬請工部局史醫士襄助防疫一層茲據史醫士云蘇督未有此請並謂就上海而言疫症之來全賴鐵路若就鐵路方面施行適當之防衛方法則疫症未必能傳至上海本地醫員已準備一切設有疫

患發現即可設法以隔離之云云

最近工部局衛生處報告詳述北方肺炎疫發生與蔓延各情茲擇其關於上海者迻譯於下肺炎疫菌之潛伏時期由一日而至七日今京漢與津浦兩路尚未施行取締勞働界車客及設立查疫局之辦法設遇必要時上海爲自衛計應取締船隻及滬寧鐵路除頭等客外餘皆須入局查驗不與外人交通以七日爲度至於貨物則無庸取締其所以必須入局七日者因染疫之人非一時檢視所能查出也

寓居虹口之粵人梁麗生前日挈領七歲女兒小名妹妹同乘黃包車經過密勒路被英美工部局衛生處西人查見以女而上發現斑點係屬天花當即上前詢知梁女未種牛痘並以天花一症傳染甚速且多危險遂將該女送請醫院醫治一面稟請公共公廨出單昨將梁麗生傳案訊問先由衛生處西員上堂譯訴前情並以近來本埠發現一種時疫最易傳染故衛生處對於防疫及天花症頗爲注意今梁女發現天花不向衛生處報告故將梁傳案請示云云訊之梁麗生供稱女兒患病後

近聞

已請醫生診治兩次據云係寒熱之症惟喉間稍腫不知其爲天花等語當經張襄讞商之英副領事白君以梁所供不足憑信卽諭梁曰爾女面上發現天花係屬險症自應至衞生處報告醫治以免傳染今爾匿報險症實有不合姑念無知從寬開釋判畢又由英領曉諭曰此種天花危險之症易於傳染着捕房務將此意家喩戶曉嗣後凡界內居民如小孩患有此種險症須至衞生處報告如違査出應處該家長拘役半年諭畢又托各日報訪事人轉告編輯部將此事登載報端俾衆週知

豐鎭鎭守使電告政府謂有一人自綏遠歸來後卽身故伍連德醫士欲察驗其屍但未通告當地官吏以致屍屬誤會激起衝突云云今日英文北京日報社論對於政府防疫辦法抨擊頗力略謂吾人初謂防疫委員會之組織乃在扶助伍連德醫士及其他治疫專家以實行醫家所認爲必要之方法嗣聞治疫專家由不明醫藥爲何物之委員會統屬不獨不得全權厲行防疫之法且其條陳之策亦爲委員會所漠視伍醫士來電多通致各部部長者委員會多未見之蓋此會委員私事太多

無暇注意於防疫事也防疫難題辦理已極不妥善若政府果欲爲國除疫則當召伍連德醫士由豐鎭回京任爲防疫之唯一專員予以施行必要辦法之全權此層政府必須行之且必須立卽行之云云

中國公立醫院致淞滬警察廳函云昨接晉電知山西薩拉齊發生肺疫傳至豐鎭致斃比國天主堂教士三人外交團已要求北京政府派令伍連德醫士前往辦理防疫並停止張綏火車開駛以資防範敝醫院業經籌備藥品病室並預置口鼻罩多具以爲防疫之用惟近來天時乾燥滬上天花及疫症業已發現英美工部局正在認眞辦理防疫即租界各洋行亦有中西各員徧種痘苗之事查閘北一帶向例春間由貴處令行各分署辦理防疫捕獲疫鼠送交敝院化驗現雖冬令而疫症既已發生自應妥愼防範以備不虞務請轉飭各分署實力檢查並洒防疫藥水以資消毒一面諭令各居民加意清潔俾重衛生而免疫癘事關公衆安危用特專函奉達尙祈查照迅賜施行爲荷

報價表

新報	全年	半年	一月	代派或一人獨定十份者八折五十份七折郵票抵洋九扣[illegible]空函恕復
冊數	十二冊	六冊	一冊	
定價	一元	五角半	一角	
舊報	一至十三期	十四至十七期	十八至四十四期	四十五至六十八期
定價	五角	三角	八角	二元
郵費	中國 加一成	日本台灣 加二成	南洋各埠 加三成	

廣告價表

等第	地位	一期	六期	十二期
特等	底面全頁	八元	四十四元	八十元
上等	社論前全頁	六元	三十三元	六十元
普通	各襯紙全頁	四元	二十二元	四十元

注意　所稱全頁即中國式之一單面外國式之一配奇如登半頁照表減半算

注意

各處如有函件寄交本社務祈書明「紹城北海橋紹興醫藥學報社收」倘寫個人姓字郵局投遞不轉本社而無論銀洋書籍出入交涉均與本社無涉特此布告

本社啓

添聘代派

本報出版巳至八十餘期無論醫界藥界卽不業醫藥者亦多愿購閱因內有問答一門不啻人人之顧問有病卽可函詢今爲各處來函訂閱者便利起見不拘前巳設有代派處否再當廣爲聘訂凡愿担任者請示一明片卽當奉約至酬勞格外從豐

紹城紹興醫藥學報社啓

中華民國郵政特准掛號認爲新聞紙類

紹興醫藥學報

原八十四期戊午四月出版

神州醫藥學會紹興分會發行

第八卷第四號

流通醫藥書籍有限公司進行事略（十二）

（公司章程及第一至第十一次佈告均載各期報首）

江西蔡星山君自南寧匯到增附股洋二十元計四股卽掣給暫行股單原班寄去〇江蘇陸正齋君委代抄去王氏歸硯錄〇無錫周小農君函云尊甫於甲寅年起徵得新驗方成集驗方二續又自著惜分陰軒醫案卷三均擬寄刋〇何廉臣君交到杭州王香岩君去年寄刋白喉通考一卷〇慈谿徐蓮塘寄到友人嚴癡孫君所藏京口何彥澄先生傷寒海底眼二卷付刋又函云友人馮少眉君有單南山先生胎產指南擬寄刋〇汕頭何約明君寄到小兒臍風驚風合編南華醫院課藝秘傳痳科良方急救鼠疫良方鼠疫良方釋疑各一册〇嵊縣竹芷熙君寄到治痧全書一册〇國醫百家第二種琉球百問已出版每部定價四角凡醫會會員報社社友及本公司股東同購二部均加送一部其餘購買均無折扣

紹興醫藥學報第八卷第四號目次（原八十四期）

社論

近聞

紀事

社論

誌謝

北京總統府辦事處醫官張相臣君惠贈霍亂新論一冊慈谿縣公署徐蓮塘君惠贈張生甫先生新著虛癆要旨一部計兩冊天津敬慎醫室醫士丁子良君惠贈自著說疫一冊拜領之餘特彙誌報端以鳴謝忱

本社謹啓

購最廉之書趁此機位

本社刊行大增刊第一至第五共五大厚冊有一千八百餘頁都六十餘萬言與報中聯訂可得專書四十八種皆爲極有價値之先賢遺稿與近人精作原定每部大洋一元外埠加郵費一角共洋五元五角亦祇收回工料近因本社謀積稿之流通亟欲周轉經濟凡併購五冊者減計實洋三元外埠郵費三角所存不過百份購者幸祈從早郵匯不通之處准用郵票代洋

紹城紹興醫藥學報社發行部啓

中醫必須政府實行保存說

南京嚴紹徐

吾國醫學。始自黃帝發明。迄於今五千年矣。其中經幾許聖哲。費幾許精神。乃成奧妙之學。豈西醫所能望其項背。即今日日本且有提倡保存漢醫學之人。何我國家竟坐視淪喪而不顧耶。況醫學者養育之基礎。政教之輔佐也。醫學之良窳。國家之隆替係之。我國周有醫官之設。自漢唐以迄宋元。皆定科制程式。即歐東各國政府。均各擴張其醫學之勢力。以日本論。東京一區。有國家醫學會。東京醫學會。日本藥學會。明治醫學會。濟生醫會。獎進醫會等。不下數十種。乃進而視我國今日政府之執政者。對於醫科之政策若何乎。乃竟視爲痛養不關。向不聞問者也。問有國立之醫學校者乎。無有也。問有國立之醫學會者乎。無有也。問有國立醫院者乎。無有也。以致國學淪胥。流弊叢生。士民失業。動輒懸壺。借玄妙之專家。作逋逃之淵藪。恃活人之奇術。開殺人之旁門。實則標本之不知。色脈之不察。略一更動病機。無所措其手足。如去年春江蘇之喉痧盛行。今年山西之鼠疫盛行。兩省死者以數萬計。中醫對此既不能先事預防。又不能臨時施救。患者直束手待斃耳。夫如是而欲强種可得乎。

況優勝劣敗。天演公例。觀彼西醫在吾華之勢力。可謂盛且極矣。設醫校以培植人才也。辦醫報以鼓吹學說也。立醫會以擴張範圍也。譯醫書以灌輸知識也。其他藥房醫院。亦皆充斥於吾國境內。歐風美雨。咄咄逼人。奪我利權。戕我國脈。想望前途。能不爲之痛心哉。綜此兩大弊端。實政府坐誤因循。有以致之也。嗚呼國魂將落。其誰能擔荷仔肩。流弊實深。將何以刷新激厲。卽或有一二熱心之士。以保存國粹爲懷。設醫學會也。辦醫學校也。大都經濟不充。範圍不免於狹小。無權淘汰庸醫。仍泄沓相安。又或有激烈之士。大聲疾呼。痛哭流涕。斥中醫之黑幕。中醫之腐敗。中醫之流弊。而言之者諄諄。聽之者藐藐。壁間畫餅。紙上談兵。於實濟無裨益也。爲今之計。非由政府實行保存。則中醫永無振興之希望。茲謹爲政府謀亟須保存實行之法如左。

社論

一立國家醫學研究會。以編制醫學教科書也。我國醫書汗牛充棟。並無精確不磨之作。如素靈甲乙。雖屬醫經。推爲鼻祖。而斷簡殘篇。輾轉傳鈔。能無訛誤。傷寒金匱。自成氏注後。繼起者數十家。各抒胸臆。後學無所適從。漢以下諸子百家之作。則詆毀也。駁斥也。別樹一幟也。偏鋒陷陣也。借五行以粉飾也。恃文筆以鼓吹也。而本草一門。尤其紛亂淆雜。而不可究詰也。如國家立有醫學研究會。徵集海內名賢。以編成教科書。則後學不致望洋興嘆矣。

一立國家醫學校以造就後進也。我國自前清改革後。學校林立。凡百學業。皆賴學校以造就之。而中醫獨無。人自爲學。家自爲教。其上焉者。從游於名賢門下。侍坐寫方。敷衍年華。便成高足。其下焉者。涉獵小家著作。藥性湯頭。率爾操觚。通人自命。今日能多立學校。分科別目。學子當可循序漸進矣。

一醫士須經考准。以免濫售方術也。我國醫士爲數至多。爲品至雜。試問今日厠身醫界中。富有學識者幾人。有營業不順。去商而爲醫。有讀書不成。去士而爲醫。更有兒隸走卒摭拾一二道聽途說之秘方而卽試其鬼域之伎倆爲活人之營業者。嗚呼醫界黑暗至於此極苟不從速考試以淘汰之其患尙不知伊於胡底也。

一著作須經審定以免信口雌黃也。吾國醫界俗尙士子行醫。命運不亨通者。每喜著書。是非淆亂。黑白不明。醫士多爲若輩所魔障。後學茫無問津之路。是以以後如有著作。未經敎育部審定。私行印行。查出重懲。

以上四條。僅具最要之綱領而已。其他應改革者尙多。茲先就正於海內通人。如有不以鄙人爲喪心狂病者。同聲相應。錫以箴言。匡扶不逮。鄙人當馨香祝之矣

研究藥學之感言

慈谿林華三

吾國藥物品類繁多。用之相當。得保生命。否則反之。講藥學者。不可不加之意也。溯自農黃垂敎。迄今幾五千年。本草一書。歷朝帝王命臣工悉心考究。辨寒溫之性味。分良毒之等差。去舊增新。折衷一是。書經屢易。良法美備。無可諮議。奈延及晚今。醫藥分道而馳。業醫者恒不識藥。業藥者專圖漁利。受潮濕性色改變者。燻之以硫磺。

社論

色雖還。而硫毒襲之。服之反與病忤。此藥商之詐僞。兼之僞藥亂眞。層見迭出。一受欺。即多其遺害。欲去其弊。非業醫者研究藥學不可。況當今全球交通。東藥西藥輸入內地。醫院藥房。遍設如林。年盛一年。乘機蠶入。時髦俊彥。信其科學之精良。一遇疾病。卽以寶貴之性命。界醫院而輕於嘗試。試之而效。固幸也。試而不效。亦惟付之於命而已。不知西醫之特長。無非寒者熱之。熱者寒之。然而藥隨病變。朝日不同。必非一二單味之藥。可以求效。世界之病。千變萬化。加以東西土質異宜。南北性情各別。同一病而治法迥異。安能以一定之藥物而治無窮之病變哉。至舶來之東藥西藥。木亦取原料於我國者。居大多數。例如杏仁汁、硫磺華、大黃精粉等。就將我國所產之杏仁硫磺大黃。用機器去其渣滓。而提擷其汁其華其精粉耳。猶如有米不知自炊爲飯。而售米於人。則饑時反向人購現成炊熟之飯、噫可慨也。然則宜若何挽救之曰。中醫之理法。固在中藥之蔵出不窮。但期業藥者時時選天然藥材之道地。製法精良。而業醫者時時研究之。既可抵制外來之潮流。又可祛除固有之弊竇。吾國人民。庶幾共登壽域矣。是所望於業醫愛國志士。行見五千年農黃之學脈。繼續無窮。而吾人寶貴之生命。亦有恃而無恐也。余僻處海隅。才識譾陋。荒落自慚。謹告同道。以爲如何。

本報多載鼠疫近聞之理由

記者

夫醫者。負治病之責也。凡病有未獲正當之治法。而此醫商諸彼醫。卽本醫學互相研究之旨。而期有以發明正當治法者也。而醫學報又爲研究醫學之機關。錄載未獲正當治法之疾病。與其疾病之現狀。與夫研究治其疾病之種種方法。及經過各要聞也宜矣。近時發生鼠疫。蔓延各地。非西醫所謂未獲正當治法之疾病也耶。非中醫互相討論。謂專事消防。不究治法。殊屬醫者之失責也耶。本報將各地發生情形。與西醫中醫之各對付。一一揭載於報幅中。以待懷仁心仁術者之研究也。因佔於報之篇幅過多。則投稿之積壓。未免誤一部分同道之盼望。爰述其理由如右。至該症之糜亘。欵關外交。阻交通。礙商市。雖非醫者。亦當視之爲重大問題焉。

醫藥界近聞

閣下曷不亟爲求治耶

何時韋廉士大醫生紅色補丸治愈爾之瘋濕骨痛

航海之人或其餘一切飽受風霜雨雪之輩易患瘋濕骨痛之症其痛苦難忍甚至因而殞命者亦不乏其人然而瘋痛之故非僅因受寒濕也乃是血液變有酸毒所致也治療瘋濕之法係獨一無二即去其血中之酸毒可也韋廉士大醫生紅色補丸適合是用服之非但去酸毒且亦能使血潔凈有力能生新紅稠濃之新血在此三十餘年之中已稱爲天下馳名療治瘋濕之聖藥矣請觀郭君持先生之證書自今日始療治閣下自己之瘋濕郭君持先生係廣東三水人也現任香港暹邏六品火輪船買辦之職其來示云僕自操航業十有餘年飽受風霜且操勞過度遂至昨年偶患瘋濕之症手足舉動不靈漸覺身弱腦力不足夜不安眠胃口日劣卒至腰背酸痛眼目暈花未汗淋漓如是者數月之久曾延醫服藥未見功效後經友人贈僕以韋廉士大醫生紅色補丸二瓶如法試用之後漸覺見效胃口日增後再接服數瓶則覺精神日益步履如常且腰痛頭暈眼花諸恙悉除及今幾及一載舊病未常復發此豈非全賴紅色補丸之功乎

往來香港暹邏

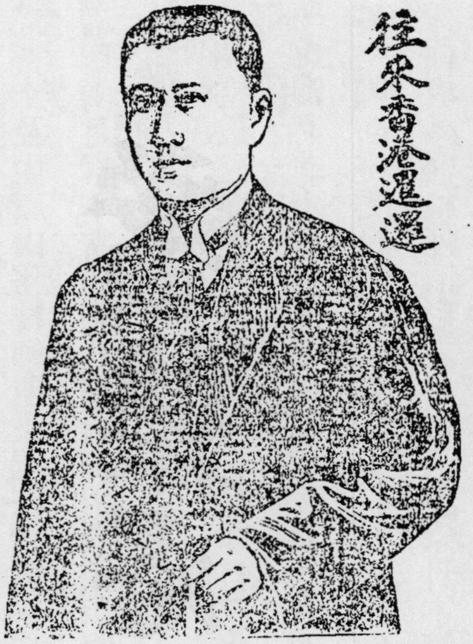

六品輪船買辦郭君持先生玉照

奉送小書

如閣下曾患瘋濕骨痛等症以及一切因血薄如水所致各疾即須寄一明信片索取精美小書一本名曰血之疾病地址如左

韋廉士大醫生紅色補丸曾經治愈　瘋濕骨痛　臀尻酸楚　腰背疼痛　血薄氣衰　諸虛百損　少年斲傷　筋系疼痛　胃不消化　山嵐瘴瘧　乾濕癬癩　皮膚諸恙以及婦女疑難隱疾莫不統治凡經售西藥者均有出售或直向上海四川路九十六號韋廉士醫生藥局函購每一瓶英洋一元五角每六瓶英洋八元郵力在內惟購時須注意聲明韋廉士大醫生紅色補丸爲要並非別種冒稱之紅色補丸因此丸天下馳名冒稱者甚多也

鼠疫補紀

內務部對於防疫事宜現正積極進行昨復提出檢疫委員會設置規則及火車檢疫規則兩種已飭部員從速妥擬日內即呈請元首以教令公布

日政府此次爲援助豫防山西鼠疫起見決定遣派北里傳染病研究所副所長北島博士及內原內務技師前來北京贊襄一切定於本月十六日由東京首途豫定滯留兩月日本當局謂此係對於中國表示同情且爲保護旅華僑民防止其蔓延於滿洲及日本云

江朝宗氏已允就防疫委員長一席昨日(十五日)歷訪外交團防疫委員謂定於一星期內前往病疫地點等語又聞日本鶴見博士亦與江氏偕行云

外交團防疫委員會於昨日十五日下午三時在英國公使館開會先由委員報告大同府外醫檢疫情形之來電又駐京日本醫生團亦於昨日下午六時在三條胡同大和俱樂部開會討論防疫事宜是日鶴見博士亦行列席討論後由該博士講

演鼠疫之由來及消防之法

內務部前派赴張檢疫之伍連德博士現忽患病頗劇電致中央請暫回都門養病聞業經當局允准何守仁等曾於十四日來電說明其病狀如下同人等今證明余等已於今日診察伍連德之心部而驗得以下之情形小尖搏動已離開乳綫一寸許左邊完全離開二寸顯著之心縮在心尖門鳴而達於腋總脈强健第二肺屬速系加速病症係心雙扇門漏而漲其生平常患心痛急症余等勸其靜睡而勿爲過量之勞動署名者路易斯陳約弗雷何守仁易開勿爾脫防疫委員何守仁刪日致電內務部云文日晚九時偕伍委員赴大同本日午前與陳伍兩委員及洋醫員等會議決定辦法七條計已呈覽其第二條擬將檢疫所改設南口一節如無窒礙尙可勉從其五六兩條守仁本不贊同徒以多數取決其允否應由鈞部酌定午後六時與部派之傳醫員等乘專車回豐隨往前次被辱之瑞典敎士張德森處代表本部前往慰問渠極爲滿意今日本鎭居民並未發見病者第一師輜重營有弁兵三

十名前往綏遠領餉歸途病歿一名今日到豐尙有病者三名均係咯血症極爲危險其爲傳染無疑已囑該連長將已病未病之兵分別隔離消毒聞綏遠來豐之路如大榆樹等處沿途均有傳染此症由綏遠傳播而東蔓延漸廣已有明證豐鎭一帶已成前敵戰綫敵已臨近僅能縮小範圍變攻爲守查豐鎭一邑爲歸綏交通要道居民僅二萬餘人室舍無多防範尙易惟軍民雜處控制極難其由綏來豐之軍隊實屬無法遏止除部定石匣溝等三處已由田都統分別派兵查檢外頃已會商喬鎭守使就豐鎭鄰近之要路如相距四十里之馬王廟及相距八十里之麥胡圖兩處均係經豐往來要道應卽添設檢驗所各一處分派兵隊協同醫員前往照章實行檢驗並請卽電綏遠一倂設防萬勿延誤致滋蔓延昨已由地方官出示曉諭居民俾知防疫之辦法以杜驚擾其有隱匿死不報者均須嚴究其衛生警察亦於寒日成立暫定三十名如不敷用再行添設至城廂各處亦由喬鎭使派兵協同衛生警察隨時嚴查以免鄰近村民傳疫入城實爲要著以上一切皆爲大略辦法理

由飛電密陳至密碼電本及飭局免費等節亦望照准施行守仁刪

又津函云津人對於晉邊疫症頗極注意茲誌其近日進行狀況及關於疫症之文電如下　熊希齡督辦接內部電云綏屬一帶發現疫症本部恐日久蔓延前經呈明大總統選派醫員前往分區防範並派視查周行巡視以昭愼重京綏全路業已停車現伍醫官在綏籌設預防之法尙屬周密何醫官明日亦專車赴豐所有預防設備一切事宜由本部會同外交財政陸軍交通各部指派會員會集協商指揮進行以期迅速內務部佳水災賑濟聯合會致北京電云十二日京津太晤士報載防疫醫士魯意炘暨伍連德電因赴前線防救鼠疫被土人毆斃縣知事及警察皆從中暗助以致防疫不能進行等語本職員會同人極爲駭惜查防疫爲世界要政對內則人民生命全國商務關係均極重大對外則友邦視聽文化地位尤因此以說隆替內地民智未開此等劇疫非所習見防遏辦法如隔離剖解焚屋蒸衣諸事全仗地方長官明切曉示方足以免誤會而息謠言疫氣流行捷如電火倘任令諱疾

忌醫致發源地方不能撲滅轉瞬蔓延南北財政商業損失愈巨人民死亡愈多後患奚堪設想現在交通已停防疫委員會已成立應請速將防疫重要理由曉諭各省軍政兩界及地方人民一體贊助此次保護不力之地方長官及知事警察等並應分別懲處庶以後措施不處扞格而人民疑慮亦可潛消津豐軌路相連津處華英並處水災之後饑民麕集疫癘易生本職員等爲預防傳染重視人民生命起見迫切上陳伏希採納天津水災賑濟聯合會幹事長張弧副幹事長安指南邊守靖等叩寒又致豐鎭伍博士連德及魯意斯君朱爲理君羅發爾君電云讀魯伍兩君來電公等熱心防疫幾遭危險同深駭惜已由本會職員致電政府抗議並望熱心進行以救民命嗣後如有爲難情形望隨時電告敝會當極力爲公等後盾特此慰問天津英租界達文波路災賑聯合會幹事長張弧副幹事長安指南邊守靖叩寒

北洋防疫處處長劉國慶昨發出通告其文云現屆冬令雨雪稀少又當水災之後疫癘堪虞兼綏遠等處發現時疫尤宜加意嚴防消弭隱患除關於預防時疫公共

紹興醫藥學報 第八卷第四號

衛生各行政事項業由本處會同警察廳協力進行外茲特將個人應行預防方法擇其有確效而簡捷易行者逐條開示合行布告津郡居民一體知悉幸勿忽視致貽後悔　一凡住戶須清潔如牆角屋根等處尤須加意掃除掃除後以生石灰灑之　二住室內坑面鋪墊之柴草須更之　三掃除之塵芥等物須燒却之　四住室之牆壁屋頂如有罅漏務塡補以防鼠之出入如倉房廚房及儲藏飲食物之所尤須注意　五不論住戶鋪戶皆有捕鼠器（俗名氣死貓）嚴行捕鼠其捕得之鼠卽就籠內燒殺之用石灰掩埋不得隨意抛棄或送之於本防疫處　六凡住室之廚房厠所等處最易招致不潔務須一律掃除　七襤褸不潔物須焚燒之其堪使用者必須用滾水煑過或用藥水洗淨方可留用　八所有之衣服被褥鋪墊等須曝曬於日光之下且須連曬至三日以上每日須經三小時　九凡存儲之飲食品及飲食用器具務須嚴密蓋藏以防疫毒侵入　十洗滌器具及不潔物應用之消毒藥水以二十倍石炭酸水爲最便該藥大藥房內出售　十一個人身體皆須

近聞

清潔服用之裏衣須時清洗　十二凡衆醫集之所非有要故毋得擘入　十三非有醫士之認可毋輕與病人往來　十四凡有由染疫地方移來之人勿得與之接近或留止其住宿以防傳染　十五凡患病者若有疫病之疑應速報告本處請醫官檢查毋得遷延傳播

直隸高等檢察廳長陳君彰壽以監內發現疫症深恐傳染日廣有礙居民衛生擬將第一分監第二分監輕微人犯刑期在一年以下者酌量保釋至看守所待訊人犯亦令覓具妥保暫行開釋以免擁擠

天津貧民教養院董事寧星普李星北杜小琴諸君近以疫病發生而該院貧民染疫斃命者日見其多現在西門外設立防疫醫院以備檢驗貧民有無患染疫病以重時疫而保民生

滬城人烟稠密街道窄狹公共衛生平日諸多困難今感於北方肺炎疫傳染之危險警廳乃切切以防疫警告居民並派專員以從事捕鼠以視晉邊官吏之諱疫疾

醫以廣疫種之流傳者殆較勝一籌焉

惟是防疫首重清潔居民家室以內如警廳所布告之辦法固已而僻巷小道中一切抛棄穢物灰石等亦宜從速掃除加以消毒藥水並嚴禁此後再行抛棄又汚穢河流於衛生亦大有妨礙前之喬家濱侯家濱等均經塡爲康衢可無多論然亦有至今仍舊者如小南門外之王信義濱有淤塞汚穢固依然不減疇昔也冬時或不覺有何異感春夏而後其穢氣蒸薰之情狀誠難乎其爲沿濱之居民矣此蓋官與紳所當合力以從長計較而非僅一時間之疫癘問題也此外如郊野浮厝之屍棺與隨在抛棄之私生子等亦在在與穢惡病菌易相緣結是又當路士紳所當從事實上籌擬其避除之方策而非可驟期淨盡於一朝者也

日政府鑑於黑死病之流行決定於星期三日遣派醫士團赴華以便襄助中國當道防阻疫症之蔓延此團領袖爲北島博士北島乃著名細菌學家且爲北里化驗局之副長

近聞

防疫委員會長江宇澄日前已回京聞檢疫委員何守仁昨自豐鎭致內務部電大致謂此間疫氛正熾江會長等畏避回京全體員司忿慣不平部派各員均要求離境祇可聽之已由某另調員襄助山西此次疫症本自綏區發生昨據綏遠來函爲現經切實調查其病確非鼠疫據西醫言凡鼠疫不可療救綏遠此次之疫十人之中治愈者三五人或六七人不等且傳染亦不甚劇刻據包頭警署報告病死人數自十二月二十八日起至一月初八日止十日之內共死七人而歸化城內自十二月二十九日至一月十二日半月之間止死九人據此而觀則綏遠雖有時疫尚不至如人言之甚也日本所派北島博士已偕撫順療病院長中山氏農商務省宇治原氏於昨晚(三十一日)九時離京前往豐鎭視察疫狀

楊懷德自太原致北京電云茲特電陳正月二十七日以前山西防疫局所接各縣知事之疫死人數報告如下河曲二忻縣十五渾源十二郭縣二十七平魯三山陰五十三神池一朔縣三十一大同十四定襄四左雲五十四應縣五右玉八以上共

計二百三十三人此後當每日或間日報一次今晨據代州電話報告該處於一星期內並無初患疫者發現(三十日)

何守仁自豐鎮致政府電云今日死四人計共疫死五十八人禽獸迄今尚無傳染(三十)

晉督閻錫山致部院電云據山陰報稱東辛寨居民張序蔣青山郞四張進子及客民三人新岱岳高言榮之妻樊丕烈之女樊紀世之母及妻女陳俞綬之妻女及嚴小娃樊譚樊存世鄭家營之張文舉王家潤之王兆明安營材之馬洲夫妻莊頭村劉三龍之妻等先後疫死左雲報稱城內李興旺夫妻前堡村馬羅旦仔張三壽之女張三子之妻朱家窯許隨炳及客商一人吳家窯馬得龍寶滿倉二子寶天才寶氏又馬到頭之高金村郝祺郝馬氏常不順馬七羅馬王氏尹旺史維聖之妻崔婁拴子夫妻及張李氏郝張氏等先後疫死大同報稱城內邢吉升石焦氏四十里舖任寶德上莊村賀德馮象馮月沙梁村賀五子李材等先後疫死朔縣報稱上埃河

近聞

村姚光義之姪及高建月廊黃頭村及曬子山兩處男女六人均先後疫死忻縣報稱存村張四長及其妻又張黃喜張元年北曹張村之劉三堂劉善才其子自海及其母與姊北義井村李金鎖馬張氏等先後疫死代縣報稱廣武鎮疫死巡警屈梅榮油房村旅客村民各一人趙村男女四人富家坪張福來又張家莊村民二人菲營鎮李姓一人富村郎姓一人源村寇姓一人試刀石村牛全紅等六人七里鋪賀明等三人古城村武鉅虎一人均先後疫死崞縣報稱神仙堡村郝予子夫婦及其女又郝硯謹郝林硯侯永中侯銀牛侯銀堡曾計和曾三三侯三撓梁海米海合合李氏二姓及其母瓦窰村牛二和郭毛姓寬塔村傅丑丑傅疋疋原平鎮之李世芳李世榮等先後疫死在右玉縣境內死者李花氏及客民一人又在關外疫死郭鳳洲一名此外神池平魯應縣渾源定襄五處近亦發現疫死情事神池破堡村疫死乞丐一人平魯店仁村疫死王姓一人團城寺村疫死閔尚仁一人應縣城東關疫死孫灣愼孫八旦王孫氏李守醫及王四之母王董氏五人渾源水磨當村疫死馬

和蘇家屬男女及同院廝姓馬姓等十二人定襄疫死四人合計十二縣近日疫死者共一百四十五人均經深埋消毒并令有疫之村斷絕四鄰交通死者親屬隔離遠避除督飭在事人員加緊防範尅期撲滅外合併電聞閻錫山艶

日醫鶴見博士等與防疫會長江朝宗氏已於昨晚(二十六日)九時由大同回京據鶴見博士所談謂余等於二十一日行抵大同府翌日將該市分爲三區調查戶口當日並無一人患斯疫者第三日患者三人當卽斃命於二十三日在大同附近村莊有由歸化城歸客發病當卽傳染其家眷三人均行斃命由小營軍醫生檢查其咯痰果係眞正鼠疫至二十四日我等由大同府起程共計發生患者三十六名余等在大同府時曾與豐鎭之地方官及檢疫委員接見詢問該地情形且授以方策據聞該地方患者殊匪鮮少以歸化城綏遠城方面尤爲劇烈至該地方情形雖迭經電詢然因無覆電故其詳細情形毫不明瞭惟目下漸有蔓延於太原之兆聞在太原已有患者一名發生美醫洋若氏已因此急往太原又以江朝宗氏之名將

關於防疫注意書徧布晉省一帶以促人民之注意又歸途調查張家口南口等處均無發生之形跡故就現時言之毫無蔓延北京之虞云云

晉督閻錫山致內務部電云接誦有電以防疫白話布告見囑極佩藎懷此間各縣均專設防疫宣講員組織防疫會爲消除人民誤會起見並由本署刋布白話布告多種以廣流傳除電飭各知事隨時曉諭外知注特復閻錫山宥又電云有電敬悉晉陝交界已飭各營縣斷絕交通並轉知楊醫士矣特復閻錫山宥

喬建才致內務部電云有電敬悉此次疫症發自綏遠第一師留豐輜重兵送餉由綏返豐傳染疫亡該連兵士三十餘名其餘兵士由何醫官檢驗隔離所有派隊絕斷交通并承江會長編譯白話布告會銜曉諭商民業經認眞照辦幸察西各屬均尙平安知注謹聞喬建才叩宥

正太路局致交通部電云昨又分派二三段彈壓親往榆次壽陽平定等處調查疫情據復沿線各縣均皆平安惟近忻縣有發現疫症之事幸太原之石嶺關壽陽之

黃嶺村及宗艾鎭業經先後設防實行檢查頃接晉省防疫總局來函現派醫士三員分赴榆次壽陽平定協助各該縣知事辦理防疫合併奉聞

大同施醫士致政府電云據豐鎭報告昨晚疫死兵士三人今日又死四人據此間居民報告有近東門之某村中亦有死於疫者數人地方官出示曉諭謂自後日起將城門一律封閉所有豐鎭大同間之鐵路人員及其家族均安好如恒卽某車侍者近亦健適矣

何守仁自豐鎭致政府電云昨日死染疫兵士二人隨營一人及來自包頭之旅客一人至今疫死者共計二十七人今日午後鶴見醫士取去細菌片二個卽最初疫死之二人所遺者言須携至北京出示其他醫士並聲明以後帶回日本作爲標本

陳祀邦自大同致政府電云昨日挨戶巡查繼續五小時之久分全城爲四區由小菅約弗雷司美禮及祀邦四人擔任各置助手一人鶴見醫士在總機關專任研究細菌此處並無疫症發現今日祀邦部屬發現患疫者二人內一人已由細菌學理

證明之其他一人病雖垂危惟無唾液可驗此項病人係由城內送往城外並非由車站移去據昨日報告有距此八里之陽和坡村斃命者四人似患疫現狀祀邦於今日午後前往該村調查其家族中尚無患疫之人惟取得已凍之血啖少許正在化驗茲得薩拉齊來電當卽附呈

閻錫山自太原致部院電云養日接晉北鎭守使報稱大同縣屬陽和坡村民李忠於一月十五日由歸化回歸次日疫死伊嫂於二十一日夜間疫死伊父李生元與伊妻亦於廿二日疫死均患吐血又據山陰報稱新岱岳二五之母樊制之母王家灦村王培徵王三仁之婦於十九日疫死又新岱岳樊方之母及王二五閻針娃之婦於二十日疫死陳宣於二十一日疫死左雲報稱十八日馬到頭村馬日子馬和馬徐氏前堡村馬游氏疫死十九日馬到頭之馬劉氏尹王氏直隸客民李盤崇疫死又太平村王萬乾吳家窰杜長喜河南客民連立才同日疫死二十日馬到頭馬保左馬潘氏疫死計二十四人已飭各路統兵官長並商准歸綏蔡都統將沿邊各

口派兵堵塞斷絕交通合併電聞閻錫山漾

蔡成勳致內務部電云效電悉綏區薩縣五原包頭歸化有疫地方一應查防醫禁設置早經籌備完全電陳大部在案統計各處因疫死者自上年十一月起共二百餘名昨據該縣稟報縣屬有類似疫症致死之人除嚴飭嚴加防禁實行斷絕交通並派員查視託縣應否設置外謹電復蔡成勳漾印

閻錫山致電國務院云山西自發現疫症以來迄二月八日止據崞縣報稱政化村莊利尙王皇甫氏原平鎭李升保李高氏軒崗傳福太南賈村周韓氏店主周姓之女口子門村孟三喜伊莊頭劉仁龍平地泉村尙殷氏陽武村劉彭氏等十一人先後疫死山陰縣報稱新岱岳陳福慶之兄及其妻東辛寨梁三富及張姓之妻東雙山村陳世及其母陳世連及其妻與子又郭姓之婦李莊村耿安國東小河村馬銀銀馬拾虎馬掌國及其妻薩吉嶺華大南周莊王姓家屬六口又應縣界內之蔣青山之弟蔣耀山等二十三人先後疫死平魯縣報稱野猪窩村李並高李祥井坪鎭

任合三等三人疫死又平魯右玉連界之看守溝疫死張姓八人趙姓七人喬姓一人朔縣報稱安家嶺王趙小下窰子村王清秀之妻上窰子村王在山等三人先後疫死右玉縣報稱城內范海仔隔離所王范氏及其女又范趙氏王孫氏等五人先後疫死左雲報稱南關外呂三旦楊庚林又紙房趙二平王牛娃等四人先後疫死代縣報稱試刀石村索姓陽明堡喬姓及不知姓名一人古城周姚氏張家堡董姓白李氏等六人先後疫死神池縣報稱利民堡義寬劉得月李宴娃義井鎮尹三巴等四人先後疫死定襄縣報稱寇村姚張氏張姚氏姚先明東王村郭蘭氏等四人先後疫死忻縣報稱張村疫死班黃俊一人繁峙縣報稱岩頭村陳壬寅李黑黑陳新民等三人大保村過客二人先後疫死五寨縣報稱福成店內疫死旅客耿合心一人岢嵐縣報稱城內三義店內疫死曹金金曹老二王俊秀三人居民冀得勝一人客民李甫一人偏關報稱城西門疫死杜姓母子二人計十四縣共疫死九十三人

各西醫之報告云二月十五日仁義村疫死兩人十六號疫死兩人該處共計死五十三人現該村除死者外所餘者不過百人尙有屍體十七具未曾掩埋義井亦有死體十具未埋衞生隊尙未實施職務王醫生及范牧師定星期一到義井星期二三兩日往仁義辦理掩埋事宜又據魏牧師報告利民堡疫死三人十六號午前又死一人十五日神池城內疫死兩人偏關之西關已疫死十人河曲境內有七八村已染疫病繁峙縣隘口臨近共死十二人在繁峙邊五人在代縣界五人岩頭染疫者雖無可靠數目大約二三十人十四五人尙未掩埋余醫生與裴牧師將請示知事將屍體焚燒並與岩頭村人交涉或將該屍體埋一大坑內云

大陸報云上海比人教會近接蒙古比教士來函兩通第一函係蒙古西南主教立克氏於十二月三十一日自山西省二十四頃地發來略謂肺炎疫初起於三道河與包頭鎭間之鄂倫都波(譯音)去年土匪曾以其地爲機關處搶刼全境直省派兵來剿兵遂駐留包頭相距不久亦卽染疫目下死者頗多疫症由此傳散大道中

與旅店內常有染疫而亡者疫乃蔓延他處甚有全村喪亡殆盡無一活人者有村名江健窰子者居民多爲教徒十二月十九日一少年來自包頭未幾卽死此後村中常有死亡至二十七日喪命者已六十人台波克神甫適居是村竭力防衛惟不能不依教規爲死者佩經祈禱故亦傳染此疫於二十六日身亡阿尼克神甫聞其死耗於二十五日往視之並代其執行教會事務身居疫境亦屬可危惟禱天默佑耳（按六日來電報告阿尼克神甫亦染疫亡）居民倉皇逃死無法使其不逃此爲最有害之事蓋已染疫者無論逃至何處總難逃出一死徒使其所往地方因以染疫而已各村鎭由此而成疫區者今已甚多此間曾有一人由疫區來旋卽有病察係肺炎疫俟其氣絕卽行掩埋並毀其居屋凡與之觸近者皆强令獨居斷其交通自此而後此間遂不復有疫症吾人防衛甚嚴此村中居民教徒十居八九村外有土城一道係數年前所築以資保護者今城門悉閉吾人看守嚴密無論何人不許出入卽往來函件亦須在城上施行消毒防疫法後始可收納傳教之士居於自衛

不嚴之處者易於染疫頗可慮也第二函係蘭資蜀教士於一日自二十四頃地發來略爲此信發出之前曾經施行消毒之法余前向北京建議凡由此地發出之函件皆須施行消毒法余甚望政府之採行此議也江健窰子村於十二月三十一日已死九十人其逃至他處而死以致疫症蔓延者尚未計算在此該村之可怖爲何如哉薩拉齊之官吏須佈告示禁民間遷徙及與他處往來此示若能遵守則幸矣此間設有郵局若一旦疫至此間則全將停止往來郵件黃河之南小諾爾鎮曾發見疫症今該處函件已不復來此至於鄂倫都波之西及三道河境內現狀若何余不能言因余久不接該方來信故也

大陸報十日山西汾州通訊云汾州美教會華生醫士於七日接到來電囑令偕太原府英教會愛德華醫士率同醫界中人速赴大同此間曾接消息謂薩拉齊附近現見肺炎疫外人迭請中政府設法相助聞山西省憲已有舉動擬在京張鐵路各要站設局檢疫以防染疫人民將疫症傳入北京凡染疫者僅能生存兩日逾期必

近聞

死由大同而至北京其行程不足兩日故大同實爲防疫入京之扼要點也華生醫士擬率助手四人而愛德華醫士則擬多帶數人惜晉省知醫者殊寥寥也書甫至此軍界有電話傳來謂華生醫士派赴代州以保衛通入太原之要路今華生已偕助手啓程矣

晉省自現發疫症後省中設防疫總局一所已於十二號宣告成立地點暫借陳列所内局長以南警務處處長兼任劉寶珍爲醫務股主任牟小謙爲文電股主任裔艮齋爲調査股主任李組綬爲庶務股主任均由省長委任主張積極進行

昨日午後軍署印佈治療藥方略謂近因口外瘟疫甚盛病狀頭痛吐血經醫家認爲肺疫西醫亦名曰鼠疫傳染甚速最爲危險茲經本公署檢得藥方服之可愈特印刷萬張廣爲貼佈並望大家注意抄錄傳看(第一方)胆星三錢川芎三錢歸身二錢川軍二錢杏仁三錢木鼈子三錢朴根三錢甘草二錢引姜二錢服二劑(第二方)川芎三錢木通四錢川軍二錢杏仁三錢歸身三錢引姜二錢服一劑服第

一方後卽服第二方（預防方）歸身三錢何首烏三錢酒浸用水煎服則不生病云云同時警務處將消防辦法遍函各機關略謂查口外惡疫發生類似鼠疫傳染最烈迭據大同左雲右玉等縣電報有口外客民過境疫發身死者此種疫氣一經流傳於人民生命至爲危險本月七日經省署議決除由省城設立防疫總局各縣分設分局分別由軍署處電令認眞辦理省會街市由處飭區檢查消防外各機關各軍隊議定自行消毒學校如有疫症發生卽行停課茲擬定消毒簡易辦法數條相應函告一體周知以重衛生辦法錄下（一除鼠）疫症類由鼠毒傳播除鼠方法以養猫置捕鼠器爲最普通凡屋頂內及地板下廚房流水處溝渠等如有鼠族往來居住之孔穴應卽塡塞之（一清潔）住屋加意掃除及拂拭黑暗之處多令開通窗牖透射日光以殺黴菌破爛不潔衣服寢具及舊存麻袋毡包等件卽行洗濯或時在日中曬曝之腐敗臭惡之食料卽行捐棄或燒燬之（一燒燬）患傳染病者及患傳染病死者所用之衣服被鋪布片便器及其餘器具等須一概燒燬之（一藥物

消毒）用石炭酸水或生石灰水每日灑地三次凡住室內可用硫磺薰之硫磺薰法以瓦盆內置棉花將硫磺研碎敷棉花上以紅炭燃之薰時將門閉住人出門外俟烟氣減少再入（二日光消毒）日光有殺菌之力各國醫學家所證明値惡疫流行之時可將屋內之物品器具及衣服寢具等件搬出嚴重曝曬曝曬時間以午前九時至午後四時爲限曝曬之際務須表裡反覆二三次使物體全部得同遍受日光之力

二十八夜何守仁自豐鎭致北京電云今日疫死七人因有一染疫旅客自桌子山（離豐鎭約二百里）來此寓雙盛旅舘於本月二十五日病故該旅舘主人並未報告遽將屍體於晚間埋葬該主人與同寓者五人均染疫症皆於今日身死該旅舘及各屍體將於明日燒燬又電云今晨邵（譯音）工程師訪余謂近堡子灣地方之某村發現疑似患疫者數人余即電致丁局長開放專車派黃醫士前往查驗頃據黃醫士報告稱於今日下午六時抵紅樹村查有病人董寬年六十二歲自昨日起

患病甚重有咳嗽氣促吐血寒慄等情恐於今晚或明日身死並將其血痰用顯微鏡檢驗確係疫菌伊子現年二十九歲於本月二十五日患有同樣之病於二十七日身死伊子之病係被一旅客傳染該客年約四十歲於十一日由歸化來此寄寓伊家次日卽斃病人有一妻一女一孫此接觸者四人現已在其家中隔離疫死者所居之二室亦已消毒紅樹村係大同所轄離鐵路一里半離保子灣車站八里有房屋三百居民一千余將電請大同鎮守使將該村交通斷絕又二十九日電云今日死八人共計死五十四人頃接大同鎮守使復電稱已派兵前往紅樹村遮斷交通據昨晚報告該村近已發現疫症三起

蔡成勳致內務部電云有電敬悉此次防疫於辦理之先將防疫利害暨必須各項辦法屢經刷印布告及白話告示分發各縣局廣爲傳布俾衆周知各在案迭據各縣局報告自旬日前隔絕交通以來人民尙無驚疑誤會等情相應電復查照蔡成勳儉印

甌海道尹設立官醫之通告

甌海道尹公署布告第十四號

爲通告事照得藥弗瞑眩罔瘳厥疾醫非研究反足傷生誠以醫藥爲專門之學未可掉以輕心也本道尹素重生命愼選良方居常施藥濟貧已閱十餘寒暑涖甌以來踵行無間顧暑寒燥濕感受各有不同原隰山川秉賦尤復互異往往屢效之藥品不能起同一之沉疴是知醫之與藥尤必相輔而行本道尹現擬自捐俸項於公署內設立官醫診活貧人甌郡人士覃精醫術者不乏其人自應面加考試藉資選擇爲此通告周知凡願應試諸生希於本月十六日前來署報名聽候示期考試以期選拔眞才並分別等次贈給獎憑幸毋觀望特此通告

中華民國七年三月十二日黃慶瀾

考試題目

(一)本邑居民天時地氣之關係得何種病爲最多應如何療治其詳論之並擬醫

案藥方

（二）人身之病應乎四時二十四節氣中節次感受之病宜如何分別施治並論其寒熱之變

（三）某甲患頭頂痛目痛鼻痛牙痛喉痛兩肩骨痛此是何症試申論其病原所在及致病之由並擬一醫案藥方

（四）藥有上中下三品說

（五）藥有陰陽母子兄弟根莖花實草石骨肉有單行者有相須者有相使者有相畏者有相惡者有相得者試略舉之

（六）論人身內臟五行生尅之理

（七）論肺脾同病之根原及療治方法

甌海道道尹給憑訓辭

醫之爲道本仁心以行仁術所以代天地施好生之德爲人民救垂絕之命者也職

近聞

權何如其大分位何如其尊昔陸宣公抱王佐之才爲唐宰相致君澤民功莫大焉晚歲家居尤留心於醫術聞有秘方必手自抄錄曰此亦活人之一術也宋范文正公少時嘗曰吾不能爲良相必爲良醫以醫能救人也然則醫者乃至尊至榮至高至貴之職務顧可視爲小道乎哉近世行醫者往往視爲謀利之藪僅略知歌訣陳方便卽懸壺設肆其於素靈難內諸經篋中肘後諸方多未能研究理會脈經未辨安識病原藥性未明安求治效但知發熱之能表解而不知蘊濕成熱者之忌表劑也但知結津之須存陰而不知火衰下泄者之忌陰藥也察病未眞處方卽誤以致本非絕症或反因醫治而促其生借救世之名下殺人之手撫心自問其能安乎譬之寇盜橫行民不堪命爲長官者宜妥籌勦撫之方以盡保衛地方治安之責若更藉寇兵而齎盜糧則小民之身家性命庸有幸全者乎醫之治病猶官之治民也生命攸關豈容忽視況名利二字本屬相連盛名之所歸利卽隨之而至然則卽言謀利亦當先求立名其所以能立名者非有著手成春之術不可而所以能著手成春

者非熟讀方書深明脈理細心用藥不可令諸君雖於醫理藥性夙有研究之功當不致蹈庸醫殺人之弊然學問無窮安有止境病情變幻匪易察眞知者千慮猶有一失死生關係何可弗思本道尹此次考試原爲愼重生命起見惟思寒士生涯尤須顧及是以取額特寬以示鼓勵尙望諸君精益求精毋以一得自限而於臨診之際尤宜審愼周詳勿稍疏忽庶將來皆成名醫而本道尹亦藉此博得知人之譽何幸如之况醫爲仁術宜具仁心書曰作善降之百祥作不善降之百殃易曰積善之家必有餘慶積不善之家必有餘殃諸君以術救人保全生命卽爲兒孫造福之基聖人之言豈欺人哉愼之勉之尙無負本道尹諄諄告語殷殷屬望之意也可

公立上海醫院發見流行性腦脊髓膜炎之警告

自西北發見疫症後南方人士中頗有注意及之者足見社會程度日高然徒言而不行臨渴而掘井不爲根本預防僅於形式上之敷衍僥天之幸終有悔莫及之一日鄙人責任所在時加注意唯職權不屬只能盡吾力之所能爲而已南京發見肺

炎疫後竊疑其不類然事非實見不敢謬加斷語果也南火車站前日發見疑似症後南市又發見一人經派本院醫生張紹修前往檢視採取材料回院細查知非肺炎疫而係流行性腦脊髓膜炎然未經詳細剖驗且有他種關係不便發表而昨日又來一病人到院即已氣絕經張醫生檢視之後復經鄙人自加細查確係流行腦脊髓膜炎查此病發見於香港百人中死五六十人西人視爲極危之症本埠曾有檢查香港進口輪船之說而不幸今竟發見於上海似此流行不息恐人民之生命在在可危爰囑張醫生將該病情形筆記如左俾我滬人士知所注意焉　公立上海醫院院長日本東京帝國大學醫學士王彰孚講白

流行性腦脊髓膜炎病形談

東西各國政府公布之傳染病預防法中規定之重要急性傳染病種數雖各國略有不同而其竭力研究預防大抵視爲國家重要事業如近年發見之流行腦脊髓膜炎及拍拉窒扶斯二種因其傳染酷烈卽加入向所規定之預防法規中蓋此二

病死亡之數頗多傳染之力甚大且傳染後治療極難不得不善爲預防也我國政爭方盛執政諸公無暇顧我人民之生命故公衆衛生法律迄未頒行而我同胞又缺乏衛生智識以致時疫流行無歲蔑有我同胞既困於兵災又危於時疫其能保全生命者幾希卽如山西南京之疫如無外人之提撕警覺恐政府諸公尙在睡夢中矣今就上海一隅而論肺疫雖未發現而流行性腦脊髓膜炎已發見多人且松江近亦發現一種疫症死亡極速多係壯年及小兒中醫皆不能定其病名恐亦係此症如傳染稍廣卽難撲滅政府既不爲我人民謀預防之策而生命我人民所自有也危險我人民所直受也可不共謀自衛之策哉故鄙人不顧學問之淺薄敢撮記流行性腦脊髓膜炎之症狀等如下幸我同胞注意焉

流行性腦脊髓膜炎

原因　本病之病原爲槐衣苦攝路白留謨氏所發見之細胞內腦膜炎珠菌其形類似肺炎球菌本病多流行於冬季及春季監獄學校寄宿舍等人口稠密之所更

易發生小兒壯年尤易傳染力不亞於腸熱等症

症候　本症有三四日之潛伏期經過此期後以忽然戰慄而發病體溫卽昇至三十九度至四十度以上本病之症候如下頭痛眩暈項筋及背筋痛意識模糊譫語全身筋肉痙攣眼球振盪瞳孔散大眼瞼下垂顏面筋痙攣牙關緊閉耳鳴重聽皮膚知覺過敏筋內短縮及强直以上症狀中項部强直爲本病之特徵故本病別名頸梗症此外股關節屈曲時膝關節運動困難或竟不能此名開兒尼喜症候又患者之皮膚如受器械的刺戟則該部留紅色之痕跡久時不退此名腦膜炎性皮斑或稱篤兒曹氏斑腹部有舟狀或木鉢狀之陷落腹壁緊張而堅硬顏面發生匐行疹膝蓋腱反射初期多亢進後則消失此等症候均由全身腦症狀及腦神經之局部症狀而來

本病經過之長短大約一週至二週亦有因腦痲痺或心臟痲痺而數時間卽死者併發症中最多者爲視神經炎鬱血乳頭角膜潰瘍化膿性脈絡膜炎眼球炎偏癱

等預後不良死亡率百分之三十至五十

療法 行對症的療法如穿刺其腰椎可得一時之輕快特效藥惟注射本病之血清

預防 與一切傳染病同詳細預防法俟諸異日

附流行性腦脊髓膜炎之腦癱瘓一例

住址 上海南市裏鹹瓜街某藥材號棧司

姓名 茅某

既往 症不明

現症 四月一號晚睡後覺頭痛眩暈至二號早强欲起身究因無力及項背疼痛而不能至下午言語卽糢糊且項部强直瞳孔散大命人抬送醫院未及醫治而死

死後檢查鼻分泌物無所發見

檢查血液見有多核白血球

檢查腦脊髓液發見多數之槐衣苦攝路白留謨氏球菌

診斷　因腦痲痺而死　　公立上海醫院醫生張紹修謹述

無錫設立醫學研究會

無錫醫界設立醫學研究會茲覓得該會之簡章如下

(一)名稱　本會定名爲無錫醫學研究會(二)宗旨　本會聯無錫地醫界同志研究世界最新醫學及地方疾病爲宗旨(三)會員　以在錫地開業醫士及在醫院中擔任診察醫士曾由學校出身者組成之不設會長但舉理事一人掌理會中各事每半年改選一次(四)會期　每月定三次以逢十日爲常會之期如遇有特別事故須開會之時由理事臨時召集(五)會費　每年四元作爲會中雜費倘有特別會欵如印刷書報之類臨時議決徵收(六)學術之研究　每逢開會之期會員中遇有疑難疾病不明者可在會場報告由各會員共同討論以圖發現病原再會員中平日讀閱東西書報凡有新著新法俾可以謀資考鑑者可在會場講演如

會外之人因疾病之原因不明治療之疑慮得以來會諮詢一切惟須有會員之紹介方得列席(七)實地之研究　會員中於門診及出診時遇有疑難病症有研究之價值者主診醫士可商諸病者或病家招延本會同志前往會診共同研究以謀治療之進步(八)藥治學之研究　近世藥物日趨發達新藥層出不窮其治療之作用良否不一會員中凡應用新藥有以得者不妨報告會中以便大衆試用再中國藥物不乏良材足以取資應用會中同志擇其有用者不妨採擇用之以比較其功用之成績(九)地方病之研究　地方疾病各地皆有如桑葉黃之類會員中如有新發現之地方病不能治愈者務宜報告會中以便研究(十)謀地方公衆衛生之進步　我國公衆衛生政府尙無法律之規定社會上又無衛生機關之設施一旦遇有疫癘流行爲患不堪勝言我醫界同志雖不能操地方衛生行政之權然不可不盡勸告之責如關於衛生之講演及疫症預防通告等事各會員當努力爲之以盡天職

記事

一寒署

和濟藥局時令要藥八種

巖製川貝

專治燥火頑老鬱結諸痰而成咳嗽哮喘癲狂痫厥等症并治中風痰迷及小兒急驚痰閉蝦蟆頓咳或喉中作水鷄聲或咳一而聲不出者或乾咳見血者不拘日久年遠均效如神　每塊洋壹角

巖製半夏

善治風寒濕水烟酒臭濁諸痰及痰飲痰喘痰唇痰涎並痰迷癲痰厥頭暈老八中風痰潮小兒驚風痰閉服無不效凡屬痰飲者服之痰從大便如魚鰾即愈　每塊洋一角

節齋化痰丸

大凡濕痰寒燥痰涎痰飲日久不治名曰老痰根深蒂固致肺胃二脉伏結名曰結痰膠黏堅固滑吐不證名曰頑痰隨火上升爲狂爲癲名曰火痰急服此丸以消之奏效甚捷　每兩洋一角二分

星香導痰丸

此丹溪先生秘方治無火寒濕痰嗽屢效凡寒痰濕痰頑痰宿痰糊痰水痰老痰濁痰及一切氣滯生症痰壅喘息等症急用此丸三四錢開水送下屢試屢驗　每兩洋一角二分

小兒保赤丹

小兒急驚風十與熱二端居多尤以痰迷清竅爲最多此丹開竅降痰鎮驚熄風專治小兒痰熱積聚胸膈脹滿不思飲食甚則氣喘痰壅目瞪口噤並治大人痰迷中風等證屢試屢驗　每瓶洋四分

立止吐血膏

是膏平氣和胃止血去瘀專治鬱火傷肝口吐狂血或痰中帶血及咯血嘔血唾血大便閉結臌脹串痛等症每用五錢或一兩開水調下日服二次以血除便通而止　每兩洋九分

噙喉王霜梅　每枚洋二分

咽喉之症最爲危急其原皆由風火挾頑痰痺而爲災呼吸之氣因之阻塞甚則腫痛難忍或小舌下垂大舌浮腫痰涎壅塞此喉風喉痺喉疳白喉單雙蛾等必有之症也即噙含此梅能立去惡痰毒涎

喉症(保命)藥庫　每具洋一元正

本局精選古今名醫治喉痧白喉喉痺喉蛾等症自初起至收功特效藥八種一一用瓶貯藏納諸一箱巧小玲瓏易於居家常備旅行佩帶并附喉痧證治要略一册皆發明病狀及用法以使對證用之

（開設紹城縣西橋南首）

社友徐相宸君徵求時疫報告

時疫爲人類之公敵從前報告每偏於消防而略於病狀無怪至今不得治法然染疫之人何常非我同胞豈忍坐視不救愚意必先知時疫之眞相而後有治疫之良法病家身受目擊所得首尾情狀自必較醫生更爲詳確是以鄙人徵求專以病家爲信凡是傳染劇烈之疫無論爲喉痧爲肺疫爲核疫結果爲凶爲吉皆在徵求之列擬彙集之後悉心討論分別編成專書仍在本報逐期發表全文庶可補救於將來不致抱憾夫束手務望熱心公益諸病家詳細開示是所切禱條件如下

(一)姓名職業住址　(二)將病之預兆　(三)病狀首尾變化(此條愈詳愈妙)　(四)危險及轉機之定期　(五)病中之禁忌　(六)中藥與西藥之效果(雙方得失据事直書)　(七)預防之效果　(八)簡易之單方　凡應徵者請按照上列諸條詳細書明寄上海北泥城橋鴻興里徐相宸收可也

附致神州日報社書

大主筆先生鑒貴報特闢醫藥界一欄具見鄭重民命之至意甚佩甚佩現今爲害生民最烈之疾曰疫曰癆癆症屬虛不能僅恃醫藥疫症屬實苟能得其眞相未始竟無治法有防禦之法以保全平人亦當有治療之法（西醫盛言肺疫無治法吾以爲太過一物必有一制天下豈有一起卽無治法之病）（內傷暴脫偶或有之非所以論疫也）特不肯深求其故則治法無從自出耳所以如此者目光全神偏注於預禦一面則未免抛荒治疫本旨（今日新聞報南京防疫會專電寧發時症非鼠疫現派醫往驗云云可見張皇太甚尙未從事實驗）（復不許他人說話未必非其千慮一失也）以挽救病人此時疫眞相所以不可不知也日前三大險症特就管見所及言之喉痧治過不少鼠疫亦有成書（拙著訂正鼠疫良方附呈大政）所慮閉戶造車不能出而合轍者惟在肺疫然學問之道不厭求詳喉痧鼠疫雖有成法未必遂無遺憾今當辨別未明之際擬一律徵求專取病家方而以期水落石出不取官廳與醫生者恐有不實不盡也將來彙集之後分淸眉目可否仍求大報披

露以利公衆伏候回示

社友曹炳章君贈送福建同仁堂匾額〔同登仁壽〕併跋語

福建南台同仁參藥公司爲社友蔣君麗水所創辦其泡製飲片修合丸散無不精益求精愼之又愼創設六載所以能營業冠時馳譽遐邇去臘兩遭祝融之災今春從新建築洋房茲定二月中旬展市本會曹君炳章特贈匾額一方曰〔同登仁壽〕併錄跋語於下

麗水社兄大先生係僕神交友也君熱心公益與醫界諸同志組織神州醫藥分會又創辦　同仁參藥公司品物悉搜精良修製務在貴實并常與閩台各醫士討論醫藥眞理凡醫界治療上有特效應用之藥雖遠在千萬里無不設法轉運如敝局發明各丸散亦能購備祇求療病濟人不顧得利與否益見　社兄熱心從事是以公司開幕六載營業冠時馳譽中外今當展市重新爰誌數語以冀熙熙

攘攘者同登仁壽云爾時戊午春古越和濟藥局總理曹炳章敬贈

本分會致總會公函（補錄去年十二月）

神州醫藥總會正副會長鈞鑒久別　鴻儀時深蟻慕邇維　道履延釐諸凡迪吉爲頌敝會自聯團體數載於茲正思積極進行無奈心長力短惟按日出報不敢愆期一則恐負貴會提倡之心一則恐失諸君閱報之意所以竭力圖維雖經費困窮不敢畏難而卻步況際此歐風美雨迫我於驚濤駭浪之中非心精力果則軒岐之統緒奚自爭存諒 熱心同志無不同抱殷懷也茲有請者本年自春徂冬未通消息前此社中曾郵達兩函亦未奉到復音貴處大會之期究定何日已開與否月報何以不見寄下竊聞外間傳言不一未堪取信各處分會亦有投函致詢者本分會亦無從答覆伏念分會之於總會猶手足之附肢體枝葉之託本根樞軸一搖則全體皆震此則同人等所爲耿耿於心而不能釋然者也故敢不揣冒昧專渤奉問務望惠我數行速寄前來俾釋疑慮臨潁無任盼禱之至肅此祗請 公安立候 回玉

本分會答各地分會函

（上略）諸公以紹興離上海不遠消息最靈函囑報告詳情亦是正當然敝分會實較諸公關係爲重而屢次通訊終無一答正月間因敝分會會員與他社友組織之紹興醫藥學報社查得歷年由總會函來寄去書報計百餘十元從未收過分文請敝分會函向總會催算及各處函購總會正會長余君所著之鼠疫抉微與疫症集說二書甚多敝分會遂直接函致余君者外又托在申之總會評議員某君等與總會副會長某君轉函詢問會中情形及請惠寄二書且不提起該款竟亦杳然不答至二書原爲委紹興代售者但紹興本爲總會未成立以前六年之獨立團體名曰紹興醫藥學研究社出報亦最早嗣因總會成立上海友人之在總會爲重要會員者函命改組分會遂開會集議公決稟請官廳改組神州醫會紹興分會從此按年赴會之費預領證書之費預繳會員常年之費敝分會事事遵章辦理而有時以總會與分會誼屬連枝以其在上海之便托購不過數元之書報竟不作答及函催

之又以總會無經費可代付爲辭不知其時已欠紹興書報洋多多也紹興醫學報自前清光緒戊申年出版以來各省定報者無不爭先恐後預繳報資購定前年自敝分會改組後受總會多失信用之影響各地定報者反觀望也有按期零購者有先索報半年始付報資者無他以分會卽總會之支派總會收得報費不發報疑及分會也宜矣至荷各分會諸公過愛命紹興設總會辦事機關紹興同人決不敢承卽欲維持亦祇在上海總會應行大會未行之先暫作臨時機關以免無形消滅茲定權限如下

（一）上海總會六年份大會未開不補行選舉之先凡各省會員有關會事進行之商榷請通訊於紹興分會通訊地址爲紹城醫藥學報社轉

（一）臨時期內會員概不繳定章內之會費俟選舉大會有定期時再行補繳

（一）近有新願入紹興分會之各地會員照紹興分會章程辦理

（一）臨時期內會員一律平等暫無會長評議員等名目

(一)臨時期內各地分會仍照常維持

(一)臨時期內有應商榷之事提出通函至紹興臨時機關當由紹興臨時機關佈告各地分會會員得對於該事件各發意見通信紹興多數取決

(一)紹興醫藥學報暫擔臨時機關之責各地通訊摘要佈告

(二)臨時期內辦事人員概任義務亦不舉定名義但由紹興分會中熱心者擔任之

(一)臨時期內之經費由紹興分會中熱心者擔任之不支會費

(一)臨時期內各地分會仍有照章催促未解職之總會職員從速報告及實行開會選舉等事之權

(一)臨時機關擔任至總會正式開會選舉後廢止之

以上各條原亦爲各地分會之要求妥擬草案如此仍須得各分會來函公認後實行

本分會紀事

新會員題名

何約明君　年二十三歲籍貫廣東大埔嵩里十五歲畢業於本鄉明德高小學校升入大埔中校肄業光復後遊歷南洋羣島前歲回里承親命習醫以繼先志介紹者裘吉生君通訊處汕頭恭洲嵩里德和堂藥店

張復銓君　年四十一歲籍貫紹興隨父習醫十餘年懸壺二十餘年精於幼科學介紹者張若霞君通訊處杭州望江門直街明德堂藥店

倪堯臣君　年　歲籍貫紹興精於痧科小兒科介紹者葉堯臣君

評議會屢次不足人數

每月舊歷朔日爲評議會常會期凡會中進行諸事均取決於評議會此評議員之特權今年正月一日第一次因元旦向例并行於二十日之職員會而是日及二三兩月到者惟胡瀛嶠張若霞周越銘史愼之葉堯臣鈕養安裘吉生趙仲友陳愼齋等均因未足人數不及開會

報價表

新報	冊數	定價
全年	十二冊	一元
半年	六冊	五角半
一月	一冊	一角

代派或一人獨定十份者八折五十份七折郵票抵洋九扣儻空函恕復

舊報	定價
一至十三期	五角
十四至十七期	三角
十八至四十四期	八角
四十五至六十八期	二元

郵費	
中國	加一成
日本台灣	加二成
南洋各埠	加三成

廣告價表

等第	地位	一期	六期	十二期
特等	底面全頁	八元	四十四元	八十元
上等	社論前全頁	六元	三十三元	六十元
普通	各襯紙全頁	四元	二十二元	四十元

注意 所稱全頁即中國式之一單面外國式之一配奇如登半頁照表減半算

注意

各處如有函件寄交本社務祈書明紹城北海橋紹興醫藥學報社收倘寫個人姓字郵局投遞不轉本社而無論銀洋書籍出入交涉均與本社無涉特此布告

本社啓

本社出版醫藥書籍七十餘種皆世所罕見之孤本及名家未刊之精稿又代售各處社友手著最新醫書二十餘種定價皆廉因宗旨不爲謀利專爲流通也凡醫藥爲業者固宜爭先購閱以輸進學術於臨證治病大得裨益卽普通人民購閱此種書籍稍備醫藥常識未病時得明保衞之法已病時勿爲醫藥所誤費小功宏較之購他種書籍其損益不待贅述印有書目奉送不取分文函索卽寄

添聘代派

本報出版已至八十餘期無論醫界藥界卽不業醫藥者亦多愿購閱因內有問答一門不啻人人之顧問有病卽可函詢今爲各處來函訂閱者便利起見不拘前已設有代派處否再當廣爲聘訂凡愿担任者請示一明片卽當奉約至酬勞格外從豐

紹城紹興醫藥學報社啓